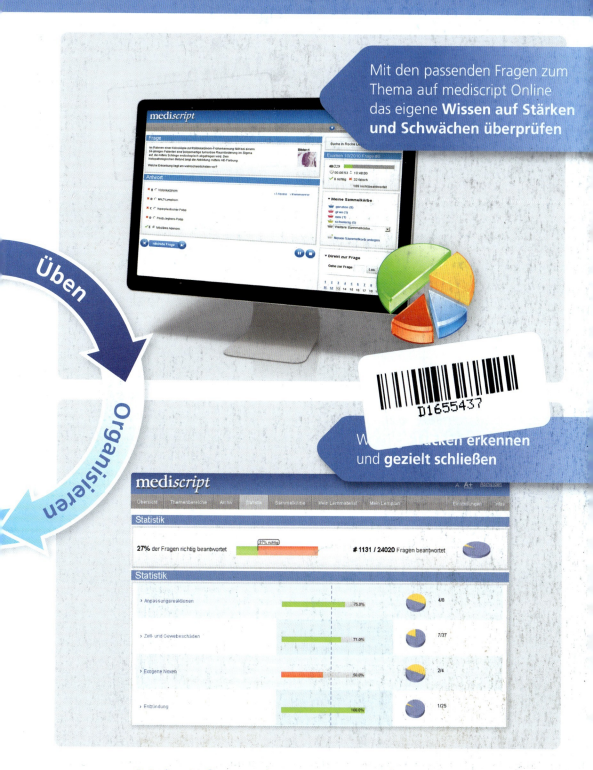

H. Holtmann, A. Kreft, S. B. Wilhelm

mediscript Kurzlehrbuch
Histologie

Mit 262 Abbildungen und 17 Tabellen

Lerntipps von Lisa Link

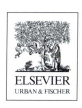

URBAN & FISCHER München

Zuschriften an:
Elsevier GmbH, Urban & Fischer Verlag, Hackerbrücke 6, 80335 München

Wichtiger Hinweis für den Benutzer
Die Erkenntnisse in der Medizin unterliegen laufendem Wandel durch Forschung und klinische Erfahrungen. Die Autoren dieses Werkes haben große Sorgfalt darauf verwendet, dass die in diesem Werk gemachten therapeutischen Angaben (insbesondere hinsichtlich Indikation, Dosierung und unerwünschter Wirkungen) dem derzeitigen Wissensstand entsprechen. Das entbindet den Nutzer dieses Werkes aber nicht von der Verpflichtung, anhand weiterer schriftlicher Informationsquellen zu überprüfen, ob die dort gemachten Angaben von denen in diesem Werk abweichen und seine Verordnung in eigener Verantwortung zu treffen.
Für die Vollständigkeit und Auswahl der aufgeführten Medikamente übernimmt der Verlag keine Gewähr.
Geschützte Warennamen (Warenzeichen) werden in der Regel besonders kenntlich gemacht ($^®$). Aus dem Fehlen eines solchen Hinweises kann jedoch nicht automatisch geschlossen werden, dass es sich um einen freien Warennamen handelt.

Bibliografische Information der Deutschen Nationalbibliothek
Die Deutsche Nationalbibliothek verzeichnet diese Publikation in der Deutschen Nationalbibliografie; detaillierte bibliografische Daten sind im Internet über http://www.d-nb.de/ abrufbar.

Alle Rechte vorbehalten
1. Auflage 2013
© Elsevier GmbH, München
Der Urban & Fischer Verlag ist ein Imprint der Elsevier GmbH.

13 14 15 16 17   5 4 3 2 1

Für Copyright in Bezug auf das verwendete Bildmaterial siehe Abbildungsnachweis.

Das Werk einschließlich aller seiner Teile ist urheberrechtlich geschützt. Jede Verwertung außerhalb der engen Grenzen des Urheberrechtsgesetzes ist ohne Zustimmung des Verlages unzulässig und strafbar. Das gilt insbesondere für Vervielfältigungen, Übersetzungen, Mikroverfilmungen und die Einspeicherung und Verarbeitung in elektronischen Systemen.

Um den Textfluss nicht zu stören, wurde bei Patienten und Berufsbezeichnungen die grammatikalisch maskuline Form gewählt. Selbstverständlich sind in diesen Fällen immer Frauen und Männer gemeint.

Planung: Veronika Rojacher
Lektorat: Sabine Hennhöfer
Redaktion: Melanie Barz
Herstellung: Cornelia Reiter
Satz: abavo GmbH, Buchloe/Deutschland; TnQ, Chennai/Indien
Druck und Bindung: Printer Trento, Trento/Italien
Umschlaggestaltung: SpieszDesign, Neu-Ulm

ISBN Print 978-3-437-41713-9
ISBN e-Book 978-3-437-29320-7

Aktuelle Informationen finden Sie im Internet unter www.elsevier.de und www.elsevier.com

Vorwort

Wozu überhaupt Histologie?

Wenn man die Humanmedizin oder Zahnmedizin anfängt zu studieren, erscheint einem die Beschäftigung mit dem licht- und elektronenmikroskopischen Aufbau des menschlichen Gewebes zunächst oft weit weg von den Gegebenheiten am Krankenbett und erst recht von der Therapie, die doch das vorrangige Ziel der Medizin ist. Auch erscheint die althergebrachte Methode der Mikroskopie nicht mehr so ganz in das Zeitalter der molekularen Medizin zu passen.

Die Histologie ist aber eine Grundvoraussetzung zum Verständnis von Organaufbau und Physiologie und damit ein Grundbaustein zum Verständnis von Erkrankungen.

Dazu ist es wichtig die Bilder, die die dünnen zweidimensionalen Schnittpräparate, die üblicherweise verwendet werden, liefern, in dreidimensionale Strukturen im Patienten zu übersetzen, was bei etwas Übung zweifellos leicht gelingen wird (➤ Abb. 0.1). Die licht- und elektronenmikroskopischen Bilder sowie Skizzen, Schemazeichnungen und Tabellen in diesem Buch sollen bei der Veranschaulichung helfen. Kästen zu Lern- und Praxistipps sollen darüber hinaus beim Stellen der richtigen Organdiagnose helfen und das differentialdiagnostische Denken schärfen.

Kenntnis der normalen Histologie eines Organs ist die Grundlage für das Verständnis der Pathologie, d. h. Voraussetzung für das Erkennen krankhafter Veränderungen des Gewebes. Manche Erkrankungen, insbesondere spezielle Entzündungen (z. B. die Tuberkulose) und maligne Tumoren werden im klinischen Alltag oft erst anhand von Gewebeproben und deren feingeweblicher Analyse – teils auch schon während einer Operation – erkannt. Außerdem hilft hier zumeist die histologische Betrachtung zu bestimmen, ob die krankhafte Veränderung im Ganzen und mit einem gewissen Sicherheitsabstand gelang. Wir haben darauf in den „Klinikkästen" Bezug genommen, und Beispiele ausgewählt, bei denen sich der Bezug zur normalen Histologie gut herstellen lässt.

Wir haben ein Kurzlehrbuch vorgelegt, das einen Überblick über die Thematik geben will, die prak-

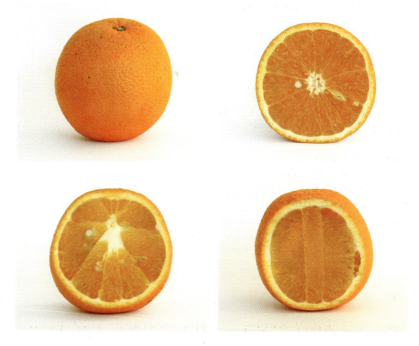

Abb. 0.1 Jeder kann sich die reale Struktur einer Orange anhand von Schnittbildern rekonstruieren.

tisch wichtigsten Aspekte der Histologie hervorhebt, sich an den Bedürfnissen einer effizienten Prüfungsvorbereitung orientiert, eine umfangreiche Zusammenstellung von Bildern bietet und gleichzeitig auch nach bestandener Prüfung weiterhin für Sie von Wert sein soll.

Sollte dennoch Kritik bestehen, dann lassen Sie dies den Verlag und uns wissen (medizinstudium@elsevier.de).

Abschließend gilt unser Dank Frau Veronika Rojacher vom Elsevier Urban & Fischer Verlag für die Initiierung und Betreuung des Projektes sowie Frau Hennhöfer (Lektorat) und Frau Barz (Redaktion). Weiterhin gilt der Dank unseren Partnerinnen, einerseits dafür, dass Sie uns um des Projektes willen oft viele Stunden entbehren mussten, aber auch dafür, dass sie viele der Texte kritisch gelesen und geprüft haben.

Homburg und Mainz im Frühjahr 2013,
Henrik Holtmann, Andreas Kreft, Sven Bastian Wilhelm

Autoren

Dr. med. Henrik Holtmann

Medizinstudium an der Johannes Gutenberg-Universität Mainz. Seit Juni 2009 Arzt und Doktor der Medizin. Promotion zum Thema „Remissionsbeurteilung von akuten lymphatischen Leukämien der B- und T-Zellreihe bei Erwachsenen mithilfe von doppelimmunfluoreszenz-histochemischen Untersuchungen in Knochenmarksbiopsien" im Institut für Pathologie der Universität Mainz.

Seit Oktober 2009 Student der Zahnmedizin an der Universität des Saarlandes/Campus Homburg und Assistenzarzt für Mund-, Kiefer- und Gesichtschirurgie ebenfalls an der Universität des Saarlandes/Campus Homburg.

Bisherige Veröffentlichungen bei Elsevier: BASICS Medizinische Mikrobiologie, Virologie und Hygiene, BASICS Histologie, Last Minute Histologie und Coautor beim Last Minute Anatomie.

PD Dr. med. Andreas Kreft

Humanmedizinstudium an der Medizinischen Hochschule Hannover, danach ein Jahr AiP-Zeit in der Chirurgie. Seit 1995 in der Pathologie, zunächst an der Medizinischen Hochschule Hannover als Assistenzarzt, ab 2002 als Facharzt und später als Oberarzt im Institut für Pathologie der Universitätsmedizin Mainz. Diagnostischer Schwerpunkt Hämatopathologie. Doktorvater des Mitautors Henrik Holtmann.

Dr. med. Sven Bastian Wilhelm

Humanmedizinstudium an der Georg August Universiät zu Göttingen. Seit Juni 2009 Arzt und Doktor der Medizin. Promotion zum Thema „Insulin vermittelte funktionelle und metabolische Effekte am insuffizienten menschlichen Myokard". Im Oktober 2009 Beginn des Studiums der Zahnmedizin an der Justus Liebig Universität Gießen und seit April 2011 Fortsetzung des Studiums an der Universität des Saarlandes/Campus Homburg. Assistenzarzt in der Abteilung für Mund-, Kiefer- und Gesichtschirurgie/Uniklinikum Homburg seit August 2010.

Abkürzungsverzeichnis

A., Aa.	Arteria, Arteriae	etc.	et cetera
ABP	androgenbindendes Protein	EW	Entwicklungswoche
ACE	Angiotensinkonversionsenzym	EZM	extrazelluläre Matrix
ACTH	adrenokortikotropes Hormon		
ADH	antidiuretisches Hormon	Fab	Fragment antigen binding
ADP	Adenosindiphosphat	FAE	follikelassoziiertes Epithel
AF	Aktinfilament	FAP	familiäre adenomatöse Polyposis coli
AMH	Anti-Müller-Hormon	Fc	Fragment crystallizable
ANF	atrialer natriuretischer Faktor	FDZ (FDC)	follikuläre dendritische Zelle
ANP	atriales natriuretisches Peptid	FE	Follikelepithelzellen (der Schilddrüse)
APUD-System	Amine precursor uptake and decarboxylation system	FSH	follikelstimulierendes Hormon
ARP	Actin-related protein	G_1-Phase	Gap1-Phase
ATP	Adenosintriphosphat	G_2-Phase	Gap2-Phase
AV	atrioventrikular	GABA	γ-Aminobuttersäure
		GALT	Gut-associated lymphoid tissue
BALT	Bronchus-associated lymphoid tissue	GBM	glomeruläre Basalmembran
BHS	Blut-Hirn-Schranke	GEP-System	gastroenteropankreatisches System
BKS	Blut-Kammerwasser-Schranke	gER	glattes endoplasmatisches Retikulum
BLS	Blut-Liquor-Schranke	GFAP	Glial fibrillary acidic protein
BNP	Brain natriuretic peptide	GH	Growth hormone
bzw.	beziehungsweise	GHRH	Growth hormone-releasing hormone
		GIP	Gastric inhibitory peptide, Glucose-dependent insulin-releasing peptide
c	Anzahl der Chromatiden pro Chromosom		
ca.	circa	Gl., Gll.	Glandula, Glandulae
CALT	Conjunctiva-associated lymphoid tissue	GLP	Glucagon-like peptide
CCK	Cholezystokinin	GLUT	Glukosetransporter
CCSP	Clara cell secretory protein	GnRH	Gonadotropin-releasing hormone
CD	Cluster of differentiation	griech.	griechisch
CED	chronisch-entzündliche Darmerkrankung	GTP	Guanosintriphosphat
CF	Cystic fibrosis		
CFTR	Cystic fibrosis transmembrane conductance regulator	h	hora, hour, Stunde
		Hb	Haemoglobin
CFU	Colony-forming unit	HCG	humanes Choriongonadotropin
cGMP	zyklisches Guanosinmonophosphat	HE	Hämatoxylin-Eosin
CRH	Corticotropin-releasing hormone	HEV	hochendotheliale Venole
CSF	Colony-stimulating factor	HHA	Hypothalamus-Hypophysen-Achse
		HHL	Hypophysenhinterlappen
d	dies, Tag(e)	HNPCC	Hereditary non-polyposis colorectal cancer
DD	Differentialdiagnose		
d.h.	das heißt	HPL	humanes plazentares Laktogen
DNA	Desoxyribonukleinsäure	HVL	Hypophysenvorderlappen
DNES	diffuses neuroendokrines System		
		IDDM	Insulin-dependent diabetes mellitus
EC	enterochromaffin	i.d.R.	in der Regel
ECL	Enterochromaffin-like	IDZ	interdigitierende dendritische Zellen
ECP	Eosinophil cationic protein	Ig	Immunglobulin
EDN	Eosinophil-derived neurotoxin	IGF	Insulin-like growth factor
ehem.	ehemalig		
EM	Elektronenmikroskop	LH	luteinisierendes Hormon
ENS	enterisches Nervensystem	Lig., Ligg.	Ligamentum, Ligamenta
ER	endoplasmatisches Retikulum	LM	lichtmikroskopisch

M., Mm.	Musculus, Musculi	RES	retikuloendotheliales System
MALT	Mucosa-associated lymphoid tissue	RNA	Ribonukleinsäure
MAP	mikrotubuliassoziierte Proteine	r-RNA	ribosomale Ribonukleinsäure
MCHC	mittlere corpusculäre Haemoglobinkonzentration		
		s	Sekunde
MCV	mittleres corpusculäres Volumen	s.	siehe
MBP	Major basic protein	s.a.	siehe auch
MDR	Multidrug resistance	sER	sarkoplasmatisches Retikulum
MDT	Magen-Darm-Trakt	s.o.	siehe oben
MG	Massengewicht	sog.	Sogenannt
MHC	Major histocompatibility complex	S-Phase	Synthesephase
min	Minute	SP	Surfactant-asoziiertes Protein
Mio.	Million	SSW	Schwangerschaftswoche
MMP	Matrix-Metalloproteinasen	STH	Somatotrophes Hormon
MPS	Makrophagen-Phagozyten-System	Str.	Stratum
m-RNA	Messenger-Ribonukleinsäure	s.u.	siehe unten
MSH	melanozytenstimulierendes Hormon	Syn.	Synonym
mt-DNA	mitochondriale Desoxyribonukleinsäure		
MTOZ	Mikrotubulus-Organisationszentrum	T3	Trijodthyronin
		T4	Thyroxin
n	Anzahl der Chromosomensätze	TDF	Testis determining factor
N., Nn.	Nervus, Nervi	TDLU	Terminal duct lobular unit
NALT	Nose-associated lymphoid tissue	TEM	Transmissionselektronenmikroskop
Ncl., Ncll.	Nucleus, Nuclei	TG	Thyreoglobulin
NIDDM	Non-insulin-dependent diabetes mellitus	TGN	Trans-Golgi-Netzwerk
NK-Zelle	natürliche Killerzelle	TIMP	Tissue inhibitors of metalloproteinases
NNM	Nebennierenmark	TNF	Tumor-Nekrose-Faktor
NNR	Nebennierenrinde	TPO	Thyreoperoxidase
NOR	Nukleolus-Organisator-Region	TRH	Thyrotropin-releasing hormone
NSE	neuronspezifische Enolase	t-RNA	Transfer-Ribonukleinsäure
		TSH	thyroideastimulierendes Hormon
OBP	Odorant-Bindungsproteine	TZR	T-Zell-Rezeptor
o.g.	oben genannt		
		u.a.	unter anderem
PALS	periarterielle Lymphozytenscheide	usw.	und so weiter
PAS	Periodic acid Schiff	UV	ultraviolett
PDE	Phosphodiesterase		
PDGF	Platelet-derived growth factor	V., Vv.	Vena, Venae
pH	Pondus hydrogenii	v.a.	vor allem
PNS	peripheres Nervensystem	VIP	vasoaktives intestinales Peptid
POMC	Proopiomelanocortin		
PSA	prostataspezifisches Antigen	z.B.	zum Beispiel
		ZNS	zentrales Nervensystem
R., Rr.	Ramus, Rami	ZO-1, -2	Zonula-occludens-Protein 1, 2
REM	Rasterelektronenmikroskop	z.T.	zum Teil
rER	raues endoplasmatisches Retikulum		

Lesen, verstehen, bestehen – die Kurzlehrbücher

Auf die Frage, was ein perfektes Kurzlehrbuch ausmacht, nennen Studenten immer wieder die gleichen Stichworte:
- effektive Vorbereitung auf Semesterprüfungen und Staatsexamen
- Beschränkung auf das Wesentliche, klare Trennung von Wichtigem und Unwichtigem
- didaktisch klar aufbereitetes Wissen und gut strukturierte Texte von Autoren, die verständlich erklären können.

Die neue Kurzlehrbuchreihe ist genau auf diese Bedürfnisse zugeschnitten. Autoren mit viel Erfahrung in der Lehre setzen sich im Vorfeld intensiv mit den bisherigen Examens-Fragen des IMPP auseinander und gestalten ihre Texte anschließend so, dass sie den Studierenden optimal semesterbegleitend und prüfungsvorbereitend durch den Stoff leiten. Die Texte setzen sinnvolle Schwerpunkte, Prüfungsrelevantes ist deutlich gekennzeichnet, Lerntipps helfen bei der Prüfungsvorbereitung.

Darüber hinaus sind die neuen Kurzlehrbücher Teil der **mediscript Lernwelt:** Die Lernwelt verknüpft Lernen, Üben, Vertiefen auf perfekte Weise und das alles auf einen Klick. Mit dem Code auf der Innenseite Ihres Buches erhalten Sie zwölf Monate Online-Zugang zu:
- **mediscript Online mit allen IMPP-Fragen zum Fach,** mit Sammelkörben, detaillierten Statistiken und den besten Kommentaren zu allen Antwort-Optionen
- **Ihrem Buch in der Online-Bibliothek** zum Nachlesen von überall her

Und das Beste: Von mediscript Online können Sie über Links direkt zur richtigen Buchseite springen – kein Suchen mehr in Inhaltsverzeichnis oder Register.

Lesen – verstehen – bestehen mit den Kurzlehrbüchern in der mediscript Lernwelt!

Die didaktischen Elemente im Überblick

Auf einen Blick relevantes Wissen filtern dank farbig hervorgehobener Textpassagen. Die Kennzeichnungen im Einzelnen:

IMPP-Hits
Wo liegen die Schwerpunkte und was bringt Punkte im schriftlichen Examen? Die grünen Kästen zu Beginn eines Kapitels geben einen Überblick über die bisherigen „Lieblingsthemen" des IMPP.

Prüfungsrelevanz auf einen Blick: Für die Prüfung besonders wichtige Absätze sind – wie dieser Abschnitt – mit einem grünen Balken am linken Rand markiert. Ermittelt wurde die Prüfungsrelevanz aufgrund der Häufigkeit der zu dem jeweiligen Thema gestellten Fragen der letzten zehn Examina. Wer diesen Stoff lernt, kann optimal punkten.

Lerntipp
Insider-Know-how von Studenten für Studenten: In den grünen Kästen finden sich Eselsbrücken, Merkhilfen, Tipps und Tricks. So sind Sie bestens gewappnet für typische IMPP-Formulierungen und mündliche Prüfungen.

Merke
In den gelben Kästen finden Sie für das Verständnis, die Prüfung oder die Klinik besonders wichtige Zusammenhänge, die es sich einzuprägen lohnt.

Cave
Vorsicht, so können Fehler vermieden werden: Die roten Cave-Kästen machen auf typische Stolperfallen in der Klinik oder in der Prüfungssituation aufmerksam..

Praxistipp
Und wie sieht der klinische Alltag aus? Die blauen Kästen enthalten praxisrelevantes Wissen, verraten z. B. Tricks und Kniffe bei der Untersuchung u. v. m.

Klinik
Gibt der Gegenstandskatalog in der Vorklinik Krankheitsbilder vor, dann sind diese in den lilafarbenen Kästen genannt. So werden früh klinische Bezüge hergestellt und ein besseres praxisrelevantes Verständnis gefördert.

Inhaltsverzeichnis

1	**Grundlagen**	1
1.1	Vorbemerkungen	1
1.1.1	Stellenwert von Zytologie und Histologie	1
1.1.2	Gewebegewinnung (Biopsie)	1
1.2	Mikroskopie und histologische Färbetechniken	2
1.2.1	Lichtmikroskopie	2
1.2.2	Elektronenmikroskopie	5
2	**Zytologie**	7
2.1	Plasmamembran und intrazelluläre Biomembranen	7
2.1.1	Struktur	7
2.1.2	Funktion	8
2.2	Zytoskelett	10
2.2.1	Grundsätzliche Eigenschaften des Zytoskeletts	10
2.2.2	Mikrofilamente	10
2.2.3	Intermediärfilamente	12
2.2.4	Tubulinfilamente	12
2.3	Oberflächendifferenzierungen	13
2.3.1	Mikrovilli (Zotten)	13
2.3.2	Kinozilien (Zilien, Flimmerhaare)	14
2.3.3	Mikroplicae	14
2.3.4	Basolaterale Falten und Fortsätze	14
2.4	Zytoplasma	14
2.5	Zellorganellen	15
2.5.1	Zellkern	16
2.5.2	Mitochondrien	17
2.5.3	Ribosomen	18
2.5.4	Endoplasmatisches Retikulum	18
2.5.5	Golgi-Apparat	19
2.5.6	Endosomen, Lysosomen, Peroxisomen und Melanosomen	20
2.5.7	Proteasomen	20
2.6	Zell-Kontakte und Basalmembran	21
2.6.1	Zell-Kontakte	21
2.6.2	Basalmembran	23
2.6.3	Weitere Zell-Matrix-Kontakte	24
2.7	Zellzyklus, Zellteilung und Apoptose	24
2.7.1	Zellzyklus	24
2.7.2	Mitose	25
2.7.3	Meiose	26
2.7.4	Apoptose	27
3	**Hauptgewebearten**	29
3.1	Epithelgewebe	29
3.1.1	Einleitung	29
3.1.2	Histogenese	29
3.1.3	Oberflächenepithelien	29
3.1.4	Oberflächenstrukturen	32
3.1.5	Epitheliale Drüsen	33
3.2	Binde- und Stützgewebe	35
3.2.1	Einleitung	35
3.2.2	Bindegewebszellen	35
3.2.3	Bindegewebsmatrix	35
3.2.4	Bindegewebstypen	38
3.2.5	Knorpelgewebe	39
3.2.6	Knochengewebe	40
3.2.7	Gelenke	44
3.2.8	Fettgewebe	45
3.2.9	Freie Zellen des Bindegewebes	45
3.3	Nervengewebe	47
3.3.1	Neurone	47
3.3.2	Glia	51
3.3.3	Nervenfasern	52
3.4	Muskelgewebe	55
3.4.1	Quergestreifte Muskulatur	55
3.4.2	Glatte Muskulatur	59
3.4.3	Herzmuskulatur	61
4	**Mikroskopische Anatomie**	63
4.1	Hämatopoetisches und lymphatisches System	64
4.1.1	Einleitung	64
4.1.2	Blutbildung und Knochenmark	65
4.1.3	Blut	69
4.1.4	Thymus	73
4.1.5	Lymphknoten	75
4.1.6	Milz	80

4.1.7	Mukosaassoziiertes lymphatisches Gewebe	82
4.2	**Herz und Gefäße**	84
4.2.1	Entwicklung von Herz und Gefäßen	84
4.2.2	Das Herz	84
4.2.3	Blutgefäße	86
4.2.4	Lymphgefäße	89
4.3	**Respirationstrakt**	89
4.3.1	Histogenese	89
4.3.2	Nasenhöhle und Nasennebenhöhlen	89
4.3.3	Pharynx	90
4.3.4	Larynx	90
4.3.5	Trachea	91
4.3.6	Lunge	92
4.3.7	Pleura	94
4.4	**Mundhöhle, Speicheldrüsen und Zähne**	95
4.4.1	Mundhöhle	95
4.4.2	Speicheldrüsen	96
4.4.3	Zähne	98
4.5	**Magen-Darm-Trakt**	102
4.5.1	Einleitung	102
4.5.2	Speiseröhre	103
4.5.3	Magen	104
4.5.4	Dünndarm	107
4.5.5	Dickdarm	110
4.5.6	Anus	113
4.6	**Große Drüsen des Verdauungstrakts**	113
4.6.1	Leber	113
4.6.2	Gallenwege und Gallenblase	117
4.6.3	Pankreas	118
4.7	**Niere und ableitende Harnwege**	120
4.7.1	Niere	120
4.7.2	Ableitende Harnwege	126
4.8	**Männliche Geschlechtsorgane**	127
4.8.1	Histogenese	127
4.8.2	Hoden	128
4.8.3	Samenwege	130
4.8.4	Akzessorische Geschlechtsdrüsen	131
4.8.5	Penis	132
4.9	**Weibliche Geschlechtsorgane**	132
4.9.1	Histogenese	133
4.9.2	Ovar	133
4.9.3	Tuba uterina	137
4.9.4	Uterus	137
4.9.5	Vagina	139
4.9.6	Vulva	140
4.10	**Von der Befruchtung der Eizelle bis zur reifen Plazenta**	140
4.10.1	Entwicklungsschritte bis zur reifen Plazenta und Histogenese	140
4.10.2	Plazenta und Nabelschnur	141
4.11	**Haut mit Rezeptoren und Anhangsgebilden**	143
4.11.1	Histogenese	143
4.11.2	Haut und Hautrezeptoren	143
4.11.3	Hautdrüsen, Haare und Nägel	146
4.11.4	Brustdrüse	148
4.12	**Endokrine Organe**	149
4.12.1	Einleitung	149
4.12.2	Hypophyse	149
4.12.3	Epiphyse	152
4.12.4	Schilddrüse	152
4.12.5	Nebenschilddrüsen	155
4.12.6	Nebennieren und Paraganglien	156
4.13	**Peripheres und zentrales Nervensystem**	158
4.13.1	Zentrales Nervensystem (ZNS)	158
4.13.2	Peripheres Nervensystem (PNS)	166
4.14	**Sinnesorgane**	168
4.14.1	Hör- und Gleichgewichtssinn	168
4.14.2	Geschmackssinn	173
4.14.3	Geruchssinn	173
4.14.4	Sehsinn	174
	Register	183

H. Holtmann

Grundlagen

01

1.1	Vorbemerkungen	1	1.2	Mikroskopie und histologische
1.1.1	Stellenwert von Zytologie und			Färbetechniken 2
	Histologie	1	1.2.1	Lichtmikroskopie 2
1.1.2	Gewebegewinnung (Biopsie)	1	1.2.2	Elektronenmikroskopie 5

IMPP-Hits

Mit seit 2007 insgesamt nur 3 gestellten Fragen zu histologischen Standardfärbungen (Giemsa) und histochemischen Färbungen (PAS-Reaktion) ist dies ein von der Prüfungsrelevanz eher unbedeutendes Kapitel. Dennoch ist es wichtig zum Verständnis des Anfärbungsverhaltens von bestimmten Zellbestandteilen in späteren Kapiteln und darüber hinaus dem Erkennen histologischer Färbungen.

1.1 Vorbemerkungen

1.1.1 Stellenwert von Zytologie und Histologie

Die **Lichtmikroskopie** gehört heute zu den klinisch am häufigsten eingesetzten Verfahren zur Beurteilung von gesundem, aber v. a. krankem Gewebe und Zellen. Spezielleren Fragestellungen, wie z. B. Erkrankungen des Nierenglomerulus, bleibt hingegen die **elektronenmikroskopische Untersuchung** menschlichen Gewebes vorbehalten.

Merke

Morphologie = Lehre von der Gestaltgebung
Pathologie = Lehre, die sich mit krankhaften Zuständen und Vorgängen im Körper beschäftigt

Mithilfe von Licht- und Elektronenmikroskopie werden in der Klinik **pathomorphologische** Veränderungen durch Gerichtsmediziner, Pathologen, Mikrobiologen, Virologen und Parasitologen durchgeführt. Den Teil der Pathologie, der sich mit der Untersuchung von menschlichen Gewebeproben beschäftigt, bezeichnet man als **Histopatholo**-**gie,** den der einzelne Zellen ohne Gewebsverband untersucht als **Zytopathologie.** Durch die Pathologie können daher häufig Hinweise auf die Todesursache erschlossen oder die Weichen für eine gezielte weitere Behandlung gestellt werden. Auch in die **biomedizinische Grundlagenforschung** nahezu aller medizinischen Professionen hat die Histologie Einzug gefunden.

Grundsätzlich muss zunächst einmal jeder Mediziner und Zahnmediziner gesundes Gewebe erkennen und einordnen können. Dies soll der Kurs der Zytologie, Histologie und mikroskopischen Anatomie während des vorklinischen Studiums leisten.

Merke

Inhalte des klassischen „Histokurses":
- **Zytologie** = Zellenlehre
- **Grundzüge der Zellbiologie** = Lehre, die sich mit den Stoffwechselvorgängen einzelner Zellen beschäftigt
- **allgemeine Histologie (Gewebelehre):** beschäftigt sich mit den vier **Grundgewebearten** (Epithel-, Binde- einschließlich Stütz- sowie Nerven- und Muskelgewebe)
- **spezielle Histologie, mikroskopische Anatomie:** Lehre von der mikroskopischen Organisation einzelner Gewebe zu umgrenzten Organen, die im Körper eine gemeinsame Funktion erfüllen

1.1.2 Gewebegewinnung (Biopsie)

Je nach Verfahren unterscheidet man:
- **Schnittbiopsie:**
  - **Inzisionsbiopsie:** Entnahme eines Teils des gewünschten (pathologisch veränderten) Gewebes **(Biopsat).** Dies wird z. B. klinisch durchgeführt, um eine fragliche Diagnose zu sichern/auszuschließen.

Grundlagen

- **Exzisionsbiopsie** (Syn. Probebiopsie): Entnahme des gesamten gewünschten (pathologischen) Gewebes (inkl. eines Sicherheitsabstandes, Syn. „im Gesunden")
- **Kürettage:** Entnahme einer Gewebeprobe durch Abschaben (z. B. in der Gebärmutter). Sonderform: **Bürstenbiopsie** (Entnahme von Zellen durch Abbürsten verdächtigen Gewebes)
- **Punktionsbiopsie:** Gewebe-/Zellenentnahme durch Anstechen flüssigkeitsgefüllter Hohlorgane oder Hohlräume
- **Stanzbiopsie:** Entnahme von Gewebe mithilfe einer Hohlnadel aus soliden Organen (Sonderform: **Feinnadelbiopsie**)
- **Saugbiopsie:** unter Vakuum Absaugen gewünschter Zellen/Gewebe (Sonderform: **Spülsaugbiopsie** mit vorheriger Anspülung des gewünschten Gewebes, z. B. Lungenlavage)

Selbstverständlich können die Gewebeentnahmen im Rahmen von **Leichensektionen** aus dem **totem Organismus** und (**in vivo**) aus dem **lebenden Organismus** entnommen werden.

1.2 Mikroskopie und histologische Färbetechniken

1.2.1 Lichtmikroskopie

Der kleinste Abstand zweier Punkte, den das menschliche Auge noch getrennt wahrnehmen kann, auch als **Auflösungsvermögen** bezeichnet, liegt bei ungefähr **0,1 mm** (**Auflösungsgrenze**). Darunter bedarf es optischer Hilfsmittel (Lupe, Mikroskop, etc.).

Die Lichtmikroskopie erreicht heute eine Vergrößerung von bis zu 1.000-fach und hat eine Auflösungsgrenze von ca. 0,3 µm.

1.2.1.1 Aufbau eines Lichtmikroskops

Am häufigsten wird die **Durchlichtmikroskopie** angewendet, bei der das Präparat von einer darunter liegenden **Lichtquelle** durchleuchtet wird. Das Licht durchquert zunächst einen **Kondensor,** der das Licht sammelt und unter maximaler Ausleuchtung an das Objekt weiterleitet. Dann passiert das Licht das zu untersuchende **Objekt** und schließlich die **Objektivlinse.** Diese entwirft ein vergrößertes Zwischenbild. Die **Okularlinse,** die das Zwischenbild vergrößert und es der Betrachtung zugänglich macht, folgt im Anschluss. Dann trifft das Licht entweder das Auge des Untersuchers oder das Kamerasystem eines Computers und kann betrachtet werden. Die **Gesamtvergrößerung** ergibt sich aus der Multiplikation von Objektiv- und Okularvergrößerung. Weitere lichtmikroskopische Verfahren neben der Durchlichtmikroskopie, die nur der Übersicht halber vorgestellt werden sollen, finden sich in ▶ Tab. 1.1.

Tab. 1.1 Weitere Lichtmikroskopierfahren

Verfahren	Eigenschaften
Fluoreszenzmikroskopie	Betrachtung von mit Fluoreszenzfarbstoffen markierten Zellstrukturen oder autofluoreszierenden Zellbestandteilen
Dunkelfeld- und Phasenkontrastmikroskopie	Betrachtung von vitalen, ungefärbten Zellen und Geweben
konfokale Lasermikroskopie	Analyse eines Präparats durch Abtasten mit einem Laserstrahl und anschließender elektronischer Bildverarbeitung
Polarisationsmikroskopie	Analyse und Unterscheidung geordneter, optisch doppelt brechender (**anisotroper**) Zellstrukturen von ungeordneten, einfach brechenden (**isotropen**) Strukturen
Kryodurchlichtmikroskopie	Als Vorbereitung physikalisches Fixierverfahren: Gewebe wird kryofixiert (tiefgefroren in flüssigem Stickstoff), anschließend mit einem **Gefriermikrotom** geschnitten, auf einen Objektträger aufgebracht, gefärbt und eingedeckt. Das Gewebe ist zwar schlechter erhalten als in einem Paraffinschnitt, dafür ist die Präparatbehandlung zeitsparender und Antigeneigenschaften sowie Enzymaktivitäten werden besser erhalten. Kommt in der **Immun- und Enzymhistochemie** sowie bei der **intraoperativen Schnellschnittdiagnostik** zum Einsatz.

Als Hilfen bei der Größenbeurteilung in lichtmikroskopischen Präparaten können dienen:
- der Erythrozyt mit 7,5 μm Durchmesser
- (selten) die auch noch mit bloßem Auge wahrnehmbare menschliche Eizelle mit einem Durchmesser von 150–200 μm.

1.2.1.2 Lichtmikroskoppräparatherstellung

Gewebeentnahme und Fixierung
Das zu untersuchende Gewebe sollte zum einen möglichst frisch sein und zum anderen schnell fixiert (haltbar gemacht) werden, um bei der späteren Beurteilung weitestgehend dem Zustand im Körper des Menschen zu entsprechen. Durch **chemische Fixierung** mit Formalin (4–10 % Formaldehyd) werden v. a. Proteine denaturiert, wodurch die Autolyse der Gewebezellen verhindert wird.

> **Merke**
>
> Knochen und Zahnhartsubstanzen bedürfen im Gegensatz zu allen anderen Geweben einer besonderen Vorbehandlung: entweder vor Einbettung **entkalken** oder Herstellung dünner **Schliffpräparate**. Die Entkalkung wird v. a. bei der Beurteilung organischer Substanzen eingesetzt, der Schliff bei der Untersuchung der anorganischen Teile.

Einbettung
Nach einer Entwässerung wird das Gewebe in Formen in Paraffin gegossen, sodass schneidfähige Blöckchen entstehen.

Schneiden
Mithilfe eines **Mikrotoms** (spezielles Schneidegerät) werden von den Blöcken 5–10 μm dünne Schnitte angefertigt und anschließend auf einen Objektträger aufgebracht.

Färben
Nach Entparaffinierung mit Xylol und Rehydrierung werden die Schnitte in die jeweilige Färbelösung (s. u.) gegeben.

Eindecken
Nach Abspülen überschüssiger Farblösung, der sog. **Differenzierung,** werden die Schnitte erneut dehydriert und mit einem an der Luft aushärtenden Medium sowie einem Deckglas eingedeckt.

1.2.1.3 Histologische Standardfärbungen
Um Gewebestrukturen sichtbar zu machen, ist i. d. R. eine Färbung der Schnittpräparate notwendig. Für die Lösungen histologischer Standard- oder Routinefärbungen – die meistverwendeten Färbungen in Histologie und Histopathologie, die einen ersten guten Überblick über das zu untersuchende Gewebe schaffen – gilt es zu unterscheiden zwischen:

- **Sauren Farbstoffen:** zur Bindung an azidophile, also basische Zellbestandteile. Diese Eigenschaft wird als **Azidophilie** bezeichnet. Es handelt sich um anionische (negativ geladene) Farbstoffe, die kationische (positiv geladene) Zellbestandteile wie das Zytoplasma oder speziell die Mitochondrien anfärben. Beispiele: Eosin **(Eosinophilie),** Anilinblau, Azokarmin, Orange G, Pikrinsäure, Ponceau und Säurefuchsin.
- **Basischen Farbstoffen:** zur Anfärbung basophiler, saurer Zellbestandteile. Diese Eigenschaft wird als **Basophilie** bezeichnet. Hierbei handelt es sich um kationische Farbstoffe, die bevorzugt anionische Zellbestandteile wie Zellkern und raues Endoplasmatisches Retikulum anfärben. Am weitesten verbreitet ist Hämatoxylin (als Eisenhämatoxylin oder Hämalaun), Azur, Kresylviolett, Methylen- und Toluidinblau.

> **Merke**
>
> **Metachromasie**
>
> Die Metachromasie bezeichnet die Darstellung von Zell- oder Gewebestrukturen in einer anderen Farbe als der des verwendeten Farbstoffes. Sie tritt abhängig vom verwendeten Farbstoff (z. B. Methylenblau und Toluidinblau) oder bestimmten Zell- und Gewebeeigenschaften (z. B. bei hoher Dichte anionischer Bestandteile wie bei dicht gelagerten Glucosaminoglykanen und Proteoglykanen) auf.

Die Farbstoffe werden zu Standardfärbungen kombiniert. Die wichtigsten finden sich in ▶ Tabelle 1.2. Als wichtigste Übersichtsfärbung (gleichzeitige Darstellung möglichst vieler Gewebestrukturen) werden Gewebe in Histologie und Histopathologie mit **Hämatoxylin-Eosin (HE)** gefärbt und betrachtet. Hämato- und lymphohistologische Gewebe (Knochenmark, Lymphknoten, etc.) werden hingegen häufig initial nach **Giemsa, May-Grünwald** und **Pappenheim,** zytologische Abstriche des Gebärmutterhalses nach **Papanicolaou** gefärbt.

Grundlagen

Tab. 1.2 Wichtige histologische Standardfärbungen und ihre Färbeeigenschaften

	Enthaltene Farbstoffe	Zellkern	Zytoplasma	Kollagene Fasern (außer retikulären Fasern)	Retikuläre Fasern	Elastische Fasern
Azan	Anilin, Azokarmin, Orange G	Rot	Rot	Blau	Blau	Orange
HE	Eosin, Hämatoxylin	Blau	Rot und bei vielen Ribosomen bläulich	Rot	Rot	Schwach rot
Elastika	Orcein oder Resorcin-Fuchsin	Schwach rosa	Schwach rosa	Schwach rosa	Schwach rosa	Violett bis schwarz
Van Gieson	Eisenhämatoxylin, Pikrinsäure, Säurefuchsin	Braun bis schwarz	Gelb	Rot	Rot	Blassgelb
Eisenhämatoxylin	Eisenhämatoxylin	Grau mit schwarzen A-Banden der Myofibrillen, Granula, Mitochondrien und Zentrosomen	Gelb bis graugrün	Gelb bis graugrün	Schwach gelb bis grau	Schwarz
Masson	Anilinblau, Eisenhämatoxylin, Ponceau, Säurefuchsin	Braun bis schwarz	Rot	Blau	Blau	Schwach blau
Trichromfärbung nach Goldner	Eisenhämatoxylin, Lichtgrün, Orange G, Ponceau, Säurefuchsin	Braun bis schwarz	Rot	Grün	Grün	Schwach grün
Gomori	Imprägnierung mit Silbersalzen	-	Grau	Braun	Schwarz	-
Giemsa	Giemsa-Lösung	Dunkelblau	Verschieden je nach enthaltenen Granula	Rot	Rot	-
May-Grünwald	Methylenblau-eosinat	Blau		-	-	-
Pappenheim	Kombination aus Giemsa- und May-Grünwald-Färbung	Rot-violett		-	-	-
Papanicolaou	Hämatoxylin, Orange G, Eosin-Azur	Blau-violett	Verschieden je nach Zelltyp: blau-grün, rosa oder rot	-	-	-

Die Giemsa-Färbung wird auch zur Darstellung von **Metaphasechromosomen** in der Karyologie gewählt.

1.2.1.4 Histochemische Färbungen

Ziel histochemischer Färbungen ist der spezifische Nachweis von einzelnen zellulären oder extrazellulären Eigenschaften bzw. Vorgängen an bestimmten Stellen in den Gewebeschnitten. Man unterscheidet zwischen:
- **Enzymhistochemie:** Nachweis der Aktivität bestimmter Enzyme in histologischen Schnittpräparaten
- **Immunhistochemie:** Nachweis spezifischer Peptide/Proteine mittels einer Antigen-Antikörper-Reaktion
- **In-situ-Hybridisierung:** Nachweis von DNA- oder RNA-Sequenzen mithilfe komplementärer DNA- oder RNA-Segmente, die entweder radioaktiv oder mit einem fluoreszierenden Farbstoff (**Fluoreszenz-In-situ-Hybridisierung**) markiert sind
- **Substrathistochemie:** Nachweis bestimmter Stoffe oder Stoffgruppen. Beispiele:
  - **Azanblau-Färbung:** färbt Glykosaminoglykane, Hyaluronsäure und sulfatierten Schleim blau
  - **Berliner-Blau-Reaktion:** Eisennachweis (z. B. um damit beladene Gewebsmakrophagen sichtbar zu machen)
  - **PAS-Reaktion:** färbt Glykogen, Glykoproteine und Schleim rot
  - **Ölrot, Sudan III** oder **Sudanschwarz:** lässt Lipide orangerot bis braun aufleuchten

1.2.1.5 Aussagekraft histologischer Präparate

Gefärbte Gewebeschnitte spiegeln nie die Realität im menschlichen Körper wider. So stellen sich z. B. Fettzellen in Standardschnitten weiß und inhaltslos dar, weil die enthaltenen Lipide bei der Aufbereitung herausgelöst wurden. Das gleiche Erscheinungsbild haben Becherzellen, in denen die enthaltenen Muzine in Standardfärbungen nicht angefärbt werden. Hierbei handelt es sich folglich um **Äquivalentbilder,** die aber bei gleich bleibender Reproduzierbarkeit von Schnitt zu Schnitt, Patient zu Patient und histologischem Labor zu histologischem Labor Rückschlüsse auf den Zustand von lebenden Zellen erlauben.

Hiervon differenzieren sich histologische **Artefakte,** die auf eine insuffiziente Präparataufbereitung hindeuten und im Gegensatz zu den weiter oben geschilderten Äquivalentbildern nicht gleich bleibend reproduzierbar sind wie z. B. Falten oder Risse.

1.2.2 Elektronenmikroskopie

Im Elektronenmikroskop (**EM**) werden Elektronen von einer Elektronenquelle per Glühemission freigesetzt, beschleunigt, durch elektrische oder magnetische Felder („Linsen") zu einem Strahl gebündelt und auf das zu untersuchende Präparat gelenkt. Je nach Mikroskop erzeugen „unterschiedliche" Elektronen das Bild:
- **Rasterelektronenmikroskop (REM;** Syn. **Scanning electron microscopy, SEM):** Verwendet zur Bildgebung die Elektronen, die durch die Wechselwirkung des Elektronenstrahls aus den Atomen der Objektoberfläche herausgeschlagen und zurückgeworfen werden. Mittels dieser Technik wird die Oberfläche eines Objekts wiedergegeben. Rastern bedeutet, dass der Elektronenstrahl zeilenweise über das Präparat geführt wird.
- **Transmissionselektronenmikroskop (TEM):** Verwendet zur Bildgebung hochbeschleunigte Elektronen, die das Präparat durchdringen. Der Schnitt muss hierfür sehr dünn sein. Beim Durchtritt werden die Elektronen von den verschiedenen Bestandteilen unterschiedlich stark abgelenkt. Beim TEM kann der Schnitt sowohl gerastert (**Scanning transmission electron microscope, STEM**) als auch von einem breiten, feststehenden Elektronenstrahl durchstrahlt werden.

Die dabei entstehenden Bilder werden nach Visualisierung im EM mit einer digitalen Kamera festgehalten. Aktuell wird eine bis zu zweimillionenfache Vergrößerung mit einer Auflösungsgrenze von etwa **0,1 nm** erreicht.

> **Praxistipp**
>
> Zur Größeneinordnung bestimmter zytologischer Strukturen eignen sich in elektronenmikroskopischen Schnitten folgende Orientierungshilfen:
> - Aminosäuremoleküle: ca. 0,8 nm im Durchmesser
> - Zellmembran: ca. 8–10 nm im Durchmesser
> - Mitochondrium: im Durchmesser ca. 700 nm

Im Vergleich zur Lichtmikroskopie bestehen einige Besonderheiten bei der Aufbereitung der Präparate:
- Fixiert wird mit **Glutaraldehyd** und **Osmiumtetroxid**

Grundlagen

- zur Einbettung werden anstelle von Paraffin **Epoxidharze** verwendet
- Die Schnittdicke liegt bei 1 µm für Semi- und < 100 nm für Ultradünnschnitte
- Als Objektträger dienen runde Kupfernetze
- Kontrastiert („gefärbt") wird mit **Blei- und Uranylsalzen**
- Für die Betrachtung unter dem REM müssen die Präparate zusätzlich schonend getrocknet und mit **Gold** oder **Kohlenstoff (Graphit)** bedampft werden, um die Oberfläche der Probe zu isolieren und deren eigene positive bzw. negative Aufladung zu verhindern.

> **Merke**
>
> **Gefrierbruchmethode (Gefrierätztechnik)**
>
> Vor der REM-Untersuchung werden die Zellmembranen schnell angefroren, entlang der hydrophoben Mittelschicht aufgebrochen und durch Sublimation des Eises angeätzt. Anschließend wird die Oberfläche mit Metall bedampft. Diese Methode dient der genauen **Strukturanalyse von Membranen**.
>
> **Immunelektronenmikroskopie**
>
> Vor der elektronenmikroskopischen Untersuchung werden bestimmte zelluläre Strukturen (als Antigene) durch mit Gold verbundene Antikörper markiert.

Zytologie

2.1	**Plasmamembran und intrazelluläre Biomembranen**	7	2.5.3	Ribosomen	18
			2.5.4	Endoplasmatisches Retikulum	18
2.1.1	Struktur	7	2.5.5	Golgi-Apparat	19
2.1.2	Funktion	8	2.5.6	Endosomen, Lysosomen, Peroxisomen und Melanosomen	20
2.2	**Zytoskelett**	10	2.5.7	Proteasomen	20
2.2.1	Grundsätzliche Eigenschaften des Zytoskeletts	10	2.6	**Zell-Kontakte und Basalmembran**	21
2.2.2	Mikrofilamente	10			
2.2.3	Intermediärfilamente	12	2.6.1	Zell-Kontakte	21
2.2.4	Tubulinfilamente	12	2.6.2	Basalmembran	23
			2.6.3	Weitere Zell-Matrix-Kontakte	24
2.3	**Oberflächendifferenzierungen**	13			
2.3.1	Mikrovilli (Zotten)	13	2.7	**Zellzyklus, Zellteilung und Apoptose**	24
2.3.2	Kinozilien (Zilien, Flimmerhaare)	14			
2.3.3	Mikroplicae	14	2.7.1	Zellzyklus	24
2.3.4	Basolaterale Falten und Fortsätze	14	2.7.2	Mitose	25
			2.7.3	Meiose	26
2.4	**Zytoplasma**	14	2.7.4	Apoptose	27
2.5	**Zellorganellen**	15			
2.5.1	Zellkern	16			
2.5.2	Mitochondrien	17			

2.1 Plasmamembran und intrazelluläre Biomembranen
Henrik Holtmann

IMPP-Hits

Nach der Rolle von Dynamin im Rahmen der Endozytose wird gern gefragt!

2.1.1 Struktur

Abgesehen von regionalen Besonderheiten besteht die 8–10 nm dicke **Plasmamembran (Plasmalemm, Zellmembran),** wie auch die intrazellulären Membranen, aus einer Doppelschicht (**Bilayer**) amphiphiler, d. h. ein hydrophiles und ein hydrophobes Ende aufweisender Lipide. In der Mehrzahl handelt es sich um die mengenmäßig am stärksten vertretenen Phospholipide sowie die selteneren Glykolipide, wobei **Phosphatidylcholin und Sphingomyelin** gern zum Extrazellulärraum (Raum um die Zelle), **Phosphatidylethanolamin, -serin** und **-inositol** zum Intrazellulärraum (Raum innerhalb der Zelle) gerichtet sind (▶ Abb. 2.1). Die hydrophoben Enden dieser Lipide lagern sich mittig an, während die hydrophilen nach außen zeigen. Aufgrund dessen stellt sich die Plasmamembran im EM-Bild als Band mit zwei kontrastreichen Linien und hellem Inneren dar. Da die Lipide nur über nichtkovalente chemische Bindungen miteinander verbunden sind, handelt es sich bei der Lipiddoppelschicht um ein **dynamisches Gebilde,** in dem einzelne Lipide ihre Position durch laterale Diffusion wechseln können. Das bezeichnet man als **Fluidität.** Durch in

Zytologie

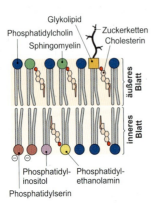

Abb. 2.1 Grundsätzlicher Aufbau von Plasma- und intrazellulären Biomembranen [L141, R279].

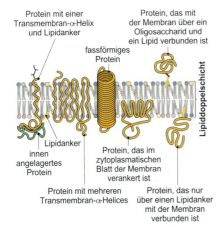

Abb. 2.2 Plasmamembranproteine [L141].

Als weiteren Bestandteil umfasst die Plasmamembran **Proteine**, die wie die Lipide frei beweglich sind (▶ Abb. 2.2). Ihre Anordnung und ihr Bewegungsverhalten lassen sich vereinfacht durch das **Flüssig-Mosaik-Modell (engl. Fluid-mosaic-model)** beschreiben. Man unterscheidet:

- **Transmembranproteine:** Sie reichen komplett durch die Membran und haben demzufolge Kontakt zum Intrazellulärraum und Extrazellulärraum. Beispiele sind Adhäsionsproteine, Kanäle, Pumpen, Rezeptoren und Transporter (s. u.).
- **Lipidankerproteine:** Sie sind über eine kovalente Bindung an ein Lipid gebunden, das wiederum Bestandteil der Plasmamembran ist. Beispiele sind die G-Proteine als Teil der Signaltransduktionskette.
- **Periphere Membranproteine:** Sie sind intra- oder extrazellulär an Transmembranproteine gebunden. Intrazellulär dienen sie beispielsweise der Anheftung des Zytoskeletts und damit dessen Verbindung mit den Biomembranen.

Manche der Transmembran- und Lipidankerproteine (z. B. Glykoproteine, Proteoglykane) der Plasmamembran besitzen wie auch die Glykolipide der Zellmembran nach extrazellulär reichende Zucker (in der Mehrzahl Oligosaccharid- und Glykanketten), Glykosaminoglykan- und Sialinsäureketten. Diese Ketten, zusammen als sog. **Glykokalix** der Plasmamembran bezeichnet, führt zu einer stark anionischen, d. h. negativ geladenen äußeren Oberfläche der Zelle (▶ Abb. 2.1).

> **Klinik**
>
> Teile der Glykokalix sind verantwortlich für die Eigenschaften des **ABO-Blutgruppensystems** sowie der Zell-Zell-Erkennung und -Kommunikation.

2.1.2 Funktion

Die Plasmamembran sowie die intrazellulären Biomembranen wirken gleichzeitig als **Barriere, Transporter** und **Transportvermittler**, als **Potentialträger** und auch als **Rezeptor**. Aufgrund ihres amphiphilen Charakters mit hydrophobem Zentrum ist die Membran ausschließlich für kleine unpolare (z. B. O_2, CO_2) oder polare, aber ungeladene Moleküle (z. B. NH_3) frei durchgängig. Nicht durchlässig ist sie für geladene (z. B. Aminosäuren) oder ungeladene (z. B. Glukose) hydrophile Moleküle sowie Ionen (z. B. Ca^{2+}, K^+,

die Membran eingebettetes **Cholesterin** wird die Fluidität gemindert. Die **Temperatur** ist ein weiterer Faktor, der die Fluidität beeinflusst: erhöhte Temperaturen erhöhen die Fluidität und vice versa. Bereiche der Plasmamembran mit dichterer Packung der Lipidphase im Vergleich zu umgebenen Bereichen werden als **lipid rafts** (Lipidflößer) bezeichnet und sind durch einen hohen Gehalt an Cholesterin gekennzeichnet.

Na$^+$). Für diese besitzt die Membran dennoch eine selektive Durchlässigkeit, die sie mithilfe ihrer Transmembranproteine realisiert. Diese fungieren beispielsweise als:
- **Kanäle:** Dabei handelt es sich um Proteine mit einem von extra- nach intrazellulär reichenden hydrophilen Lumen, das im Ruhezustand geschlossen ist. Durch spezifische Reize (z. B. elektrisch oder hormonell) wird es geöffnet. Kanäle erlauben den Übertritt von Ionen (**Ionenkanäle**) oder erleichtern den Übertritt von Wasser (**Aquaporine**). Verschiedene Kanäle sind jeweils nur für bestimmte Ionen durchgängig und lassen diese bei Öffnung entlang einem Gradienten vom Ort höherer zum Ort niedrigerer Konzentration strömen (**passiver Transport**).
- **Pumpen** befördern Ionen entgegen einem Gradienten durch die Membran. Die dafür nötige Energie gewinnen sie aus der Spaltung von ATP, weshalb sie auch als **ATPasen** bezeichnet werden. Daher handelt es sich hierbei um einen **primär aktiven Transport**. Bekannteste Beispiele sind die Ca^{2+}-ATPase, die Na$^+$/K$^+$-ATPase (s. u.) und die H$^+$/K$^+$-ATPase des Magens (▶ Kap. 4.5).
- **Transporter (Carrier** ▶ Abb. 2.3): In den meisten Fällen findet hier der Transport passiv statt, d. h. Carrier transportieren insbesondere hydrophile Moleküle wie Aminosäuren oder Zucker (z. B. Glukose), aber auch bestimmte Ionen entlang einem Gradienten ohne weiteren Energieaufwand durch die Membran. Daneben gibt es Carrier, die mehrere Stoffe (häufig zwei bis drei) gleichzeitig transportieren. Diese bezeichnet man auch als **Kotransporter.** Dabei muss unterschieden werden zwischen solchen, die mehrere Stoffe in die gleiche Richtung bewegen (**Symporter**) und solchen, die sie in entgegengesetzte Richtungen befördern, also z. B. einen nach intra- und den anderen nach extrazellulär (**Antiporter**). Bei Kotransportern fließt häufig nur ein Ion oder Molekül entlang seinem Gradienten durch die Membran, der oder die anderen jedoch entgegengesetzt. Die für diesen Vorgang nötige Energie stammt aus dem Transport entlang dem Gradienten, welcher wiederum durch eine Pumpe, d. h. eine ATPase, aufrechterhalten wird. Daher wird dies auch als **sekundär aktiver Transport** bezeichnet.

Größere Moleküle werden hingegen mithilfe der gesamten Membran durch Ein- und Ausstülpen in- oder exkorporiert:

- **Endozytose** (▶ Abb. 2.13) bedeutet dabei die Aufnahme extrazellulärer Partikel, entweder über die Bindung an Rezeptoren der Zellmembran (s. u.) oder durch Kontakt der Partikel mit an **Clathrin** oder **Caveolin** (beides Proteine) reichen Membranbereichen, die anschließend mit dem Protein **Dynamin** abgespalten werden. Man unterscheidet die

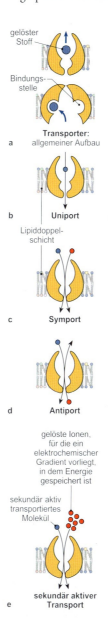

Abb. 2.3 Formen von Transportern [L141, R279].

Zytologie

(Mikro-)Pinozytose (Aufnahme von Flüssigkeitsvesikeln, 50–250 nm groß) und die **Phagozytose** (▶ Kap. 2.5, Aufnahme großer fester Partikel wie Bakterien und Zelltrümmer, Vesikel >250 nm im Durchmesser). Zur Phagozytose sind häufig nur Fresszellen fähig.

> **Praxistipp**
>
> Aufgrund des EM-Bilds werden mithilfe von Clathrin abgeschnürte Vesikel auch als **Stachelbläschen (Coated vesicles)** bezeichnet.

- **Exozytose** bedeutet die Ausschleusung von Partikeln durch Ausstülpung der Membran aus Zellen (z. B. von der Zelle produzierte Proteine).
- **Transzytose** bezeichnet das unveränderte Durchschleusen von Stoffen durch Zellen durch kombinierte Endo- und Exozytose.

Weiter ist die Zellmembran für die Entstehung des **Membranpotentials** zentral verantwortlich, welches insbesondere mithilfe der Na^+/K^+-ATPase aufrechterhalten wird. Darüber hinaus fungieren in die Membran eingelagerte Transmembranproteine als **Rezeptor** (Signalempfänger) für hydrophile Liganden (Wirkstoffe) wie etwa bestimmte Hormone oder Neurotransmitter. Durch Bindung des Liganden an den für ihn spezifischen Rezeptor wird entweder ein Signal in die Zelle fortgeleitet und anschließend ein Effekt ausgelöst (z. B. verstärkte Proteinbiosynthese), was als **Signaltransduktion** bezeichnet wird, oder es werden mittel- oder unmittelbar Ionenkanäle geöffnet (z. B. nikotinerger Acetylcholinrezeptor).

> **Klinik**
>
> **MDR-Proteine**
> Insbesondere im Darm und ZNS existieren Membran-Pumpen, die mithilfe von ATP zellschädigende Stoffe einschließlich bestimmter Medikamente aus der Zelle entfernen. Prominentes Beispiel ist das **MDR-1-Protein** (Multidrug resistance protein 1, P-Glykoprotein-1), das Medikamente wie die Histamin-H_1-Rezeptor-Blocker an den Zellen der Blut-Hirn-Schranke eliminiert. Leider exprimieren auch gewisse Tumorzellen diese Pumpe in hoher Zahl, was den intrazellulären Wirkverlust einiger Zytostatika wie z. B. der **Vinca-Alkaloide** erklärt.
>
> **Herzglykoside**
> Diese Medikamentengruppe blockiert vor allem am Herzen die Na^+/K^+-ATPase. Dies führt intrazellulär zu einem Aufstau von Na^+, der nötige Gradient für einen Na^+/Ca^{2+}-Antiport fehlt, sodass es zu einem intrazellulären Ca^{2+}-Anstieg kommt, was kontraktionsfördernd wirkt.

2.2 Zytoskelett
Henrik Holtmann

> **IMPP-Hits**
>
> Aufbau und Funktion der Mikrotubuli sollten perfekt sitzen – nur wenige Kapitel werden so oft abgeprüft wie das Zytoskelett.

2.2.1 Grundsätzliche Eigenschaften des Zytoskeletts

2.2.1.1 Funktion
Das Zytoskelett verleiht den menschlichen Zellen eine feste dreidimensionale Struktur und befähigt nichtortsständige Zellen zur Wanderung durch den Körper. Es gibt Zellen zudem die Fähigkeit zu intrazellulären Transportvorgängen und zur Zellteilung.

2.2.1.2 Struktur
Alle Filamente bestehen aus **einzelnen Proteinbausteinen**, die sich durch **Selbstassoziation** (Selbstzusammenbau) rasch zum fertigen Filament zusammenlagern aber auch durch **Dissoziation** (Zerfall) schnell wieder zerfallen können. Außerdem werden die Filamente von **spezifischen Begleit- und Motorproteinen** gesäumt, die dem **Assoziationsgrad** (Aufbaugrad), der möglichen Kontraktion und auch der Verknüpfung der Filamente mit anderen Systemen dienen. Unterschieden werden **Mikrofilamente, Intermediärfilamente** und **Tubulinfilamente**.

2.2.2 Mikrofilamente

> Unter diesen Filamenttyp fallen die **Aktinfilamente** mit einem Durchmesser von **7 nm** samt ihren Begleit- und Motorproteinen.

Grundgerüst ist das **G-Aktin** (globuläres Aktin, MG 42 kD), welches sich unter Spaltung von ATP zum **F-Aktin** (filamentäres Aktin) assoziiert (▶ Abb. 2.4).
Das F-Aktin besitzt ein **Plus-Ende** mit schneller Assoziation **und** Dissoziation sowie ein **Minus-**

> 2.2 Zytoskelett   > 2.2.2 Mikrofilamente

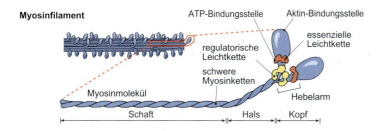

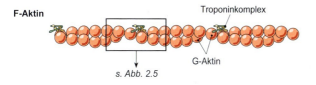

Abb. 2.4 Aktin- und Myosinfilamente [L106].

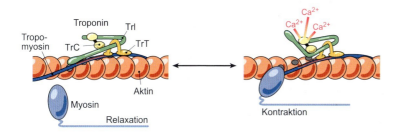

Abb. 2.5 Aktin- und Myosinfilamentinteraktion [L106].

Ende, an dem der Umbau gleichermaßen, aber langsamer verläuft.

Begleitproteine Die Ausbildung eines Aktinfilament-Netzes ist entscheidend für die Formierung des sog. **Zellkortex (Zellrinde).** Der Kortex wird durch das kortikale Aktinnetz **(Terminal web, terminales Netz)** gebildet und ist über Begleitproteine wie **Dystrophin** und **Spektrin,** die häufig ein zweidimensionales Netz ausbilden, mit der Zellmembran verbunden und stabilisiert. Dieses und das kortikale Aktinnetz formen zusammen das **Membranskelett.**

Insbesondere Dystrophin ist dabei von essentieller Bedeutung für die Form einer Zelle.

Darüber hinaus sind nicht dem Terminal web zugehörige Aktinfilamente über Begleitproteine wie **α-Aktinin** oder **Talin** permanent mit Transmembranproteinen der Zellmembran verbunden. Das hindert sie dann lokal in der Membran an ihrer lateralen Diffusion und konzentriert sie dort. Das kann z. B. wichtig sein, wenn es darum geht, Ionenkanäle oder Rezeptoren an der Postsynapse des Neurons am Ort zu binden. Über Begleitproteine wie **Ezrin, Moesin** oder **Rhadixin** werden die Aktinfilamente temporär mit der Zellmembran verbunden, was der vorübergehenden Änderung der Zellform (z. B. bei Zellbewegungen) dient. Weitere Beispiele für Begleitproteine:

- **Espin**, **Fimbrin** oder **Villin** verknüpfen Aktinfilamente zu Bündeln
- **Filamin** verbindet Aktinfilamente zu einem Netz
- **ARP 2/3** (Actin-related protein 2/3) ermöglicht eine Verzweigung der Mikrofilamente
- **Tropomyosin** (▶ Kap. 3.5) aus Muskelfasern stabilisiert Aktinfilamente generell

Motorproteine Die Motorproteine der Aktinfilamente sind die in bisher 18 Klassen zusammengefassten **Myosine.** Jedes Molekül besteht aus einem:

- Kopf, der an Aktin bindet und ATPase-Aktivität aufweist
- Hals, der Myosin-Leichtketten-Proteine bindet und den Kopf in seiner Funktion beeinflusst
- Schwanz (Syn. Schaft), der die Myosinklassenzugehörigkeit beeinflusst (▶ Abb. 2.4, Abb. 2.5)

Durch Spaltung von ATP kommt es zur wiederholten Bindung und Lösung des Myosins am Aktin, zur Weiterwanderung des Myosins zum Plus-Ende des

Zytologie

Aktins und damit letztlich zur **Kontraktion** (von Teilen) der Zelle (▶ Abb. 2.4, Abb. 2.5). Man unterscheidet:
- **Konventionelle Myosine (Myosin II):** Sie sind verantwortlich für den **Kontraktionsmechanismus** von Muskelzellen und die Fähigkeit zur kriechenden Migration (Wanderung) nichtmuskulärer Zellen. In Letzteren kommt es durch die Aktin-Myosin-Interaktion zur Ausbildung von **Podien** (Füßchen) im Frontteil mit Nachziehen der übrigen Zelle. Dabei sind dünne (fingerförmige) **Filopodien,** dünne (zungenförmige) **Lamellipodien** und dicke (plumpe) **Pseudopodien** zu unterscheiden.
- **Unkonventionelle Myosine** (Beispiele): **Myosin I** interagiert mit dem Aktinbinnengerüst der Mikrovilli. **Myosin V** transportiert Zellorganellen intrazellulär über kurze Strecken.

> **Klinik**
>
> Die Mutation der Myosine III, VI und VII führt zu **erblichen Formen von Taubheit.**

2.2.3 Intermediärfilamente

Diese ca. **10 nm** dicken Polypeptidketten dienen ausschließlich der **Zellstabilität.** Die Intermediärfilamente richten sich parallel zu den zytoplasmatischen Druck- und Zuglinien aus. Die wichtigsten sind:
- **Typ I-Intermediärfilamente: Zytokeratine** (Syn. **Tonofilamente**) kommen in Epithelzellen vor (Haut, Haare und Nägel). Bisher sind bereits 19 Untertypen bekannt.
- **Typ II-Intermediärfilamente:**
  - **Vimentin** kommt in Fibroblasten und deren Abkömmlingen vor
  - **Desmin** stabilisiert Muskelzellen
  - **GFAP** (Glial fibrillary acidic protein) ist ein Produkt von Astroglia- und Schwann-Zellen
- **Typ III-Intermediärfilamente:** kommen als **Neurofilamente** in Nervenzellen vor
- **Typ IV-Intermediärfilamente: Lamine** bilden die Strukturelemente der Kernhülle

Mit den Intermediärfilamenten sind nichtfilamentäre Proteine verbunden (z. B. **Filaggrin**), die zum einen eine Matrix für die Filamente bilden und den Kontakt zu weiteren Teilen des Zytoskeletts andererseits vermitteln.

> **Merke**
>
> Intermediärfilamente (außer den Laminen) sind an die intrazellulären Anteile von **Desmosomen** und **Hemidesmosomen** (▶ Kap. 2.6) gebunden. Jede Zelle produziert neben Laminen immer auch noch einen für sie spezifischen Intermediärfilamenttyp!

> **Klinik**
>
> Da sich die proteinergen Anteile der verschiedenen Intermediärfilamente immunhistochemisch markieren lassen, lässt sich somit häufig noch die Herkunft verschiedener Tumorzellen klären, selbst wenn sie in Standardfärbungen die Ähnlichkeit zu ihrem Ursprungsgewebe deutlich verloren haben oder als Tochtergeschwülste **(Metastasen)** im Körper weit von ihrem Ursprungsorgan entfernt liegen.

2.2.4 Tubulinfilamente

Die beiden Proteine **α- und β-Tubulin** lagern sich zu einem Dimer zusammen, das wiederum zu einem **25 nm** durchmessenden **Mikrotubulus-Hohlzylinder** mit Plus- und Minus-Ende polymerisiert.

Das **GTP-abhängige Wachstum** der Zylinder nimmt seinen Ursprung vom **γ-Tubulin-Ringkomplex** der **Zentrosomen** (oder **Kinetosomen,** ▶ Kap. 2.3), die aus zwei Zentriolen bestehen und in der Nähe von Zellkern und Golgi-Apparat liegen. Das Zentrosom wird auch als **MTOZ (Mikrotubulus-Organisationszentrum)** bezeichnet. Es besitzt eine sog. **9×3-Struktur** (neun zirkuläre Mikrotubulitripletten, ein Zylinder voll-, zwei unvollständig, verbunden durch **Nexin-Proteinbrücken**). Hier sind die Mikrotubuli mit ihrem Minus-Ende verankert. Stabilisiert werden Mikrotubuli durch **mikrotubuliassoziierte Proteine (MAP).** Daneben gibt es die Mikrotubuli-Motorproteine **Dynein** und **Kinesin,** die unter ATP-Verbrauch für den (schnellen) Langstreckentransport von Chromosomen und Zellorganellen sowie die Bewegung von Kinozilien und Flagellen (▶ Kap. 2.3) verantwortlich sind. Reine Mikrotubuli können dabei auch für die Formgebung von Zellen entscheidend sein. Zum Beispiel sorgen Bündel von Mikrotubuli in nicht aktivierten Thrombozyten für die Beibehaltung ihrer bikonvexen Form (▶ Kap. 4.1).

> 2.3 Oberflächendifferenzierungen ▸ 2.3.1 Mikrovilli (Zotten)

Klinik

Durch das Alkaloid-Gift **Colchizin** der Herbstzeitlosen und den Vinca-Alkaloiden (z. B. **Vincristin, Vinblastin**) weiterer Pflanzenarten wird das Wachstum der Mikrotubuli gehemmt. **Taxane** (aus der Rinde der pazifischen Eibe) hemmen hingegen den Abbau der Mikrotubuli. Diese Stoffe haben ihren therapeutischen Stellenwert u. a. in der Behandlung von **Gichtanfällen** (Colchizin) und der **Tumor-Chemotherapie** (Taxane, Vincristin, Vinblastin).

2.3 Oberflächendifferenzierungen
Henrik Holtmann

IMPP-Hits

Vorkommen und Aufbau der Kinozilien erfreuen sich einer gewissen Beliebtheit, ebenso wie die von Stereozilien und Mikrovilli.

Nichtmigratorische, meist epitheliale Zellen tragen bestimmte Oberflächendifferenzierungen häufig entweder nur zur freien Oberfläche (**apikal**) oder nur zum entgegengesetzten Pol (**basolateral**).

2.3.1 Mikrovilli (Zotten)

Bei Mikrovilli (▸ Abb. 2.6) handelt es sich um nicht eigenbewegliche Ausstülpungen der **apikalen Zellmembranen polarer Zellen**. Einzelne Zotten sind ca. **100 nm dick** und bis zu **2 μm** lang. Sie besitzen ein **Aktinskelett** und eine dicke **Glykokalix** (▸ Kap. 2.1) auf ihrer Oberfläche. Dicht stehende Zotten stellen sich lichtmikroskopisch als **Bürstensaum** dar. Sie dienen der **Oberflächenvergrößerung** und indirekt – da sie häufig Kanäle, Pumpen und Transporter beherbergen – **Transportvorgängen**. (z. B. im Magen-Darm-Trakt). Bis zu **10 μm** lange und bis zu **100 nm** dicke Mikrovilli, die ebenfalls nicht eigenbeweglich sind, werden auch als **Stereozilien** (▸ Abb. 2.7) bezeichnet. Letztere kommen z. B. im Ductus deferens oder als **Sinneshaare** im Sinnesepithel (z. B. Innenohr) vor. Das Aktinbinnenskelett von Mikrovilli und Stereozilien nimmt seinen Ursprung in beiden Fällen vom **terminalen Aktinnetz** (▸ Kap. 2.2).

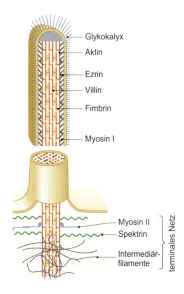

Abb. 2.6 Ultrastruktureller Aufbau eines Mikrovillus [L141, R279].

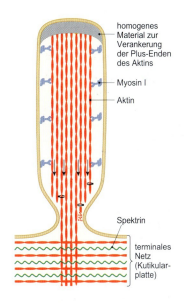

Abb. 2.7 Ultrastruktureller Aufbau einer Stereozilie [L141, R279].

2.3.2 Kinozilien (Zilien, Flimmerhaare)

Kinozilien sind ebenfalls bis zu **10–12 μm** lange und **250 nm** dicke Fortsätze des apikalen Zytoplasmas, die aber im Gegensatz zu Stereozilien zu einer *aktiven* Bewegung fähig sind. Der Grund ist ein **Axonem** (Achsenfaden) aus Mikrotubuli mit **9×2+2-Struktur** neun zirkuläre Mikrotubulizylinder, einer voll-, einer unvollständig, die ein zentrales Mikrotubulipaar umgeben; (▶ Abb. 2.8). Die 9 einzelnen Mikrotubulizylinder sind wie auch bei den Zentrosomen (▶ Kap. 2.2) durch Nexin-Brücken miteinander verbunden. Hervor geht das Axonem aus jeweils einem **Kinetosom** (Basalkörper) im apikalen Zytoplasma, dessen Aufbau einem Zentriol entspricht. Bewegung erfährt das Axonem bzw. die Zilie durch **Dynein**. Zilien dienen dem Transport. Besonders dicht stehendes zilientragendes Epithel wird als **Flimmerepithel** bezeichnet (▶ Kap. 4.3). Es findet sich z. B. im respiratorischen Epithel der Atemwege. **Flagellen** (Geißeln) sind bis zu **55 μm** lange Kinozilien. Beim Menschen tragen nur die Spermien jeweils *eine* Geißel, die der Fortbewegung dient (▶ Kap. 4.8).

> **Merke**
> Modifizierte Kinozilien finden sich im **Riechepithel** und in den **Außengliedern der Stäbchenzellen der Retina** (▶ Kap. 4.14).

> **Klinik**
> Ein genetischer Defekt des Dyneins in den Kinozilien/Flagellen führt zum **Kartagener-Syndrom (Syndrom der immotilen Zilien).** Symptome sind ein **Situs inversus**, **chronische Atemwegsinfektionen** durch die fehlende Transport- bzw. Reinigungsfunktion und Fertilitätsstörungen bei Mann **(immotile Spermien)** und Frau **(Transportstörungen der Eileiter).**

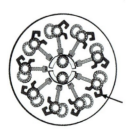

Abb. 2.8 Kinozilie im Querschnitt (← Dynein) [T407].

2.3.3 Mikroplicae

Es handelt sich um **kleine fingerförmige Falten** am apikalen Zytoplasma. Man findet sie v. a. in den obersten Zelllagen von mehrschichtig unverhorntem Plattenepithel des Ösophagus und der Plica vocalis des Kehlkopfs, wo sie der Anheftung eines Flüssigkeitsfilms dienen.

2.3.4 Basolaterale Falten und Fortsätze

Kurze Ausstülpungen der basolateralen Zellmembran bezeichnet man als **Fortsätze. Falten** sind tief in die Zelle reichende fingerförmige Einstülpungen der basolateralen Zellmembran. Häufig sind diese mit den Falten lateral gelegener Zellen verknüpft und werden dann als **interdigitierend** bezeichnet. In den Membranen der Falten und Fortsätze sind häufig Kanäle, Pumpen und Transporter konzentriert. Intrazellulär finden sich deshalb in den Falten häufig energieliefernde Mitochondrien, die zusammen mit den Membranen der Falten lichtmikroskopisch für eine **basale Streifung** sorgen.

2.4 Zytoplasma
Henrik Holtmann

> **IMPP-Hits**
> Seit 2007 wurden hierzu keine Fragen gestellt.

> **Lerntipp**
> Das **Zytoplasma** (Syn. Zellkörper, Protoplasma) ist die den Zellkörper ausfüllende Grundsubstanz, die sich **erstens** aus dem Zytosol (s. u.), einem wässrigen Lösungsmedium, in dem die Organellen (▶ Kap. 2.5) gelöst sind, und zweitens dem Zytoskelett (▶ Kap. 2.2) zusammensetzt.

Das **Zytosol** ist ein wässriges und viskoses Medium, in dem sowohl **Glykogensynthese, Glykogenolyse** und **Glykolyse** ablaufen. Daneben findet im Zytosol auch die **Fettsäure- und Proteinbiosynthese** an den freien Ribosomen statt. Es enthält zudem die als **Paraplasma** bezeichneten Ablagerungen:

- **Lipidtropfen**: Die bis zu 100 μm großen Ablagerungen dienen der Speicherung von Triglyzeriden. Sie sind ausschließlich von einem **Monolayer aus Phospholipiden** umgrenzt, dem häufig das die Lipolyse hemmende Protein **Perilipin** beigemengt ist. Eine Phospholipiddoppelschicht besitzen die Lipidtropfen **nicht**.

> **Praxistipp**
>
> In Paraffinschnitten sind Fetttropfen in der Regel extrahiert, sodass der Raum, den sie normalerweise einnehmen, optisch leer erscheint!

- **Glykogen:** Es dient als Glukosespeicher und findet sich in nahezu allen Körperzellen in Form solitärer **β-Partikel** für den Eigenbedarf. Hepatozyten beherbergen das Glykogen in Form größerer rosettenförmiger **α-Partikel.** Die darin enthaltene Glukose stellt der Hepatozyt bei erhöhtem Bedarf dem gesamten Organismus zur Verfügung.

> **Praxistipp**
>
> Histologische Standardfärbungen (z. B. HE) färben das Glykogen nicht an, es erscheint weiß; die **PAS-Methode** bringt hier Abhilfe!

- **Kristalle:** Diese finden sich häufig (physiologisch) in eosinophilen Granulozyten und Leydigzellen des Hodens (▶ Kap. 4.8).
- **Pigmente:** Dazu gehören z. B. das Lipofuszin (▶ Kap. 4.2), das mit dem Alter an Menge zunimmt, und das Melanin (▶ Kap. 4.11).

> **Klinik**
>
> Ein Mangel an den verschiedenen glykogenspaltenden Enzymen im Zytoplasma kennzeichnet das Krankheitsbild der **Glykogenosen**. Bei der Mehrzahl kommt es zu einer exzessiven Ablagerung von α- und β-Partikeln in den meisten Körperzellen mit entsprechenden Ausfallssymptomen (z. B. geistige Retardierung).

2.5 Zellorganellen
Henrik Holtmann

> **IMPP-Hits**
>
> Seit 2007 wurde zum Thema Zellkern nur Nukleoli und Nukleosomen gefragt.
> Gern aber selten fragt das IMPP nach den Porinen (Lage, Eigenschaften) der äußeren Mitochochondrienmembran, dem Vorkommen von Mitochondrien vom tubulären Typ sowie der durch einen hohen Gehalt an Mitochondrien bedingten Azidophilie von Zellen in der Lichtmikroskopie.
> α-Tubulin wird an freien Ribosomen gebildet! Beliebt sind die Fragen nach der Ca^{2+}-Speicherung im glatten Endoplasmatischen Retikulum **(ER)** ebenso der Punkt, dass die äußere Membran des Kerns in die des ER übergeht. Beliebt ist auch die Frage nach der Vermehrung des glatten ER in der Leber durch chronische Barbiturat-Einnahme.
> Das Leitenzym des Golgi-Apparates ist die Galaktosyltransferase. Das Trans-Golgi-Netzwerk dient der Vesikelabschnürung.
> Im Zeitraum von 2007 bis zum jetzigen Zeitpunkt wurden Proteasomen nicht mit Fragen versehen.

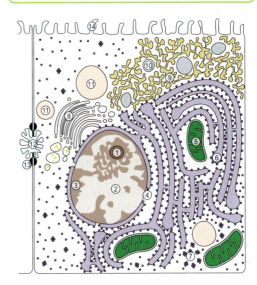

Abb. 2.9 Aufbau einer menschlichen Zelle am Beispiel einer Leberzelle [L141].
1 Nukleolus
2 Euchromatin
3 Heterochromatin
4 perinukleäre Zisterne mit Kernpore
5 Mitochondrium (Christatyp)
6 rER
7 freie Ribosomen/Polysomen
8 Golgi-Apparat
9 gER
10 Peroxisom
11 Lysosom
12 Gallenkapillare
13 Desmosom
14 Mikrovillus.

Zytologie

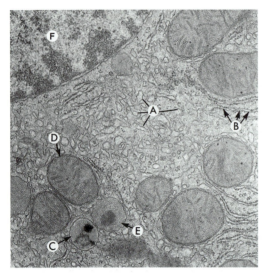

Abb. 2.10 Die menschliche Zelle unter dem Elektronenmikroskop bei mittlerer Vergrößerung (Hepatozyt) [T407].
A gER
B rER
C Lysosom
D Mitochondrium
E Peroxisom
F Zellkern.

2.5.1 Zellkern

Jeder Zellkern (**Nukleus**, ▶ Abb. 2.9, ▶ Abb. 2.10) speichert nahezu die gesamte genetische Information des menschlichen Organismus (**Genom**) in Form der DNA (Desoxyribonukleinsäure). Der Kern ist der Ort der **Transkription** (mRNA-Synthese). Im Schnitt hat der Zellkern einen Durchmesser von 5 µm und ist von einer Kernhülle umgeben, die sich aus zwei Lipiddoppelschichten mit dazwischen liegender 20–40 nm weiter **perinukleärer Zisterne** zusammensetzt. Die innere Lipiddoppelschicht wird von einer darunter liegenden **Kernlamina** aus Lamininen (▶ Kap. 2.2) stabilisiert. Die äußere Lipiddoppelschicht geht in die Membran des Endoplasmatischen Retikulums (s. u.) über. Durch die Verbindung mit den Membranen des ER finden ein Protein- und Membranzufluss zum Kern statt. Durchbrochen ist die Kernhülle von proteinergen **Kernporen**, an denen äußere und innere Lipiddoppelschicht ineinander übergehen und der Kern mit dem Zytoplasma in Verbindung steht. Ihre Öffnungsfläche ist ca. 10 nm weit und kann unter ATP-Verbrauch auf 25 nm erweitert werden. Über sie findet der Austausch von mRNA (Messenger-Ribonukleinsäure) aus dem Zellkern und Proteinen in den Zellkern statt. Die Kernhülle umgrenzt das **Karyoplasma.** Letzteres wiederum beherbergt die DNA in Form des Chromatins, den **Nukleolus** (Kernkörperchen) und die **Kernmatrix** (Grundsubstanz).

> Das Chromatin setzt sich aus den **basischen Histonproteinen** und den darum gewickelten anionischen DNA-Fäden zusammen. Diese gemeinsame Einheit wird auch als **Nukleosom** bezeichnet.

Chromatin ist nur während der Zellteilung zu einzelnen **Chromosomen** verdichtet (s. u.). Außerhalb der Teilung gliedert es sich in das elektronenoptisch weniger dichte **Euchromatin** (ist entspiralisiert und wird transkribiert) und das stärker elektronendichte **Heterochromatin** (ist spiralisiert und inaktiv).

Praxistipp

In HE-Präparaten färben sich die Zellkerne aufgrund der anionischen Phosphatgruppen der DNA mit kationischen Farbstoffen an und sind daher basophil.

Elektronendicht im EM und im HE-Schnitt noch stärker basophil heben sich innerhalb des Chromatins ein oder mehrere Nukleoli ab. Sie besitzen keine eigene Umhüllung und gehen aus den **NOR (Nukleolus-Organisator-Regionen)** der Chromosomen hervor, die reich an **rRNA**-(ribosomale RNA-)kodierenden Sequenzen sind. Aus den rRNA und Proteinen, die aus dem Zytoplasma stammen, werden die Ribosomenuntereinheiten zusammengesetzt, die dann nach Transport durch die Kernporen im Zytoplasma zum reifen Ribosom (s. u.) zusammengesetzt werden.

Die meisten menschlichen Zellen besitzen einen Zellkern, der bezogen auf die Chromosomen zweimal 23 **Autosomen** (Körperchromosomen) und zwei **Gonosomen** (Geschlechtschromosomen, X oder Y) enthält. Jedes Chromosom besteht jeweils aus zwei identischen **Chromatiden.** Ein solcher Chromosomensatz wird als **diploid** bezeichnet.

Merke

Es gibt Zellen, die ihren Zellkern während der Entwicklung verlieren (z. B. **Erythrozyten**) und solche, die durch Fusion mehrere Zellkerne besitzen (**Synzytien**, z. B. Muskelfasern). Infolge Kernteilung ohne Zellteilung können Zellen mehrere Kerne tragen. Das Produkt sind

▶ 2.5 Zellorganellen ▶ 2.5.2 Mitochondrien

Plasmodien, was im menschlichen Körper nicht in gesunden Zellen zu finden ist. Daneben existieren Zellen, die zwar einen Kern, jedoch mit vervielfachtem Chromosomensatz aufweisen (**polyploid**, z.B. **Hepatozyten**). Zellen zur Fortpflanzung (**Eizellen, Spermien**) besitzen nur jeweils einen **haploiden** Chromosomensatz.

Klinik

Zwischen Kern und Zytoplasma besteht meist ein festes Verhältnis, die **Kern-Plasma-Relation**. Sie liegt durchschnittlich bei 15 % und kann sich bei Zellteilungen bzw. wachsenden Funktionszuständen vergrößern, also zugunsten des Kerns verschieben oder bei Inaktivität deutlich verkleinern. Bei malignen Zellen ist sie dauerhaft zugunsten des Kerns verschoben.

2.5.2 Mitochondrien

2.5.2.1 Funktion

Diese Zellorganellen, die evolutionär wahrscheinlich **endosymbiotische Bakterien** darstellen, dienen der Energiebereitstellung, weshalb sie auch als **Kraftwerke der Zelle** bezeichnet werden. Durch Freisetzung von **Cytochrom C** (aus der Photosynthese) können Mitochondrien außerdem elementar an der Apoptose von Zellen beteiligt sein.

2.5.2.2 Struktur

Mitochondrien (▶ Abb. 2.9, ▶ Abb. 2.10, ▶ Abb. 2.11) haben einen Durchmesser von 0,5 µm und sind 10–50 µm lang. Sie haben eine Lebensdauer von 10–20 Tagen und vermehren sich unabhängig von der Zellteilung durch Zweiteilung. Begrenzt werden sie durch je zwei Biomembranen, deren innere charakteristisch eingestülpt ist. Anhand dessen unterscheidet man Mitochondrien unterschiedlicher Typen:

- **Cristatyp:** lamellenförmige Einstülpung der inneren Membran; findet sich in den meisten Körperzellen
- **Tubulustyp:** schlauchförmige Einstülpung der inneren Membran; findet sich in den **steroidhormonproduzierenden Zellen** von Hoden, Nebennierenrinde und Ovar
- **Sacculustyp:** sackartige Auffaltungen der inneren Membran
- **Prismentyp:** prismenartige Auffaltungen der inneren Membran (z.B. in Astrozyten)

Innere und äußere Membran begrenzen gemeinsam den **Intermembranraum**, die innere Membran den **Matrixraum**. Während die äußere Membran durch **Porine** (Proteinkomplexe) relativ durchlässig ist, erfolgt der Austausch über die innere Membran fast ausschließlich über Transporter. In der inneren Membran liegen die Enzyme der Atmungskette sowie das Enzym ATP-Synthase zur **ATP-Bildung**. Innerhalb des Matrixraumes liegen außerdem die Enzyme für die **β-Oxidation der Fettsäuren**, die **Pyruvatoxidation** und den **Zitratzyklus** frei.

Darüber hinaus liegen im Matrixraum ein eigenes **ringförmiges Chromosom aus mt-DNA** (mitochondriale DNA) und Ribosomen (aus 30-S- und 50-S-Untereinheit bestehend), was den Mitochondrien eine weitgehend autarke Proteinsynthese verschafft. Proteine, die die Mitochondrien nicht selbst produzieren können, stammen aus nukleärer DNA, werden an freien Ribosomen (s.u.) im Zytoplasma gebildet und über Translokasen der beiden Membranen im ungefalteten Zustand in das Mitochondrium importiert. Weiterhin finden sich im Matrixraum häufig elektronendichte, runde, bis zu

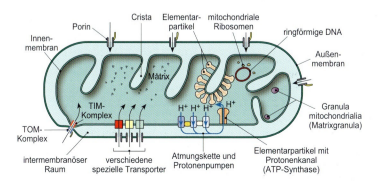

Abb. 2.11 Ultrastruktureller Aufbau eines Mitochondriums (Cristatyp) [L141, R279].

Zytologie

50 nm große, RNA- und Ca^{2+}-reiche Körperchen (**Matrixgranula,** Granula mitochondrialis, Calciosomen), die der Steuerung der Homöostase dienen und als Ca^{2+}-Speicher fungieren.

> **Praxistipp**
>
> Aufgrund ihres insgesamt basischen Innenmilieus verhalten sich die Mitochondrien in lichtmikroskopischen Färbungen azidophil (eosinophil).

> **Klinik**
>
> Von der mt-DNA ausgehende Erkrankungen (**Mitochondriopathien**) werden ausschließlich von der Mutter vererbt. Erkrankungen beruhend auf Störungen nukleärer DNA für die Mitochondrien werden hingegen von beiden Elternteilen vererbt.

2.5.3 Ribosomen

2.5.3.1 Funktion

Sie nehmen eine zentrale Rolle in der Proteinbiosynthese ein.

2.5.3.2 Struktur

Die nichtmembranösen, ca. 20 nm großen Gebilde (**keine Organellen!**) vermitteln die Übersetzung der mRNA in die Aminosäuresequenz der Proteine (▶ Abb. 2.9). Ihnen zur Seite steht mit Aminosäuren beladene tRNA (Transfer-RNA), die die Aminosäuren zur mRNA und zu den Ribosomen bringt. Den gesamten Vorgang bezeichnet man als **Translation.** Jede Zelle besitzt etwa 1–2 Mio. Ribosomen, die durch Fusion der im Kern gebildeten 40-S- und 60-S-Ribosomenuntereinheiten entstehen. Häufig lagern sich bei der Translation mehrere Ribosomen gleichzeitig an einen mRNA-Strang an, was optisch als **Polysom** in Erscheinung tritt.

> Ist das entstehende Ribosom für den Bedarf im Zytosol oder in den Mitochondrien bestimmt, wird es an freien Ribosomen synthetisiert (wie z.B. das α-Tubulin), soll es jedoch exozytiert werden, in die Membran eingelagert werden oder den Lysosomen zur Verfügung stehen, binden sich die Ribosomen nach Erkennen einer Signalsequenz auf der mRNA an das ER (s.u.).

> **Klinik**
>
> Der unterschiedliche Aufbau der bakteriellen Ribosomen (sowie von Mitochondrien) aus 30-S- und 50-S-Untereinheit wird in der Klinik bei einigen Antibiotika genutzt, die diese Untereinheiten an verschiedenen Angriffspunkten selektiv hemmen (z.B. **Aminoglykoside** und **Tetrazykline** an der 30-S-Untereinheit).

2.5.4 Endoplasmatisches Retikulum

Das ER (▶ Abb. 2.9, Abb. 2.10) besteht aus einem Gewirr aus Membranen, die im Inneren ein Hohlraumsystem mit eigenem Milieu abgrenzen und deren innere Membranen in die Kernmembran übergeht. Dieses wird auch als **ER-Zisternenraum** bezeichnet. Es dient als Membranreservoir für die Kernhülle, den Golgi-Apparat und die Plasmamembran. Daneben wird funktionell unterschieden zwischen:

- **Rauem ER (rER, granuläres ER),** das mit Ribosomen (s.o.) besetzt ist. Die für den Export, die Peroxisomen oder die Lysosomen synthetisierten Proteine werden im Inneren gespeichert und durch Knospung als Transportvesikel entweder an den Golgi-Apparat oder direkt als Peroxisom freigesetzt. Ist es besonders stark ausgeprägt, wird es als **Ergastoplasma** bezeichnet. In polaren Zellen liegt es basal in der Nähe des Zellkerns. Aufgrund der stark anionischen Ribosomen färben sich Zellen mit reichlich rER (z.B. exokrine Drüsenzellen) gut mit basischen Farbstoffen an. Unter dem Lichtmikroskop erscheint daher ein basophiles Zytoplasma.
- **Glattem ER (gER),** in dem Cholesterin und Phospholipide für die Biomembranen produziert werden, die Glukoneogenese und Gallensäure für die Gallensäuresynthese (durch u.a. Hydroxylierung von Cholesterin) hergestellt werden. Weiterhin finden im gER steroidhormonproduzierender Zellen die Hormonsynthese und im gER von Muskelzellen die Ca^{2+}-Speicherung (▶ Kap. 3.4) statt.

> **Klinik**
>
> Einige Medikamente führen in Hepatozyten zu einer Enzyminduktion in den Membranen des gER oder einer Vermehrung des gesamten gER (z.B. Barbiturate in der Leber) mit der Konsequenz in der Folge, mehr Medikamente verabreichen zu müssen.

2.5.5 Golgi-Apparat

Der Golgi-Apparat (▶ Abb. 2.9, ▶ Abb. 2.10 sowie ▶ Abb. 2.12, ▶ Abb. 2.13) besteht aus membranumschlossenen Hohlräumen, die abgeflachte Zisternen bilden. Fünf bis 10 dieser Zisternen schließen sich zu einem **Diktyosom** (Stapel) zusammen.

Mehrere dieser Stapel bilden in Kernnähe die sog. **Golgi-Felder.** Diktyosomen gliedern sich in drei Bereiche: die konvexe, dem ER oder Kern zugewandte **cis-Region,** die der Membran zugeneigte konkave **trans-Region** und das der trans-Region folgende **TGN (Trans-Golgi-Netzwerk).** Zufluss erhalten die Golgi-Felder durch Vesikel aus dem

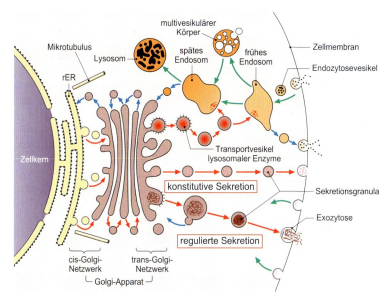

Abb. 2.12 Sekretionsvorgänge am Golgi-Apparat [L141, R279].

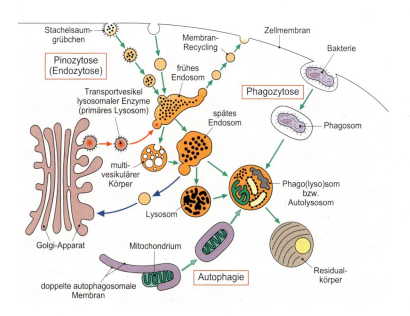

Abb. 2.13 Formen der Endozytose [L141, R279].

Zytologie

ER. In den einzelnen Zisternen der Felder findet dann die stufenweise Modifikation der verschiedenen ER-Produkte (Lipide und Proteine) statt (z. B. Glykosylierung und Sulfatierung von Proteinen).

> Leitenzym des Golgi-Apparates ist dabei die **Galaktosyltransferase**. Die modifizierten Produkte werden anschließend am TGN sortiert und entweder als **Sekretvesikel** (dauerhafte unstimulierte oder konstitutive Sekretion) oder **Sekretgranula** (regulierte Sekretion auf spezifische Reize hin) aus der Zelle durch Exozytose abgegeben oder sie verbleiben als Lysosomen (s. u.) in der Zelle.

Merke

Durch Sekretvesikel- und -granulabildung gleicht der Golgi-Apparat als Nebeneffekt die Membranverluste der Zellmembran im Rahmen endozytotischer Prozesse aus. Dadurch findet eine ständige **Membranrezirkulation** statt.

Klinik

Im Rahmen einer **Cholestase** (Gallestau) kann es zu einer **Golgi-Hypertrophie** (Vergrößerung des Golgi-Apparats) kommen.

2.5.6 Endosomen, Lysosomen, Peroxisomen und Melanosomen

Lysosomen (▶ Abb. 2.9, ▶ Abb. 2.10 sowie ▶ Abb. 2.12, ▶ Abb. 2.13) sind 0,5–5 μm große Organellen, die sich über **Endosomen** (prälysosomale Zwischenstufen) aus dem TGN des Golgi-Apparats ableiten. In allen Zellen mit Ausnahme der Erythrozyten finden sie sich in wechselnder Menge.

> Sie enthalten hydrolytische Enzyme (v. a. Esterasen, Glykosidasen, Peptidasen, Phosphatasen und Sulfatasen), die dem Abbau zelleigenen Abfalls (**Autophagie**) und zellfremden Materials (**Heterophagie**) dienen. In ihrer Membran besitzen sie eine Protonenpumpe (eine H^+-ATPase), die den pH-Wert innerhalb der Lysosomen in den für die Enzyme optimalen Bereich (**pH < 6**) bringt. Eine dichte Glykokalix auf der luminalen Membranseite scheint die lysosomale Membran und letztlich die gesamte Zelle vor ungehindertem Eigenverdau zu schützen.

Als **primär** wird ein Lysosom bezeichnet, welches noch nicht verdaut. Kommt es in Kontakt mit abzubauendem Material, entstehen **sekundäre Lysosomen**. Man unterscheidet:

- **Autolysosomen:** Zelleigenes Material wird von einer autophagischen Vakuole umschlossen und verschmilzt zum aktiven (sekundären) Autolysosom (**Autophagosom**).
- **Heterolysosomen:** Zellfremdes Material wird endozytiert (s. o.) und verschmilzt mit dem primären Lysosom zum sekundären Heterolysosom. Bei zur Phagozytose fähigen Zellen verschmilzt das endozytierte Phagosom mit dem primären Lysosom zum sekundären Phagolysosom.

Telolysosomen sind überladene funktionsuntüchtige Lysosomen, die im Alter kumulieren. Ein Beispiel für sie sind die **Lipofuszingranula.**

Lerntipp

Eine extravagante Vorliebe des IMPP gilt dem Peroxisom. Kein Mensch weiß, warum so viele Fragen zu diesem Zellorganell kommen, das Schöne daran: Man muss nur zwei Dinge wissen:
- Leitenzym: Katalase
- Funktion: Abbau langkettiger Fettsäuren

> Direkt aus dem ER leiten sich die **Peroxisomen** ab (▶ Abb. 2.9, ▶ Abb. 2.10). Sie enthalten die **oxidierenden Katalasen** (Leitenzym) und Peroxidasen, die dem Abbau verzweigter, langkettiger Fettsäuren und der Synthese von Plasmalogenen (Phospholipiden), die im Gehirn gebraucht werden, dienen.

Melanosomen werden in ▶ Kap. 4.11 vorgestellt.

Klinik

Defekte in der Funktion lysosomaler Enzyme führen zur pathologischen Ablagerung der Substrate innerhalb der Lysosomen. Hieraus resultierende Krankheitsbilder werden auch **lysosomale Speicherkrankheiten** genannt, die sich je nach betroffenem Substrat nochmals in **Glykogenosen, Lipidosen** und **Mukopolysaccharidosen** gliedern. Peroxisomendefekte führen zum **Zellweger-Syndrom**. Diese sind insbesondere verbunden mit Dysplasien von Gesichtsschädel- und Gesichtsweichteilen, Gehirn, Leberinsuffizienz, dysplastischen Nieren, Siderose der Milz, Herzdefekte und Kleinwuchs.

2.5.7 Proteasomen

Es handelt sich um zylinderförmige, aus mehreren Untereinheiten bestehenden Proteingebilde (max.

▶ 2.6 Zell-Kontakte und Basalmembran   ▶ 2.6.1 Zell-Kontakte

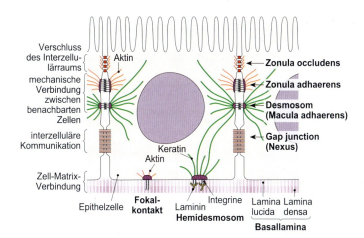

Abb. 2.14 Zell-Zell-, Zell-Basalmembrankontakte und die Basalmembran im Überblick [L141, R279].

Länge 45 nm), die dem Abbau freier zytoplasmatischer (nichtmembranumschlossener) Proteine dienen, nachdem diese ihnen zuvor mit dem Protein **Ubiquitin** präsentiert wurden.

2.6 Zell-Kontakte und Basalmembran
Henrik Holtmann

IMPP-Hits
In diesem Kapitel legt das IMPP besonders viel Wert auf Tight junctions, Nexus, Desmosomen und Zonulae occludentes.

2.6.1 Zell-Kontakte
2.6.1.1 Funktion
Zellen haben Kontakt zu benachbarten Zellen und auch zur extrazellulären Matrix (▶ Kap. 3.2, ▶ Abb. 2.14, ▶ Tab. 2.1). Die nachfolgend beschriebenen Kontakte dienen deshalb vereinfacht ausgedrückt zum einen der Kommunikation der Zellen untereinander, zum anderen der mechanischen Verschweißung der Zellen untereinander und zur extrazellulären Matrix.

Lerntipp
Sehr viele Fragen – und viel Verwirrung. Hier noch mal in Kürze in ▶ Tab. 2.1.

Tab. 2.1 Zell-Zell- und Zell-Basalmembran-Kontakte im Überblick

Kontakt	Synonym	Funktion	Extrazellulärer Anteil	Pathologisch verändert bei:
Zonula occludens	Tight junction	Unterbinden der Lateraldiffusion	Claudin, Occludin	
Nexus	Gap junction	Elektrische Synapse	Connexon	Erblicher Taubheit und Katarakt
Desmosom		Verankerung zwischen zwei Zellen	Cadherine	Pemphigus vulgaris
Hemidesmosom		Verankerung zwischen Zelle und Basalmembran	Laminine	Bullöses Pemphigoid

Zytologie

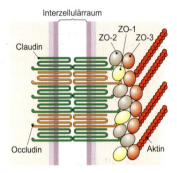

Abb. 2.15 Tight junction [L141, R279].

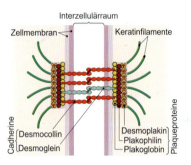

Abb. 2.16 Desmosom [L141, R279].

2.6.1.2 Struktur

Barrieren- oder Verschlusskontakte (Zonula occludens, Tight junction) Diese Kontakte bestehen aus den miteinander verbundenen Transmembranproteinen **Claudin** und **Occludin** zweier Zellen, die über intrazelluläre **Zonula-occludens-Proteine (ZO-1, ZO-2, ZO-3)** mit **kontraktilen Aktinfilamenten** der Zellen verbunden sind.

Sie sorgen für eine leistenförmige Verschmelzung des Interzellulärraums und verhindern so nahezu vollständig die parazelluläre Diffusion von Wasser, Elektrolyten und kleinen hydrophilen Molekülen (Diffusionsbarriere). Einige Claudine sind jedoch selektiv durchlässig für Wasser und Elektrolyte. Darüber hinaus verhindern Tight junctions die Lateraldiffusion der Lipiddoppelschicht (▶ Abb. 2.14, ▶ Abb. 2.15).

Adhäsionskontakte Bei diesen unterscheidet man zwischen **Zell-Zell- und Zell-Matrix-Kontakten**. Allen gemeinsam ist der Aufbau aus **Transmembranproteinen, Adapter- oder Plaqueproteinen** sowie **intrazellulären Filamenten des Zytoskeletts**:

- **Zell-Zell-Kontakte (Desmosom** und **Zonula adhaerens**, ▶ Tab. 2.1): Beide Kontakte dienen der mechanischen Verspannung der Zellen eines Zellverbands und sollen im Haftkomplex die Tight junctions (s. o.) absichern:
  - Die Transmembranproteine des **Desmosoms** (Syn. **Macula adhaerens**, ▶ Abb. 2.14, ▶ Abb. 2.16) sind die **Cadherine** (Ca^{2+}-dependent adhesion molecules) **Desmocollin** und **Desmoglein**, Adapterproteine sind **Desmoplakin, Plakoglobin, Plakophilin** und **Plektin**, und die intrazellulär inserierenden Filamente sind die **Intermediärfilamente**.

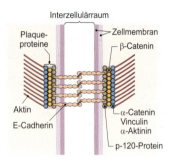

Abb. 2.17 Zonula adhaerens [L141, R279].

> **Klinik**
>
> Beim Pemphigus vulgaris kommt es durch autoimmune Antikörperbildung gegen Desmogleine zu einer intraepithelialen Blasenbildung.

  - Die Transmembranproteine der **Zonula adhaerens** (▶ Abb. 2.14, ▶ Abb. 2.17) gehören ebenfalls zu den Cadherinen (z. B. **E-Cadherin** in Epithelien oder **N-Cadherin** zwischen Kardiomyozyten). Adapterproteine sind das **p-120-Protein, α-Aktinin, α-** und **β-Catenin** sowie **Vinculin**, und die ansetzenden Filamente sind **Aktinfilamente**, die durch Myosin II verspannt werden.
- **Zell-Matrix-Kontakte** (**Hemidesmosom** und **Fokalkontakt**, ▶ Abb. 2.14, ▶ Tab. 2.1): **Hemidesmosomen** dienen meist der Verankerung von Epithelzellen an die Basallamina (s. u.). **Fokalkontakte** dagegen verankern v. a. Gefäßendothel an die Basallamina. Vom Aufbau ähneln die Hemidesmosomen den Desmosomen und die Fokalkontakte den Zonulae adhaerentes. Der einzige gravierende

▶ 2.6 Zell-Kontakte und Basalmembran   ▶ 2.6.2 Basalmembran

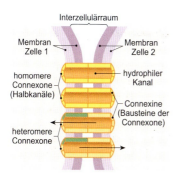

Abb. 2.18 Gap junction [L141, R279].

> **Merke**
>
> In Epithelien sind die Adhäsions- und Verschlusskontakte häufig zum **Haftkomplex (Schlussleisten- bzw. junktionaler Komplex)** miteinander kombiniert. Von apikal nach basal besteht er charakteristischer Weise aus
> 1. **Zonula occludens**
> 2. **Zonula adhaerens**
> 3. **Macula adhaerens**

Unterschied liegt in den Transmembranproteinen (verschiedene Subtypen von **Integrinen**), die bei der Besprechung der Basalmembran vorgestellt werden (s. u.).
Kommunikationskontakt (Gap junction, Nexus) Dieser Kontakt dient der direkten metabolischen und elektrischen Verknüpfung mehrerer Zellen, sodass sie sich funktionell wie eine große Zelle verhalten. Er findet sich z. B.
- zwischen Herzmuskelzellen, wo er als **elektrische Synapse** fungiert und
- zwischen Linsenzellen, wo er der **Ernährung** dient.

Der Kommunikationskontakt besteht pro Zelle aus jeweils sechs Transmembranproteinen (**Connexine**), die sich zu einem Halbkanal (**Connexon**) zusammmenlagern. Die Halbkanäle zweier Zellen verbinden sich dann zu einem vollständigen, etwa **2 nm** weiten und für bis zu 1 kD schwere Stoffe offenen Nexus (▶ Abb. 2.18, ▶ Tab. 2.1).

> **Klinik**
>
> Durch autoimmune Antikörperbildung gegen Bestandteile der Hemidesmosomen (z. B. gegen Kollagen Typ XVII), beispielsweise im Rahmen von bösartigen Erkrankungen, kommt es zur subepithelialen Blasenbildung. Das zugehörige Krankheitsbild wird als **bullöses Pemphigoid** bezeichnet.

> **Klinik**
>
> Erbliche Defekte der verschiedenen Connexine können zu erblichen Formen des **grauen Stars** (Linsentrübung, **Katarakt**; Connexin 46, 50) oder **Taubheit** (Connexin 26, 30, 31) führen.

2.6.2 Basalmembran
2.6.2.1 Funktion
Prototyp der Zell-Matrix-Verbindung ist die **lichtmikroskopisch sichtbare** Basalmembran. Diese verbindet Epithel-, Endothel-, Fett-, Glia- und Muskelzellen mit der extrazellulären Matrix (▶ Kap. 3.2, ▶ Abb. 2.14).

2.6.2.2 Struktur
Unter dem EM gliedert sich die Basalmembran in:
- **Lamina basalis (Basallamina):** Sie besteht aus der zellzugewandten **Lamina rara** (Syn. **Lamina lucida**), die elektronenoptisch leer erscheint, und der elektronendichten, bis zu 120 nm breiten und zellabgewandten **Lamina densa**.
- **Lamina fibroreticularis:** Diese ca. 500 nm breite Zone verbindet die Lamina densa mit dem angrenzenden Bindegewebe. In Geweben, in denen Epithel und Endothel direkt aneinandergrenzen (z. B. Blut-Harn-, Blut-Hirn- und Blut-Luft-Schranke), fehlt sie, die Laminae densae verschmelzen zu einer Schicht, und die umliegenden Laminae rarae werden als Laminae rarae interna und externa bezeichnet.

Die Lamina rara wird von Transmembranproteinen wie dem **Syndecan** (ein Proteoglykan), den **Integrinen** (aus einer α- und einer β-Einheit) sowie dem **BP 180** (in Epithelien) durchzogen, die den Kontakt zu der aus **Lamininen** (Adhäsionsproteine) und **Kollagen IV** bestehenden Lamina densa herstellen.

> **Cave**
>
> Das Syndecan sowie einige Integrine sind gleichzeitig auch Teil der **Fokalkontakte**, BP 180 sowie einige Integrine sind Teil der **Hemidesmosomen**.

Über das Proteoglykan **Perlecan** (indirekt über Mikrofibrillen) und Ankerfibrillen aus **Kollagen**

Zytologie

VII besteht Kontakt zum **Kollagen III** der Lamina fibroreticularis.

2.6.3 Weitere Zell-Matrix-Kontakte

Darüber hinaus können alle Zellen des menschlichen Körpers ohne Vermittlung der Basalmembran in Verbindung zur extrazellulären Matrix treten:
- **Direkt** durch Bindung der Integrine der Fokalkontakte oder der Hemidesmosomen an Kollagenfasern der extrazellulären Matrix
- **Indirekt** über Bindung der Integrine oder des Syndecans der Zellen an Fibronektine, die die Bindung zur extrazellulären Matrix vermitteln

> **Merke**
>
> Durch die Bindung an die extrazelluläre Matrix (über die Basalmembran oder unabhängig) werden außerdem in den Zellen Signalwege aktiviert: Differenzierung, Überleben etc.

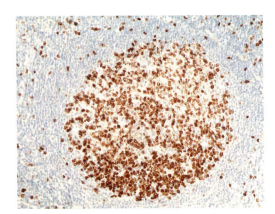

Abb. 2.19 Immunhistochemische Darstellung der Zellproliferation im Sekundärfollikel (Ki67, MiB1): Angefärbt sind die proliferierenden Zellen. Der Proliferationsgrad der Zentroblasten in der dunklen Zone (unten) liegt bei annähernd 100 %, was kaum sonst von einem humanen Gewebe (normal oder neoplastisch) erreicht wird (▶ Kap. 4.1). (Immunhistochemie).

2.7 Zellzyklus, Zellteilung und Apoptose
Andreas Kreft

> **IMPP-Hits**
>
> Von 8/2007 bis 11/2012 wurden 15 Fragen zur Zellteilung und Zellzyklus gestellt, besonders zu den Phasen der Mitose und auch zu der Wirkung von Colchizin. Zur Apoptose wurde bisher nichts gefragt.

2.7.1 Zellzyklus

In ihrem Lebenszyklus, dem Zellzyklus, machen die Zellen vier aufeinanderfolgende Stadien ihrer Entwicklung durch.
- Der erste ist die **Mitose** oder M-Phase, in der die Zelle zusammen mit einer anderen aus einer Vorläuferzelle hervorgeht.
- Dann folgt die G_1-**Phase** (G für gap), auch Präsynthesephase, die Phase zwischen Mitose und DNA-Replikation, in der die Zelle ihre Funktion im Organismus erfüllt.
  - Es folgt die **S-Phase** (S für Synthese), in der die DNA verdoppelt und die Histone synthetisiert werden.
- In der anschließenden kurzen G_2-**Phase,** der Phase zwischen DNA-Synthese und Mitose, wird die DNA auf Fehler geprüft, die ggf. korrigiert werden.
- Es folgt wieder die **Mitose.**

Labile Zellen sind Zellen, die sich fortwährend teilen, wie Stammzellen von Epithelien oder der Hämatopoese. Die **stabilen Zellen** gehen nach der Mitose nicht wieder in die Präsynthesephase (G_1), sondern treten in einen langanhaltenden stabilen Zustand, die G_0-Phase, ein. In dieser Phase befinden sich viele Zellen des Körpers, die in den jeweiligen Organen und Geweben ihre Funktion erfüllen. Meist bleibt die Teilungsfähigkeit der stabilen Zellen erhalten, und sie können bei Bedarf, z. B. zur Regeneration bei Gewebeschädigung, in die G_1-Phase und schließlich in die Mitose übergehen. **Permanente Zellen** hingegen sind Zellen, die sich nicht mehr teilen können. Zu ihnen gehören Nervenzellen und Zellen von Herz- und Skelettmuskulatur.

Das Ki-67/MIB1 Protein wird von Zellen in der G_1-, S-, G_2- und M-Phase exprimiert, nicht jedoch in der G_0-Phase. Durch eine immunhistochemische Färbereaktion (▶ Abb. 2.19) kann man es in den Zellkernen der sich im Zellzyklus befindlichen Zellen sichtbar machen und so die proliferative Aktivität eines Gewebes beurteilen.

2.7.2 Mitose

Der Begriff Mitose bezeichnet die Zellkernteilung (Karyokinese); in der meist anschließenden Zytokinese entstehen dann aus einer Vorläuferzelle zwei Tochterzellen mit identischem Chromosomensatz. Der Vorgang dient dem Wachstum und der Regeneration. Es werden sechs Phasen nacheinander durchlaufen (▶ Abb. 2.20, ▶ Abb. 2.21, ▶ Abb. 2.22, ▶ Abb. 2.23, ▶ Abb. 2.24, ▶ Abb. 2.25):

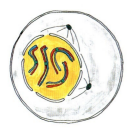

Abb. 2.20 In der **Prophase** kondensieren die duplizierten Chromosomen, die jeweils aus zwei Chromatiden bestehen. Sie bilden eine knäuelartige Struktur. Die Nukleolen verschwinden bis auf kleine Reste. Außerhalb des Kernes bilden sich die Teilungsspindeln.

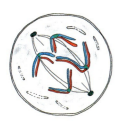

Abb. 2.21 In der **Prometaphase** bricht die Kernmembran zusammen und wird aufgelöst. Die Chromosomen werden an den Centromeren über spezielle Proteinstrukturen, den Kinetochoren mit den Teilungsspindeln verbunden und beginnen sich auf die Äquatorialebene zuzubewegen.

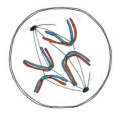

Abb. 2.22 In der **Metaphase** ordnen sich die nun besser sichtbaren und von einander abgrenzbaren Chromosomen in einer Ebene zwischen den Polen der Teilungsspindeln, der Äquatorialebene oder Metaphasenplatte, an. Die Enden, bzw. die Schenkel, werden dabei radiär ausgerichtet, sodass die Enden gegen die Zelloberfläche zeigen.

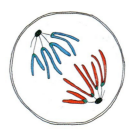

Abb. 2.23 In der **Anaphase**, die meist sehr kurz ist, wird die DNA aufgeteilt. Jeder zukünftige Tochterzellkern erhält von jedem Chromosomen jeweils ein Chromatid, das mit dem Kinetochor voran durch Verkürzung der Mikrotubuli der Teilungsspindel und durch die Auseinanderbewegung der Spindelpole von seinem Schwesterchromatid getrennt wird.

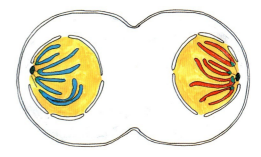

Abb. 2.24 In der **Telophase** sind die Chromosomen an den Polen der Teilungsspindel angekommen und beginnen zu dekondensieren. Die rRNA-Synthese beginnt und es bilden sich neue Nukleolen. Die Mitosespindeln werden aufgelöst, es bilden sich neue Kernmembranen jeweils um die Tochterkerne aus.

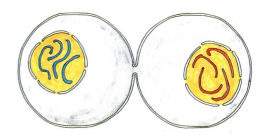

Abb. 2.25 In der **Zytokinese** teilt sich schließlich das Zytoplasma der Tochterzellen vollständig.

> **Merke**
>
> Die Zellen gehen im Zellzyklus von der Mitose über G_1-, S- und G_2-Phase wieder in die Mitose, oder aus der Mitose in die G_0-Phase. Die Mitose selbst besteht aus 6 Phasen. Chromosomen kann man mikroskopisch am Besten in der Metaphase beurteilen, wenn sie sich in der Teilungsebene anordnen.

Zytologie

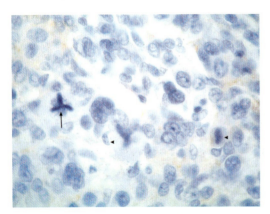

Abb. 2.26 Atypische dreipolige Mitose bei Mammakarzinom (→), neben zwei normal anmutenden Mitosen (▶). (Hämalaun).

> **Klinik**
>
> Bei malignen Neoplasien kann es zu massiven Störungen des Chromosomensatzes und der Zellteilung kommen (▶ Abb. 2.26).

Colchicin, das Gift der Herbstzeitlosen, stört die Ausbildung der Mikrotubuli und verhindert damit die Aufteilung der Chromosomen bei der Zellteilung. Es kommt zum Mitosearrest.
Deshalb wird Colchicin in der medizinisch-genetischen Diagnostik verwendet um die Mitosen in der Metaphase zu stoppen. In dieser Phase sind die Chromosomen in einer Ebene angeordnet und deshalb besonders gut lichtmikroskopisch zu beurteilen.

> **Klinik**
>
> Bei einem Gichtanfall ruft der Ausfall von Uratkristallen eine Entzündungsreaktion hervor. Colchicin blockiert auch hier die Ausbildung von Mikrotubuli, die auch für die Chemotaxis und Phagozytose der neutrophilen Granulozyten wichtig ist, wirkt so der Entzündung entgegen und lindert die Beschwerden.

Bei der **Endoreduplikation** (auch Endoreplikation oder Polytänisierung genannt) erfolgt nach der DNA-Replikation keine Zellteilung. Die Kerne tragen dann den doppelten Chromosomensatz, oder es entstehen zwei Kerne. Aufeinanderfolgende Endoreduplikationen führen zu entsprechend höheren Chromosomensatz. Durch das Mehr an DNA wird die Syntheseleistung der Zellen unterstützt. So findet man z. B. in der Leber über die Hälfte polyploide Hepatozyten, die häufig auch zwei Kerne haben. Bei Megakaryozyten im Knochenmark ist ein 32-facher Chromosomensatz keine Seltenheit.

2.7.3 Meiose

Die Meiose (Reifeteilung) dient zur Erzeugung von **Geschlechtszellen** (Gameten), den Eizellen der Frau und den Spermien des Mannes. Sie führt im Gegensatz zur Mitose zur Ausbildung eines *haploiden Chromosomensatzes in vier Tochterzellen* und einen *Austausch von genetischem Material* (Rekombination) zwischen den Chromosomen. Die Meiose besteht aus zwei aufeinanderfolgenden Zellteilungen, der 1. Reifeteilung, deren Ergebnis zwei Tochterzellen mit unterschiedlichem Chromosomensatz sind, und der 2. Reifeteilung, die zu den Keimzellen mit haploidem Chromosomensatz führt.
Dazu treten die Zellen nach einer typischen S-Phase in die **1. Reifeteilung** ein.

- Die verlängerte Prophase 1, die längste Phase der Meiose, beginnt mit dem **Leptotän,** in der die Chromosomen kondensieren und mit ihren Telomeren an die Kernlamina binden.
- Im **Zytotän** erfolgt dann die Anlagerung der homologen Chromosomen, die aus jeweils 2 Chromatiden bestehen. Es liegen somit 2 × 2, also insgesamt vier Chromatiden, nebeneinander. Sie werden durch den synaptonemalen Komplex (kurz Synapsis) verbunden und bilden die sog. Tetrade.
- Im **Pachytän** kommt es zur Überkreuzung und zum Austausch homologer Abschnitte der Nicht-Schwester-Chromatiden, dem crossing over.
- Im **Diplotän** zerfällt der synaptonemale Komplex und die Paarung der Chromosomen wird wieder aufgehoben; nur an den Überkreuzungsstellen, den Chiasmata, hängen die Chromosomen weiter zusammen.
- Die Chromosomen lösen sich dann in der **Diakinese** von der Kernmembran und diese zerfällt. Es bildet sich die Mitosespindel, die in der folgenden Metaphase 1 die homologen 2-Chromatid-Chromosomen trennt und zufällig auf die Tochterkerne verteilt. Durch die zufällige Verteilung väterlicher und mütterlicher Chromosomen (freie Rekombination) und die Vielzahl der

Kombinationsmöglichkeiten durch genetische Rekombination beim crossing over ergibt sich, basierend auf den elterlichen Genomen, für die Geschlechtszellen und damit für die Nachkommen, eine praktisch unbegrenzte genetische Variabilität. Im Gegensatz zur Mitose werden die Chromosomen auf die Tochterzellen verteilt und nicht die Chromatiden.

- Der weitere Verlauf der 1. Reifungsteilung ist **analog zur Mitose.**
  - Nach Durchlaufen der Ana- und Telophase sowie der Zytokinese liegen am Ende der 1. Reifungsteilung jeweils nur haploide Chromosomensätze (23 Chromosomen) in den beiden Tochterzellen vor, wobei die Chromosomen aus zwei homologen Chromatiden bestehen.

In der **2. Reifeteilung** (bei Eintritt 1n2C, n = Chromosom, C = Chromatid) werden die homologen Chromatiden ohne vorherige nochmalige DNA-Synthese geteilt. Ansonsten gleicht der Vorgang der Mitose. Die resultierenden Tochterzellen weisen danach jeweils nur einen haploiden Chromosomensatz (bestehend aus 1-Chromatid-Chromosomen) (1n1C) auf.

Die Reifung der Spermien erfolgt nach dem erklärten Schema im Hoden.

Bei der Eizelle beginnt kurz vor dem Eisprung die 1. Reifeteilung. Es resultieren zwei Zellen mit jeweils haploidem Chromosomensatz aber ungleich verteiltem Zytoplasma. Neben der zytoplasmareichen Eizelle bildet sich auch das kleinere Polkörperchen. Die erste Reifeteilung wird erst kurz vor der Ovulation abgeschlossen. Die 2. Reifeteilung beginnt erst nach dem Eisprung, auch hier bilden sich wieder zwei Zellen mit ungleichem Zytoplasma: die eigentliche Eizelle und ein weiteres kleines Polkörperchen, das später abstirbt. Der Kontakt mit dem Spermium ist nötig um die 2. Reifeteilung abzuschließen. Bleibt er aus, so stirbt auch die Eizelle ab.

> **Merke**
>
> Bei der Mitose entstehen aus einer Vorläuferzelle mit diploidem Chromosomensatz zwei Tochterzellen mit wiederum diploidem Chromosomensatz.
> Die Meiose besteht aus der 1. und aus der 2. Reifeteilung. Aus einer Vorläuferzelle mit diploidem Chromosomensatz entstehen vier Zellen mit jeweils haploidem Chromosomensatz.

> **Lerntipp**
>
> Die **einzelnen Phasen der Meiose und Mitose** werden im Physikum gerne und im Detail abgefragt. Gleich noch mal anschauen!

> **Klinik**
>
> Auch bei der Meiose kann es zu Störungen kommen, die die Schwangerschaft beeinträchtigen (▶ Abb. 2.27).
>
>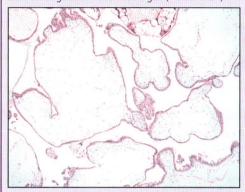
>
> **Abb. 2.27** Bei der kompletten hydatiformen Mole trägt die Eizelle nach einer fehlerhaften Meiose vor der Befruchtung keine Chromosomen. Dringen Spermien ein, so können diese ihren Chromosomensatz verdoppeln (oder es dringen 2 Spermien ein) und es entwickelt sich eine nichtlebensfähige Schwangerschaft. Morphologisches Kennzeichen sind ödematös aufgedunsene Choriumzotten mit atypischem Trophoblastenbesatz. (HE).

2.7.4 Apoptose

Wie die Zellteilung ist auch die Apoptose ein sehr komplex geregelter physiologischer Vorgang. Während die Zellteilung dem Wachstum und der Erneuerung dient, ist der Zweck der Apoptose, oder programmierten Zelltods, der physiologische Abbau von bestehenden Zellen. Anders als bei der Nekrose, bei der es aufgrund unphysiologischer Vorgänge wie einem Trauma oder mangelnder Blutversorgung zu einem Zelluntergang kommt, werden bei der Apoptose keine Zellbestandteile in das Intersititium abgegeben und keine Entzündungsreaktion im Gewebe induziert. Apoptotische Zellen werden meist recht schnell von Makrophagen phagozytiert, die man mitunter in Regionen mit erhöhtem Zellumsatz (z. B. sekundären Lymphfollikeln ▶ Kap. 4.1) vermehrt findet. Apoptosen werden z. B. auch durch subletale Zellschädigung, durch Kontakt mit T-Zellen, radioaktive Strahlung,

Zytologie

Viren oder freie Radikale sowie durch die Aktion von Tumorsuppressorgenen induziert.

In einer Zelle, die apoptotisch wird, gehen **zunächst die Mitochiondrien** zugrunde. Aus ihnen wird Zytochrom C in das Zytoplasma abgegeben, das das proteolytische Enzym **Caspase** aktiviert. Caspase degradiert daraufhin weitere Proteine, und aktiviert weitere Proteinasen und Endonukleosen die in der Zelle die sog. Caspase-Kaskade bilden. Aktivierte Endonukleasen **fragmentieren die DNA-Stränge.** Die Zellkerne schrumpfen und werden dunkel und pyknotisch. Gleichzeitig wird das Zytolplasma gleichmäßig eosinophil. Diese untergehenden homogen eosinophilen Zellen mit oder ohne Kernfragmenten werden auch als Apotosekörperchen bezeichnet. Die Plasmamembran bleibt zwar erhalten, bildet jedoch an ihrer Oberfläche Phospholipide aus, die die Phagozytose der apoptotischen Zellen induzieren.

> **Merke**
>
> Apoptose ist eine Form des Zellunterganges, der nicht durch Traumata oder Mangelversorgung induziert wird. Er löst keine Entzündungsreaktion im Gewebe aus.

> **Klinik**
>
> Nach einer allogenen Knochenmarkstransplantation kann es zu einer Immunreaktion des Spendermarks gegen epitheliale Zellen des Empfängers kommen. Diese Graft versus Host-Reaktion löst eine T-Zell-induzierte Apoptose der Epithelzellen aus, die, besonders wenn sie ausgeprägt ist, zu erheblichen Beeinträchtigungen der Organfunktion, bis hin zu einem akut lebensbedrohlichen Zustand, führen kann (▶ Abb. 2.28).
>
>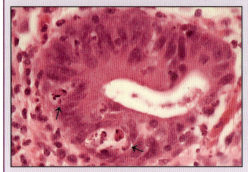
>
> **Abb. 2.28** Graft versus Host-Reaktion in Dickdarm. Man sieht zahlreiche apoptotische Zellen in der Kryptenbasis, d. h. in Bereichen, in denen die Zellen unter physiologischen Bedingungen proliferieren. Die apoptotischen Zellen sind geschrumpft, eosinophil, mit dunklen kleinen Kernen, → in der Umgebung einzelne Lymphozyten und Makrophagen. (HE).

Hauptgewebearten

3.1	**Epithelgewebe**	29	3.2.7	Gelenke	44
3.1.1	Einleitung	29	3.2.8	Fettgewebe	45
3.1.2	Histogenese	29	3.2.9	Freie Zellen des Bindegewebes	45
3.1.3	Oberflächenepithelien	29			
3.1.4	Oberflächenstrukturen	32	3.3	**Nervengewebe**	47
3.1.5	Epitheliale Drüsen	33	3.3.1	Neurone	47
			3.3.2	Glia	51
3.2	**Binde- und Stützgewebe**	35	3.3.3	Nervenfasern	52
3.2.1	Einleitung	35			
3.2.2	Bindegewebszellen	35	3.4	**Muskelgewebe**	55
3.2.3	Bindegewebsmatrix	35	3.4.1	Quergestreifte Muskulatur	55
3.2.4	Bindegewebstypen	38	3.4.2	Glatte Muskulatur	59
3.2.5	Knorpelgewebe	39	3.4.3	Herzmuskulatur	61
3.2.6	Knochengewebe	40			

3.1 Epithelgewebe
Sven Bastian Wilhelm

3.1.1 Einleitung

Das Epithelgewebe zählt zu den 4 Grundgeweben des menschlichen Organismus. Unter dem Begriff Epithelgewebe versteht man einen Verband von meist gleichartig differenzierten Zellen, zwischen denen schmale Interzellularspalten mit wenig Interzellularsubstanz zu beobachten sind. Die Grenze zu den darunter liegenden Geweben bildet die Basallamina, welche unter dem Lichtmikroskop nicht zu erkennen ist. Das Epithelgewebe bedeckt die äußeren und inneren Körperoberflächen und stellt in Organen meist das spezifische, für die Funktion entscheidende Gewebe (**Parenchym**). Es enthält keine Blutgefäße (mit Ausnahme der **Stria vascularis** des Innenohrs, s. ▶ Kap. 4.14.1). Epithelgewebe werden aufgrund ihrer Funktionen differenziert in:
- Oberflächenbildende Epithelien (Oberflächenepithel)
- Drüsenepithel

3.1.2 Histogenese

Epithelgewebe kann aus allen 3 Keimblättern (Ektoderm, Mesoderm und Entoderm) hervorgehen.

Die meisten Epithelgewebe entstammen dabei dem Ekto- und Entoderm. Zunächst entsteht das Oberflächenepithel. Drüsenepithel entsteht durch Proliferation und Differenzierung von Vorläuferzellen. Die Zellen wachsen unter Mitnahme der Basallamina in das unter dem Epithel gelegene Bindegewebe ein. Bleiben die Zellen über (Ausführungs-)Gänge mit dem Oberflächenepithel in Verbindung, so entstehen **exokrine Drüsen** (z. B. die Speicheldrüsen). Verlieren die Zellen ihre Verbindung zum oberflächenbildenden Epithel und erlangen Anschluss an das Kapillarnetz und somit den Blutstrom, entstehen **endokrine Drüsen** (z. B. Nebenschilddrüse, Adenohypophyse). Eine Zwischenform bilden das Pankreas und die Schilddrüse. Im Pankreas haben sich aus den Epithelien der Gangsysteme des exokrinen Pankreas die endokrinen Pankreasinseln gebildet. Die Schilddrüse steht aufgrund der Art der Sekretionsweise zwischen exokrinen und endokrinen Drüsen (siehe dazu ▶ Kap. 4.12).

3.1.3 Oberflächenepithelien

Bei den Oberflächenepithelien (▶ Abb. 3.1) können einschichtige und mehrschichtige Epithelien unterschieden werden. Die Bezeichnung des jeweiligen Epithels entstammt der Form der Zellen und

Hauptgewebearten

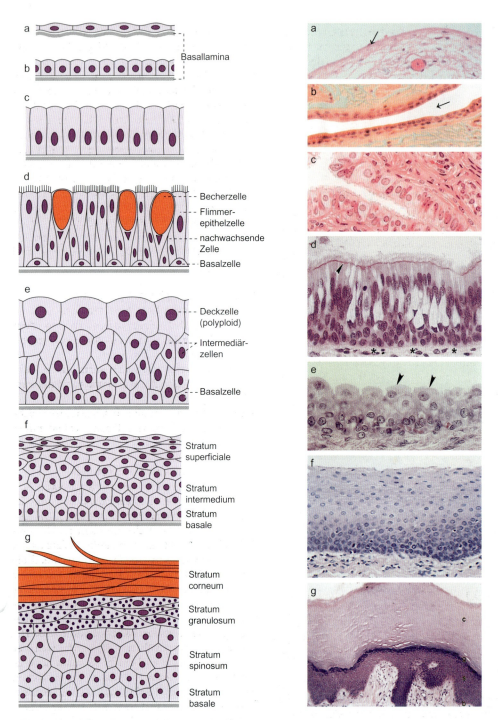

Abb. 3.1 Typen des Oberflächenepithels (schematisch und lichtmikroskopisch), a) einschichtiges Plattenepithel (Peritoneum) (HE, → Plattenepithelien), b) einschichtig isoprismatisches Epithel (HE, → Drüsenausführungsgang), c) einschichtig hochprismatisches Epithel (Tuba uterina) (HE), d) mehrreihiges Epithel (kinozilientragendes Flimmerepithel des oberen Respirationstrakts mit Becherzellen [HE, → Kinetosomen, * Basalzellen]), e) Urothel/Übergangsepithel (HE) (Harnblase bei geringer Füllung; → Deckzellen), f) mehrschichtig unverhorntes Plattenepithel (HE) (Ösophagus), g) mehrschichtig verhorntes Plattenepithel (HE) (Dermis). [L107, T484, E897, T407]

deren Anordnung im Zellverband. Da die Grenzen der Zellen unter dem Lichtmikroskop manchmal schwer zu sehen sind, kann man sich an der Form des Zellkerns orientieren.

> **Merke**
>
> Bei kubischen Zellen ist der Zellkern meist rund, während er bei platten oder hochprismatischen Zellen eher oval erscheint.

3.1.3.1 Einschichtige Epitehlien

Einschichtige Epithelien sind durch nur eine einzige Lage von Zellen charakterisiert. Man unterscheidet **einschichtig einfaches Epithel** von **einschichtig mehrreihigem Epithel**. Beim einfachen Epithel liegen alle Zellen der Basallamina auf, alle Zellen erreichen mit ihrem Apex die Oberfläche und die Zellkerne liegen in einer Höhe. Das einschichtig einfache Epithel kann weiter differenziert werden in:

- **Einschichtiges Plattenepithel:** Die Zellen sind abgeflacht und liegen der Basallamina breitbasig auf. Unter dem Lichtmikroskop erkennt man oft nur einen ovalen Kern in horizontaler Ausrichtung (z. B. Blut- und Lymphgefäße, Lungenalveolen und Mesothel)

> **Merke**
>
> Das einschichtige Plattenepithel, welches die Blut- und Lymphgefäße sowie die Herzbinnnenräume auskleidet, wird als Endothel bezeichnet. Das die Körperhöhlen auskleidende einschichtige Plattenepithel wird Mesothel genannt bzw. je nachdem, um welche Körperhöhle es sich handelt, als Perikard-, Peritoneal- und Pleuraepithel.

- **Einschichtiges isoprismatisches (kubisches) Epithel:** Breite und Höhe der Zellen sind etwa gleich. Die Anordnung erscheint pflastersteinartig (z. B. Drüsenausführungsgänge, Sammelrohre der Nierentubuli, Leberepithelzellen, der Plexus choroideus der Ventrikel).
- **Einschichtiges hochprismatisches Epithel (Zylinderepithel):** Die Höhe dieser Zellen ist größer als ihre Breite und die Zellkerne sind meist in länglich ovaler Form in Ausrichtung zur Längsachse der Zelle zu sehen. Häufig sind auf der, der Basallamina abgewandten, Seite Mikrovilli, Stereozilien (unbeweglich) oder Kinozilien (beweglich) zu erkennen (z. B. Magen-Darm-Trakt [MDT], Gallenblase, Tuba uterina und Uterus).
- Die Zellen des **mehrreihigen Epithels** liegen ebenfalls alle der Basallamina auf. Im Gegensatz zum einfachen Epithel erreichen aber nicht alle Zellen die Oberfläche. Die Zellen sind unterschiedlich groß, besitzen alle die hochprismatische Form und die Zellkerne liegen nicht auf der gleichen Höhe, wodurch unter dem Lichtmikroskop das Bild mehrerer Zellkernreihen entsteht. In Wirklichkeit liegen jedoch nur die Zellkerne „mehrreihig". Die Zellen, die mit ihrem Apex die Oberfläche nicht erreichen, werden als **Basalzellen** bezeichnet und dienen der Regeneration (z. B. Ductus epididymidis, Ductus deferens und Luftwege).

3.1.3.2 Oberflächendifferenzierung einschichtiger Epithelzellen

- **Flimmerepithel:** Epithelzellen, die an ihrer Oberfläche einen Rasen aus Kinozilien tragen. Vorkommen: Respirationstrakt
- **Bürstensaum:** besteht aus einem Rasen dicht stehender Mikrovilli. Vorkommen: Dünndarm, Niere
- **Stereozilien** sind besonders lange unbewegliche Fortsätze. Vorkommen: Ductus epididymidis, Ductus deferens

3.1.3.3 Mehrschichtige Epithelien

In mehrschichtigen Epithelien liegen mehrere Reihen von Zellen übereinander. Dabei besitzt nur die unterste Schicht Kontakt zur Basallamina. Die Zellen flachen zur Oberfläche hin meist ab. Das Epithel, welches direkt der Basallamina aufsitzt, kann also vom isoprismatischen Typ sein, während die oberste Schicht eher plattenepithelialen Charakter hat. Das Epithel kann in **Stratum basale, Stratum intermedium** und **Stratum superficiale** unterteilt werden. Von der Basalschicht (Stratum basale) geht die Regeneration des Epithels aus. Die Bezeichnung des Epithels richtet sich nach der Zellform der Superfizialschicht (Stratum superficiale). Man unterscheidet dabei mehrschichtig (iso-)prismatisches Epithel und mehrschichtiges Plattenepithel. Das Plattenepithel der Superfizialschicht kann von einer Hornschicht bedeckt sein und wird daher weiter differenziert in mehrschichtig unverhorntes oder mehrschichtig verhorntes Plattenepithel:

Hauptgewebearten

- **Mehrschichtig prismatisches Epithel:** Dieses besteht aus zwei bis fünf Zelllagen und kommt nur selten vor. Zu finden ist es z. B. in den Drüsenausführungsgängen und im Auge.
- **Mehrschichtig unverhorntes Plattenepithel:** Im Stratum basale sind die Zellen zylindrisch angeordnet und die Zellkerne haben eine positive Zellkern-Zellplasma-Relation. Im Stratum intermedium nehmen die Zellen eine polygonale Form an und sind über Desmosomen miteinander verbunden. Der Zellkern ändert ebenfalls seine Form und wird in seiner Struktur dichter. Im Stratum superficiale sind die Zellen abgeflacht und der Zellkern ist kaum noch zu erkennen. Die Zellen enthalten viel Glykogen, daher stellt sich ihr Zytoplasma in lichtmikroskopischen Standardfärbungen blass dar. Beobachtet wird diese Art des Epithels in Mundhöhle, Ösophagus, Vagina und Analkanal.
- **Mehrschichtig verhorntes Plattenepithel:** Beim mehrschichtig verhornten Epithel handelt es sich um das typische Epithel der Haut (Epidermis), welches im Gegensatz zu allen anderen mehrschichtigen Epithelien eine 5-Schichtung zeigt:
1. **Stratum basale:** Die Zellen bestehen aus zylindrischen Zellen, die über Hemidesmosomen an der Basallamina verankert sind. In dieser Schicht befinden sich die Stammzellen zur Regeneration des Epithels.
2. **Stratum spinosum (Stachelzellschicht):** Die Zellen zeigen eine polygonale Form mit einem zentralen Zellkern. Die Zellen sind durch Desmosomen miteinander verbunden. Auch hier kann es noch zu Zellteilungen kommen.
3. **Stratum granulosum (Körnerschicht):** Das Stratum granulosum besteht aus flachen, kernhaltigen, mit Keratohyalingranula gefüllten Zellen. Diese sind für die ersten Schritte der Verhornung verantwortlich.
4. **Stratum lucidum:** Das Stratum luciudum findet sich in dicken Hautschichten und ist oft nur als dünne Schicht zu erkennen. In ihr liegt das dicht gepackte Material der Keratohyalinkörperchen.
5. **Stratum corneum:** Das Stratum corneum besteht aus kern- und organellenlosen, avitalen verhornten Zellen, die Schutz vor Austrocknung und mechanischem Stress bieten (nähere Informationen s. ▶ Kap. 4.11).

> **Cave**
>
> Eine Sonderform bietet das **Urothel.** Hierbei handelt es sich um ein **Übergangsepithel.** Das Urothel findet sich in den ableitenden Harnwegen (Nierenbecken, Ureter [Harnleiter], Harnblase, Anfang der Urethra [Harnröhre]). Obwohl meist dem mehrschichtigen Epithel zugeordnet, ist bis heute nicht abschließend geklärt, ob es sich nicht auch um mehrreihiges Epithel handeln könnte. Oft wird behauptet, dass alle Zellen des Urothels mit einem Fuß die Basallamina erreichen. An seiner apikalen Seite finden sich die sog. Deckzellen, die mehrere Zellkerne enthalten und polyploid sein können. Das Urothel kann sich durch seine Dehnbarkeit den unterschiedlichen Füllungszuständen anpassen. Nähere Informationen zum Urothel und zu seinen Deckzellen finden sich in ▶ Kap. 4.7.

3.1.4 Oberflächenstrukturen

Das durch drüsige Sekrete dauerhaft befeuchtete Plattenepithel des Körpers wird auch als **feuchtes Plattenepithel** bezeichnet. Im Gegensatz dazu steht das, der relativ trockenen Luft ausgesetzte Plattenepithel der Haut, welches als **trockenes Epithel** bezeichnet wird. Alle Epithelien erneuern sich aus mitotisch aktiven Zellen der untersten Zelllagen, die sich aus **Stammzellen** ableiten. Jeweils eine der Zellen, die aus der Teilung hervorgeht, macht anschließend eine terminale Differenzierung durch, um dann durch **Apoptose** (≡ programmierter Zelltod) unterzugehen und abgeschilfert zu werden. Das ist sehr eindrucksvoll an mehrschichtigen Epithelien zu beobachten. Diese Zellen vollziehen während der Wanderung an die Epitheloberfläche eine zunehmende Wandlung ihres Aussehens.

3.1.4.1 Funktion

Das Oberflächenepithel dient der Auskleidung aller äußeren und inneren Körperoberflächen (u. a. MDT, Respirationstrakt) sowie aller Hohlorgane. Die Funktionen des Oberflächenepithels sind u. a.:

- **Barriere (Protektion/Separation):** Das Oberflächenepithel dient dem Schutz des Körpers (z. B. vor Austrocknung oder dem Eindringen von Krankheitserregern). Als protektive Faktoren wirken z. B. **dicke Hornschichten, Lipide** für den Interzellulärraum zur Abdichtung oder **antibakterielle Wirkstoffe,** welche von den Oberflächenepithelzellen abgegeben werden. Des

Weiteren ist dieses Epithel häufig starken mechanischen Belastungen ausgesetzt. Zu diesem Zweck sind viele Epithelien durch Haftkomplexe im apikalen Bereich miteinander verbunden (z. B. im einschichtig hochprismatischen Epithel des MDT). Hemidesmosomen und Fokalkontakte dienen der Verbindung der intermediären Filamente mit der darunter liegenden Basallamina. **Tight junctions** dienen der Abgrenzung der apikalen Oberfläche der Epithelzellen von der basolateralen Seite. Damit verhindern sie die Lateraldiffusion von Membranproteinen und dienen der Aufrechterhaltung der Plasmamembran. Die Zellen sind durch die **Tight junctions** so eng miteinander verbunden, dass wasserlösliche Substanzen nicht hindurchtreten können.

- **Reinigung und Sinnesaufnahme:** Kinozilientragendes Epithel (Länge der Kinozilien ca. 2–10 µm) befreit z. B. einen großen Teil der Luftwege von Schmutzpartikeln durch ständiges ausscheren. Der innere Aufbau von Kinozilien besteht aus 9+2 Tubuli (9 Tubuluspaare umgeben 2 zentrale Tubuli). Epithelgewebe, in dem Sinneszellen dominieren, wird als **Sinnesepithel** bezeichnet (siehe dazu ▶ Kap. 4.14).
- **Transport (Resorption/Sekretion) von Elektrolyten und kleinen hydrophilen Molekülen:** Transportierendes Oberflächenepithel (z. B. in MDT und Niere) zeigt oft einige Besonderheiten: Mehrere Tausend **Mikrovilli** sitzen an der apikalen Seite der Zellen und vergrößern die Oberfläche um den Faktor 25. An der Oberfläche der Membranen sind zahlreiche Transporter (z. B. Na^+-Kotransporter), Kanäle (z. B. **Aquaporine**) und Pumpen (z. B. H^+/K^+-**ATPase** im Magen) enthalten. Am basalen Zellpol befinden sich häufig viele Mitochondrien (Energielieferanten) und Pumpen, welche einen Gradienten aufbauen (Na^+/K^+-ATPase). Transportierendes Oberflächenepithel ist aber nicht nur in der Lage, Stoffe **transzellulär** zu befördern. In dringenden Fällen besteht auch die Möglichkeit des **parazellulären Transportes,** oder des gemischten trans- und parazellulären Transportes in Kombination.

> **Klinik**
>
> Häufige Vorgänge, die v. a. das Epithelgewebe betreffen, sind die reversible **Metaplasie** und die **Dysplasie.** Wird ausdifferenziertes Epithel durch chronische Reize (z. B. Alkohol, Zigarettenrauch, Säure, UV-Strahlung) irritiert, kann es bei Umgehen der Reparaturmechanismen der Zelle zu einer Änderung des Differenzierungsprogramms kommen. Diese als Metaplasie bezeichnete Entwicklung wird entweder durch Stammzellen gesteuert **(Stammzellmetaplasie),** oder bereits ausdifferenzierte Zellen wandeln sich direkt oder über eine Zwischenstufe (indirekt) in ausdifferenzierte Zellen eines anderen Typs um. Unter **Dysplasie** versteht man die Ausbildung atypischer Zellen aus regelrechten oder auch metaplastischen Zellverbänden. Eine Übersicht über den Verlauf gibt die folgende Tabelle.

Tab. 3.1 Stadien der epithelialen Umwandlung auf dem Weg zum Karzinom

Hyperplasie	Vergrößerung eines Gewebes durch vermehrte Zellteilung ohne Umwandlung in ein anderes Gewebe
Metaplasie	Umwandlung einer Zellart in eine andere
Dysplasie	Fehlbildung von neuem Gewebe
Neoplasie	Abnorme Neubildung von Gewebe als mögliche Vorstufe einer malignen (bösartigen) Erkrankung, Endstufe: Karzinom

Der Unterschied zwischen gutartigen (benignen) und bösartigen (malignen) Tumoren liegt in der Tatsache, dass gutartige Tumore die Basalmembran nicht durchbrechen. Bösartige Tumore hingegen halten sich nicht an natürliche Grenzen und wachsen in umgebendes Gewebe ein. Mehr dazu siehe ▶ Kap. 4.11.

3.1.5 Epitheliale Drüsen

Die Aufgabe der epithelialen Drüsen ist die Synthese und Sekretion von verschiedenen Substanzen. Je nachdem, wohin die Drüsen ihr Sekret abgeben, unterscheidet man endo-, para-, exo- und autokrine Drüsen:

- **Endokrine Drüsen** geben ihr Sekret in die Blut- und Lymphbahn ab, von wo es in die Zielzellen gelangt (z. B. Nebenschilddrüse und Adenohypophyse) (siehe ▶ Kapitel 4.12).
- **Parakrine Drüsen** geben ihr Sekret in den Interzellulärraum ab, wo es über Diffusion lediglich die umliegenden Zellen beeinflusst. Erfolgt die Wirkung der ausgeschütteten Substanz direkt am Wirkort, so bezeichnet man den Vorgang als **autokrine Sekretion** (z. B. Hemmung der Insulinsekretion durch Insulin).

Hauptgewebearten

- **Exokrine Drüsen** geben ihr Sekret über die Ausführungsgänge, bestehend aus Schaltstück, Streifenstück und Ductus excretorius an die inneren und äußeren Körperoberflächen ab. Man kann die Drüsen in ein- und mehrzellige Drüsen unterteilen:
    - Die **einzelligen exokrinen Drüsen** liegen **endoepithelial** (= intraepithelial, d.h. innerhalb des Oberflächenepithels). Ein Beispiel dafür sind die **Becherzellen,** die im Epithel des Respirations- und Magen-Darm-Trakts einzeln oder in Gruppen zu finden sind. Die kelchförmigen Becherzellen sind reich an rER und besitzen einen Golgi-Apparat. Ihr Zellkern ist abgeplattet und liegt im basalen Pol der Zelle. Der Rest der Zelle enthält mit **Muzinen** (Glykoproteine mit hoher Wasserbindungskapazität, Hauptbestandteil des Schleims) gefüllte Vakuolen, die den Schleim durch Exozytose in ihr Lumen abgeben.
    - **Mehrzellige exokrine Drüsen** liegen **exoepithelial** (= extraepithelial, d.h. unter dem Oberflächenepithel) und bestehen aus Endstücken und Ausführungsgängen. Die Endstücke (▶ Abb. 3.2) liegen in verschiedenen Formen vor. **Alveoläre Endstücke** sind bläschenförmig, besitzen ein weites Lumen und kommen in Talgdrüsen vor. **Azinöse Endstücke** zeigen eine beerenförmige Gestalt, das Lumen ist enger als bei den alveolären Endstücken. Die azinösen Endstücke kommen z. B. in der Glandula Parotis oder im exokrinen Teil der Pankreas vor. **Tubuläre Endstücke** sind schlauchförmig und finden sich in Kolonkrypten. Daneben gibt es aber auch tubuloalveoläre Endstücke in apokrinen Schweißdrüsen oder tubuloazinäre Endstücke in der Gl. submandibularis.

Es ist jedoch auch möglich die exokrinen Drüsen hinsichtlich ihrer Sekretionsmechanismen zu unterscheiden:

- **Apokrine Sekretion:** Hier wird das Sekret apikal zusammen mit zytoplasmatischen Bestandteilen abgeschnürt und abgegeben. Die apokrine Drüse wird dabei kleiner und regeneriert bis zur nächsten Sekretion (z. B. Milch- und Schweißdrüsen).
- **Holokrine Sekretion:** Diese findet sich nur in Talgdrüsen der Haut. Bei der holokrinen Sekretion kommt es zu einem zugrunde gehen der gesamten Zelle, welche dadurch selber zum Sekret wird.
- **Merokrine (ekkrine) Sekretion:** Dies ist der häufigste Sekretionsmechanismus. Diese Drüsen geben ihr Sekret durch Exozytose kleiner Vesikel ab. Dabei kommt es zu einer Verschmelzung von Membranen der Speicherorganellen mit der Plasmamembran. Durch diese Art der Sekretion ändert sich die Form der Drüsenzelle kaum. Beispiele für die merokrine Sekretion sind Speichel- und Schweißdrüsen.

Des Weiteren können exokrine Drüsen hinsichtlich der Sekretbeschaffenheit differenziert werden:

- **Seröse Drüsen:** Diese besitzen azinöse Endstücke und produzieren ein dünnflüssiges protein- sowie enzymreiches Sekret. Sie erscheinen im histologischen Bild aufgrund ihres Reichtums an rER basophil. Der Zellkern liegt eher basal, apikal finden sich Sekretgranula.
- **Muköse Drüsen:** Diese produzieren ein zähflüssiges muzinhaltiges Sekret. Sie besitzen tubulöse Endstücke. Der Zellkern liegt abgeplattet am basalen Pol der Zelle. Das Zytoplasma ist blass.
- **Seromuköse Drüsen:** Diese sind gemischte Drüsen und besitzen tubuloazinöse Endstücke. Sitzen mukösen Endstücken seröse Zellen kappenartig auf, spricht man von serösen Halbmonden (**Von-Ebner-Halbmonde**).

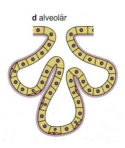

Abb. 3.2 Schema der Drüsenformen [L141, R279].

Die Drüsenendstücke und Anfangsteile der Ausführungsgänge in Schweiß-, Milch-, Speichel- und Tränendrüsen zeigen häufig schmale und kontraktile **Myoepithelzellen (Korbzellen)**, die subepithelial, aber innerhalb der Basallamina des Drüsenepithels, liegen und dem Auspressen des Drüsensekrets aus den Endstücken dienen. Untereinander sind sie durch Desmosomen und Gap junctions verbunden und vereinigen epitheliale und muskuläre Eigenschaften. Sie werden durch hormonelle und neuronale Reize zur Kontraktion stimuliert.

Klinik

Bei der **Mukoviszidose (zystische Fibrose = CF [cystic fibrosis])** kommt es zu einer Störung exokriner muköser Drüsen. Die Erkrankung wird autosomal dominant vererbt. Verantwortlich ist ein Defekt des CFTR-Gens (Cystic fibrosis transmembrane conductance regulator gene) auf Chromosom 7. Es kommt im Rahmen der Erkrankung zu einer Mehrproduktion eines stark viskösen und wasserarmen Sekrets, das zu einer Verstopfung von Ausführungsgängen und letztlich zu einer fibrotischen Umwandlung des Drüsengewebes v. a. in Darm, Pankreas, Lunge und Genitaltrakt führt. Aktuell liegt die Lebenserwartung von Patienten mit Mukoviszidose bei 45–50 Jahren.

3.2 Binde- und Stützgewebe
Andreas Kreft

IMPP-Hits

Von 8/2007 bis 11/2012 wurden 21 Fragen zu diesem Themenkomplex gestellt. Schwerpunkte waren die Bindegewebstypen und auch zum Marfan-Syndrom wurde zwei Fragen gestellt. Zum Stützgewebe wurde vor allem zum Knorpelaufbau und zum Knochenwachstum gefragt.

3.2.1 Einleitung

Bindegewebe besteht zum einen aus **Zellen**, die bei den meisten Bindegewebstypen einzeln liegen bzw. nicht so dicht gepackt sind wie in epithelialen Zellverbänden, zum anderen aus Fasern und Grundsubstanz, der **extrazellulären Matrix**, die von den o. g. Bindegewebszellen gebildet wird. Die verschiedenen Bindegewebstypen und die Muskelzellen gehen aus dem embryonalen Bindegewebe, dem Mesenchym (▶ Abb. 3.3) hervor, das aus ursprünglichen beweglichen Fibroblasten mit zahlreichen Zellfortsätzen besteht.

Lerntipp

Das IMPP bemüht sich, in den Physikums-Fragen immer wieder einen klinischen Bezug herzustellen. Schaut euch also die Klinik-Kästen gut an! Sie sind absolut prüfungsrelevant.

3.2.2 Bindegewebszellen

Ortsständige Bindegewebszellen bilden die extrazelluläre Matrix. Allgegenwärtig sind die Fibroblasten, die eine hohe Syntheseaktivität vor allem für Matrixbestandteile aufweisen (aktiverer Funktionszustand), und die ruhenden Fibrozyten (weitgehend inaktiver Funktionszustand). Es handelt sich um unscheinbare Zellen mit länglichem Kern, die meist in reichlich Matrix eingelagert sind.

3.2.3 Bindegewebsmatrix

Die Matrix umfasst die extrazellulären Makromoleküle und besteht zum einen aus den bindegewebigen Fasern und zum anderen aus der Grundsubstanz. Durch die Matrix wird die Ausrichtung der Zellen sowie Form und Stabilität der Organe wesentlich gewährleistet.

Unter den Fasern sind die **Kollagene** die wichtigsten. Sie gehören zu den häufigsten Proteinen im menschlichen Körper überhaupt und machen etwa 30 % seiner Trockenmasse aus. Mehr als 20 ver-

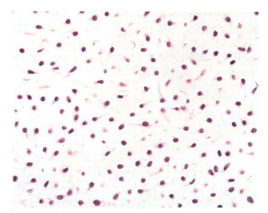

Abb. 3.3 Fetales Mesenchym mit unreifen Bindegewebszellen mit länglichen Fortsätzen und umgebend Matrix. (HE).

Hauptgewebearten

Tab. 3.2 Typen des Kollagens

Kollagen Typ	Mikroskopisches Bild	Vorkommen	Funktion
Kollagene, die lange Fibrillen bilden			
I	dicke, polarisationsoptisch doppelbrechende Fasern	Haut, Knochen, Sehnen, Dentin	widersteht Dehnung
II	lockere Aggregate von Fibrillen, polarisationsoptisch doppelbrechende Fasern	Knorpel, Glaskörper	widersteht Druck
III	dünne agyrophile Fasern	Haut, Muskulatur, Blutgefäße (meist zusammen mit Typ I)	Elastizität im retikulären Bindegewebe
V	oft Komponente von Typ I und Typ III	Haut, Knochen Darm, Plazenta	zusammen mit Typ I und Typ III
XI	dünne Fasern	Knorpel, Umgebung der Knorpelzellen	zusammen mit Typ II
Fibrillenassoziierte Kollagene: verbinden Kollagene untereinander und mit der Extrazellulärsubstanz			
IX, XII und XIV	in Routinefärbungen nicht sichtbar	Haut, Knorpel	Verbindungen mit Typ I und II
Kollagen, dass Fibrillen verankert			
VII	in Routinefärbungen nicht sichtbar	Epithelien	Verbindung der Basalmembran mit dem unterliegenden Gewebe
Kollagen, das Netzstrukturen ausbildet			
IV	dünne Schicht unter dem Epithel, besonders in der PAS-Färbung sichtbar	Basalmembran von Epithelien	Stützt den Epithelaufbau, grenzt Epithelien von Stroma ab.

schiedene Kollagen-Typen (▶ Tab. 3.2) sind beschrieben und mit römischen Zahlen bezeichnet worden. Kollagene werden vor allem in Fibroblasten, aber auch in Chondroblasten, Osteoblasten und Odontoblasten synthetisiert. Sie weisen eine typische Fibrillenstruktur mit elektronenmikroskopisch alternierenden dunklen und hellen Streifen auf.

Retikuläre Fasern (▶ Abb. 3.4), die aus Kollagen III bestehen, bilden feingliedrige Gerüste um andere Zellen. Sie lassen sich in Versilberungsreaktionen gut darstellen. Man findet sie in lymphatischen Organen, im Knochenmark und der Leber, wo sie jeweils den Geweben Struktur und Festigkeit verleihen.

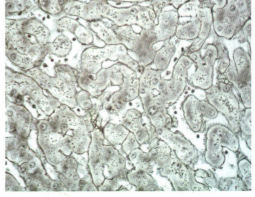

Abb. 3.4 Retikulinfasermuster um Leberzellen, man erkennt das einschichtige, regelmäßige Trabekelwerk. (Gomori).

▶ 3.2 Binde- und Stützgewebe ▶ 3.2.3 Bindegewebsmatrix

Klinik

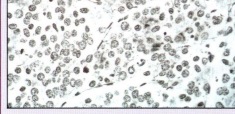

Abb. 3.5 Beim hepatozellulären Karzinom wachsen die Leberzellen nicht mehr geordnet in Trabekeln sondern in dichteren unregelmäßigen Zellverbänden. Die Zellverbände werden nicht mehr geordnet von Retikulinfasern umgeben. (Gomori).

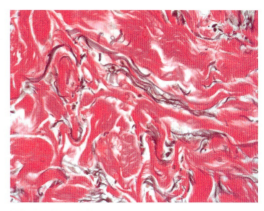

Abb. 3.6 Elastische Fasern (schwarz durch Silberablagerungen), sowie kollagene Fasern (rot) in der Dermis. (EvG).

Die **elastischen Fasern** (▶ Abb. 3.6), die vor allem in den Wänden herznaher Arterien, im elastischen Knorpel sowie in der Haut zu finden sind, bilden Netze aus dünnen verzweigten Fasern. Diese können sich – wie ein Gummiband – nach Dehnung um bis zu 150 % wieder in die Ausgangsform zurückziehen. In der HE-Färbung sind sie schlecht darstellbar, sie werden erst in Spezialfärbungen (z. B. EvG hier als schwarze Streifen) gut sichtbar.

Auch die **Grundsubstanz** des Bindegewebes wird von den ortsständigen Bindegewebszellen gebildet. Sie besteht aus *Makromolekülen mit hoher Wasserbindungskapazität, die ein Gel bilden,* dass den Organen Elastizität gibt und in dem Gase, Metaboliten sowie Nähr- und Botenstoffe transportiert werden.

Glykosaminoglykane (oder Mucopolysaccharide) sind langkettige Moleküle, die überwiegend aus Disaccharideinheiten bestehen. Zu dieser Gruppe gehören unter anderem Hyaluronsäure, Heparinsulfat, Keratinsulfat und Chondroitinsulfat. Hyaluronsäure ist nicht regelmäßig an Proteine gebunden. Man findet sie in Knorpelgewebe, im Glaskörper des Auges, der Nabelschnur und der Gelenksynovia. Die übrigen Glykosaminoglykane sind regelmäßig an Proteine gebunden und bilden mit ihnen die Proteoglykane. Im hyalinen Knorpel werden über Verbindungsproteine Aggrecan-Moleküle (ein Proteoglykan) angehängt. An das Aggrecan wiederum sind weitere Glykosaminoglykane angelagert. Diese Struktur trägt viel zur elastischen Festigkeit des Gelenkknorpels bei.

Lerntipp

Ein **Fibrillin-1-Defekt** führt zum **Marfan-Syndrom** → Aneurysmen-Bildung, Arachnodaktylie, überstreckbare Gelenke und Linsenluxation (die Zonulafasern sind auch betroffen).

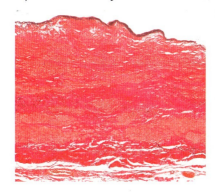
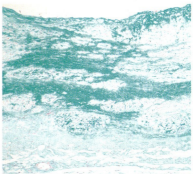

Abb. 3.7 Gestörter Wandaufbau der Aorta bei Marfan-Syndrom mit knotig fibrösem Umbau (links, EvG) und atypische Einlagerung saurer Mucopolysaccharide (rechts, Alzian-blau).

Hauptgewebearten

> **Klinik**
>
> Beim Marfan-Syndrom ist durch einen autosomal dominant vererbbaren Fibrillin-1-Defekt u. a. die Synthese von elastischen Fasern gestört. Dies bewirkt ein Fehlen von elastischen Eigenschaften des Bindegewebes. Folgen sind ein typischer Habitus von hochgewachsenen Patienten mit langgliedrigen Finger und Zehen (Arachnodaktylie) sowie Luxation der Augenlinsen neben anderen Abnormalitäten. Klinisch bedeutsam ist v. a. eine Instabilität der Aortenwand (▶ Abb. 3.7), in der kollagene und elastische Fasern durch saure Mucopolysaccaride ersetzt werden. Dies bedingt das Risiko eines Aortenaneurysmas und -dissektion mit Blutung, die eine lebensbedrohliche Komplikation darstellt.

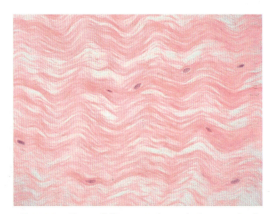

Abb. 3.9 Straffes parallelfasriges Bindegewebe, hier Kreuzband, mit geordneten Fasern und eingelagert Fibrozyten, von denen hier im Wesentlichen nur die Kerne zu erkennen sind. (HE).

> **Merke**
>
> Die Matrix des Bindegewebes besteht aus Fasern (kollagene, retikuläre und elastische Fasern) und einer Grundsubstanz aus Makromolekülen, die mit Wasser ein Gel bilden.

3.2.4 Bindegewebstypen

Nach Art des Aufbaues unterscheidet man mehrere Bindegewebstypen:

3.2.4.1 Lockeres Bindegewebe

Im lockeren Bindegewebe (▶ Abb. 3.8) liegen einzelne Fibrozyten in einer locker angelegten Matrix aus wenigen Kollagenfasern und einzelnen elastischen Fasern in einer Grundsubstanz aus überwiegend Proteoglykanen. Diesen Bindegewebstyp findet man als Hüll- und Verschiebegewebe um Nerven, Blut- und Lymphgefäße, Muskelfasern, Dura mater und als Stroma einiger Organe.

3.2.4.2 Straffes Bindegewebe

Straffes Bindgewebe weist ganz überwiegend Fasern und kaum Grundsubstanz auf (▶ Abb. 3.9). Die Fasern sind entweder geflechtartig (▶ Abb. 3.10) oder parallel angeordnet. Das geflechtartige straffe Bindegewebe findet man in Organkapseln, Faszien, Periost und Herzklappen. Das parallelfasrige straffe Bindegewebe bildet Sehnen und Bänder.

3.2.4.3 Gallertiges Bindegewebe

Beim gallertigen Bindegewebe bilden die dünnen Bindegewebszellen dünne Fortsätze aus, in deren Maschenwerk sich eine gallertige Grundsubstanz befindet, die von Kollagenfasern zusammengehalten wird. Es kommt beim Menschen in der Pulpa junger Zähne und in der Nabelschnur (▶ Abb. 3.11) vor.

3.2.4.4 Spindelzelluläres Bindegewebe

Das spindelzelluläre Bindegewebe kommt in der Rinde des Ovars und der Schleimhaut des Endometriums vor. Es besteht aus dicht gepackten spindelzellulären Zellen, die nur von wenigen Kollagen Typ III Fasern umgeben werden. Aus den Bindegewebszellen des Ovars entwickeln sich die Theka-Zellen (▶ Abb. 3.12). Die Stromazellen des Endometriums machen zyklische Veränderungen durch und bilden während der Schwangerschaft die Dezidua.

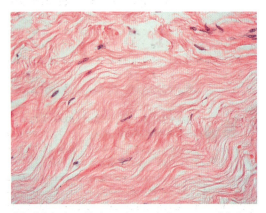

Abb. 3.8 Lockeres Bindegewebe aus der Dura mater mit lockerer Anordnung der Kollagenfasern und eingelagert Fibrozyten, von denen vor allem die länglichen Kerne erkennbar sind. (HE).

3.2.5 Knorpelgewebe

Knorpelgewebe ist spezialisiertes Bindegewebe, das *großen Druckbelastungen standhalten* kann. Die Knorpelzellen, wenn noch teilungsfähig als **Chondroblasten,** wenn nicht mehr teilungsfähig als **Chondrozyten** bezeichnet, liegen in der Knorpelmatrix in Höhlen. Zwischen Zellen und Matrix befindet sich ein kleiner Spaltraum, der durch die histologische Aufarbeitung (Schrumpfung der Knorpelzelle) vergrößert wird. Die Knorpelzelle mit der Knorpelzellhöhle bildet die **Lakune.** Die Matrix direkt an der Lakune, die **Knorpelhof** genannt wird, enthält vermehrt sulfatierte Glykosaminoglykane und färbt sich deshalb in der HE-Technik intensiv blauviolett. Häufig findet man kleine Gruppen von Knorpelzellen relativ dicht aneinander gelagert. Die Zellen sind durch Teilung aus einer Mutterzelle entstanden. Diese Zellgruppen mit ihren Höfen bilden die **Chondrome oder Territorien,** der Raum dazwischen wird als **Interterritorium** bezeichnet. Dort wo der Knorpel keine Gelenkfläche bildet wird er von dem Gefäß- und nervenreichem **Perichondrium** überkleidet. Dieses zeichnet sich durch ein inneres Stratum cellulare aus abgeflachten Knorpelzellen, und einem bindegewebigen äußeren Stratum fibrosum aus. Der Knorpel selbst besitzt keine Gefäße; seine Ernährung erfolgt über Diffusion aus umgebendem Gewebe (braditrophe Stoffwechsellage).

Fetaler Knorpel ist recht zellreich und besteht aus länglich-rundlichen, teils auch sternförmigen Knorpelzellen, ohne Ausbildung von Chondromen.

> **Hyaliner Knorpel** ist der häufigste Knorpeltyp beim Erwachsenen. Er zeichnet sich durch eine Verbindung von Hyaluron mit Aggrecan (ein Proteoglykan der extrazellulären Matrix) aus. Kollagenfibrillen sind nicht zu sehen, da sie ein ähnliches Färbeverhalten und Brechungsindex aufweisen wie die Grundsubstanz, sie sind „maskiert". Hyaliner Knorpel (▶ Abb. 3.13) kommt an den Gelenkflächen, den Rippen und den Atemwegen vor.

Elastischer Knorpel gleicht dem hyalinen Knorpel mit kleineren Chondromen, und zusätzlich einem elastischen Fasernetz. Er findet sich in der Ohrmuschel, Epiglottis und im Larynx.

Faserknorpel (▶ Abb. 3.14) zeigt nichtmaskierte Faserbündel und erinnert damit an straffes Bindegewebe. Man findet ihn in den Menisci und Disci articulares, im Kiefergelenk und den Anneli fibrosi der Bandscheiben.

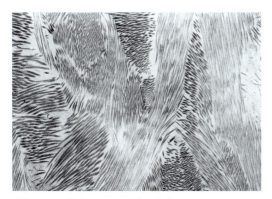

Abb. 3.10 Geflechtartige Bündel von kollagenen Fasern. Man erkennt die hellen und dunklen Streifen, die durch stufenweises Überlagern der Molekülformationen entstehen [T407]. (EM-Bild).

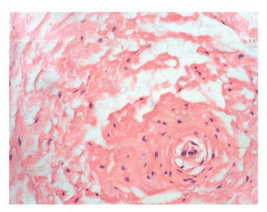

Abb. 3.11 Gallertiges Bindegewebe (Wharton-Sulze) von der Nabelschnur mit reichlich strukturloser basophiler Substanz zwischen wenigen Bindegewebszellen (rechts unten Allantoisrest). (HE).

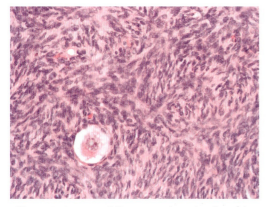

Abb. 3.12 Ovar mit spindelförmigen Bindegewebszellen, Vorläufer der Theka-Zellen. Links unten Primordialfollikel. (HE).

Hauptgewebearten

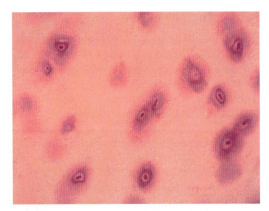

Abb. 3.13 Hyaliner Knorpel mit gut erkennbaren Knorpelhöfen und Territorien sowie dem helleren Interterritorium. (HE).

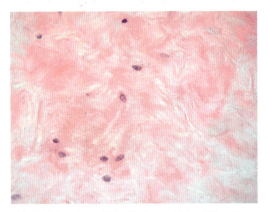

Abb. 3.14 Faserknorpel (Meniskus), ausgebildete Höfe und Territorien fehlen. (HE).

> **Merke**
>
> Knorpelzellen liegen in Lakunen im Knorpel, wobei Gruppen von Knorpelzellen Chondrome oder Territorien bilden. Knorpelgewebe besitzt keine Blutgefäße, sondern wird durch Diffusion aus der Umgebung ernährt.

3.2.6 Knochengewebe

3.2.6.1 Einleitung

Knochen verleihen dem Körper **Struktur** und **Bewegungsfähigkeit**, gleichzeitig dient er als **Kalziumreservoir** und **beherbergt die Blutbildung**. Er besteht aus einer äußeren Schicht mit *kompakten Knochen* und darunter einem Trabekelwerk aus fein verzweigten Knochenbälkchen, dem *spongiösen Knochen*, zwischen denen sich das Knochenmark befindet.

3.2.6.2 Knochenbildung

Die Knochenbildung geschieht auf zwei Arten:
Bei der **desmalen oder direkten Knochenbildung** (Ossifikation), durch die die Schädelknochen und das Schlüsselbein entstehen, wird Knochengewebe direkt aus dem Mesenchym gebildet. Die Mesenchymzellen konzentrieren sich in Ossifikationspunkten und differenzieren sich zu Osteoblasten. Diese bilden die nichtmineralisierte Grundsubstanz des Knochens, das Osteoid, aus Kollagen-I-Fasern und Grundsubstanz. Erst im Anschluss erfolgt die Mineralisierung, indem die Osteoblasten Kalziumphosphat abgeben. Die so gelegten Kristallisationskeime an den Kollagenfasern vergrößern sich und wandeln sich in Hydroxylapatitkristalle um.

Bei der **chondralen oder indirekten Knochenbildung** (▶ Abb. 3.15) wird die Knochenstruktur zunächst als Knorpel vorgebildet, der dann wieder abgebaut und durch Knochengewebe ersetzt wird. So entstehen die meisten Knochen beim Menschen. Die chondrale Ossifikation durchläuft 2 Stufen:

Bei der **perichondralen Ossifikation** wandeln sich – analog der desmalen Ossikifation – im Bereich der Diaphyse Zellen des Perichondriums in Osteoblasten um, die einen knöchernen Saum um diesen Abschnitt des zukünftigen Knochens legen. Die unterliegenden Knorpelzellen schwellen an und bilden den Blasenknorpel. Dieser verkalkt und es bilden sich Gefäße aus. Damit wird der Prozess der **enchondralen Ossifikation** (▶ Abb. 3.16) eingeleitet. Mit den Blutgefäßen treten knorpelabbauende Zellen, die Chondroklasten, und knochenbildende Zellen, die Osteoblasten, in den Bereich der Verkalkungsherde ein. Die Chondroklasten verschmelzen zu mehrkernigen Riesenzellen, bauen die verkalkte Matrix ab und schaffen so Platz für weitere Gefäße und Knochengewebe, das von den Osteoblasten – wiederum analog der desmalen Knochenbildung – gebildet wird.

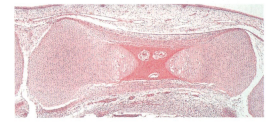

Abb. 3.15 Ossifikation beim Fetus (Fingerknochen): fetaler Knorpel an den Enden, zum Schaft hin Blasenknorpel und manschettenartige Knochenbildung in der Mitte des Schafts. (HE).

▶ 3.2 Binde- und Stützgewebe   ▶ 3.2.6 Knochengewebe

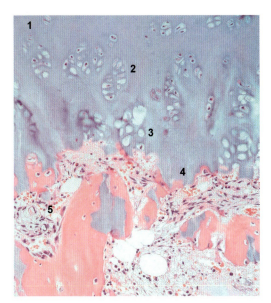

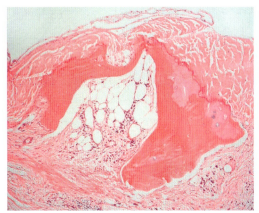

Abb. 3.17 Metaplastische Knochenbildung, hier in einer Aortenklappe mit schweren degenerativen Veränderungen und Ausbildung einer Aortenklappenstenose. (HE).

Abb. 3.16 Enchondrale Ossifikation: An der Grenze von Knorpelgewebe zum noch nicht verknöcherten Knorpelgewebe in der Epiphysenregion ist die Verknöcherungsregion in fünf Zonen gegliedert:
1 Ruhezone mit typischem hyalinem Knorpel
2 Proliferationszone mit säulenartig proliferierenden Knorpelzellen, deshalb auch Säulenknorpel genannt
3 hypertrophe Knorpelzone mit blasenartig angeschwollenen Knorpelzellen, deshalb auch als Blasenknorpel bezeichnet
4 kalzifizierte Knorpelzone mit Verlust der in Apoptose gegangenen Knorpelzellen und Kalksalzeinlagerung (hier wird der Knorpel für die Knochenbildung eröffnet, deshalb auch Eröffungszone genannt)
5 Ossifikationszone mit Ausbildung von Knochenbälkchen, die z. T. noch Knorpelmatrix enthalten. (HE).

> **Klinik**
>
> Bei unphysiologischer Belastung des Gewebes, besonders auch nach regressiver Verkalkung, kann es zur Ausbildung von Knochengewebe außerhalb des Skelettsystems kommen. Man spricht in diesem Fall von einer metaplastischen Knochenbildung (▶ Abb. 3.17). (Metaplasie ist die Umwandlung eines reifen Gewebetyps in einen anderen reifen Gewebetyp.)

3.2.6.3 Knochenstoffwechsel

Auch im ausgewachsenen Knochen finden ständig Umbauvorgänge statt. Das geschieht bevorzugt an den mechanischen Spannungslinien, sodass sich der Knochen der jeweiligen Belastung anpasst. Zusätzlich werden Osteoblasten durch **Parathormon** aus der Nebenschilddrüse gehemmt, das bei niedrigem Serum-Kalziumspiegel ausgeschüttet wird und damit den Einbau von Kalzium in den Knochen behindert. Unter erhöhtem Parathormonspiegel werden die Osteoklasten durch parakrine Vorgänge von den Osteoblasten aktiviert und setzen beim gesteigerten Knochenabbau Kalzium frei.

> Die Osteoklastenaktivität wird von **Kalzitonin** gehemmt, das aus den C-Zellen der Schilddrüse stammt und eine Senkung des Kalziumspiegels im Serum bewirkt.

3.2.6.4 Knochenstruktur

Das Produkt der Ossifikation, auch das einer Regeneration nach Fraktur, ist zunächst **Geflechtknochen** (sogen. primärer Knochen) (▶ Abb. 3.18). In diesem sind die Kollagenfasern ungeordnet und weisen einen geringeren Mineralgehalt auf als der festere sekundäre- oder **Lammellenknochen** (▶ Abb. 3.19). Der Geflechtknochen wird beinahe im gesamten Skelettsystem in den Lammellenknochen umgebaut (Ausnahmen: Umgebung der Zahnwurzeln, Teile der Clavicula, einige Sehenenansatzpunkte). Das Knochengewebe wird von **Osteoklasten** (▶ Abb. 3.20), mehrkernigen Zellen, die den oben beschriebenen Chondroklasten gleichen, abgebaut und neu von **Osteoblasten,** die teils in langgezogenen Verbänden an den Knochenstrukturen liegen, aufgebaut. Mit dem Dickenwachstum werden Osteoblasten in den Knochen eingemauert und zu **Osteozyten,** die noch durch dünne Fortsätze mit der Oberfläche in Verbindung stehen.

Im Randbereich besonders der großen Röhrenknochen bildet sich eine dichte Knochenschicht, die

Hauptgewebearten

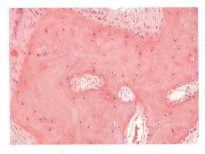 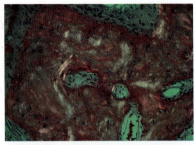

Abb. 3.18 Geflechtknochen ohne Ausbildung von Osteonen. Die Polarisationsoptische Untersuchung (rechts) zeigt den unregelmäßigen Verlauf der Kollagenfasern. (HE).

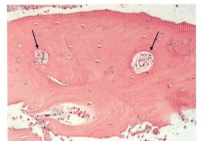 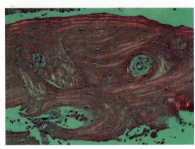

Abb. 3.19 Lamellenknochen mit geordnetem, lamellenartigem Verlauf der Kollagenfasern in der polarisationsoptischen Untersuchung (rechts) und Haverschen Kanälen (→). (HE).

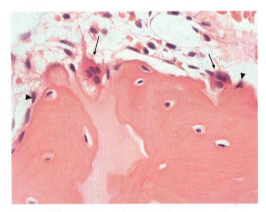 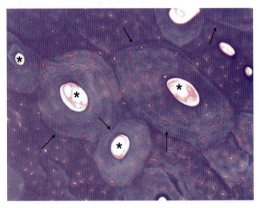

Abb. 3.20 Zwei mehrkernige Osteoklasten (→) mit muldenartiger Resorption des Knochens. Daneben Osteoblasten (▶). (HE).

Abb. 3.21 Knochen mit Osteonen mit zwiebelschalenartig angeordneten Lamellen, Schaltlamellen und Kittlinien (→), zentral Haversche Systeme (Sterne). (Giemsa).

Compacta oder kompakter Knochen aus. Zu den Markräumen hin besteht ein dünnes schwammartiges Gerüst des Knochens, die **Spongiosa** oder spongiöser Knochen. Durch diese Gerüstbauweise wird bei relativ geringem Gewicht eine hohe Festigkeit des Knochens erreicht.

> Das Längenwachstum der Röhrenknochen wird hauptsächlich unterhalten durch die Vermehrung der Knorpelzellen in den Epiphysenscheiben.

Die grundlegenden Baueinheiten des Knochens sind die **Osteonen (Haversche Systeme)** (▶ Abb. 3.21). Diese sind zylindrische Formationen mit einem Gefäß und einem Nerven in der Mitte (**Ha-**

verscher Kanal), die von bis zu 20 konzentrischen Knochenlamellen, den **Speziallamellen,** umgeben werden. Querverbindungen zwischen Haverschen Kanälen werden **Volkmannsche Kanäle** genannt. In den Lamellen verlaufen die Fasern des Kollagen Typ I parallel zueinander und insgesamt in einer Helix-Formation. Angrenzende Lamellen haben einen Faserverlauf rechtwinklig zu dem ihrer Nachbarn, wodurch eine hohe Stabilität erreicht wird. Zwischen den Lamellenschichten liegen die Lakunen mit den **Osteozyten,** die über Fortsätze Kontakt auch zu dem zentralen Gefäß halten.

Reste alter Osteone, die **Schaltlamellen** (interstitielle Lamellen) liegen zwischen den neu gebildeten Osteonen. Die Grenzen der Osteone und Schaltlamellen sind durch proteoglycanreiche, histologisch gut anfärbare Linien, die **Zement- oder Kittlinien,** markiert. Die **Grenzlamellen** verlaufen an der inneren und der äußeren Grenze des kompakten Knochens und grenzen ihn damit von den Markräumen und dem Periost ab.

> **Klinik**
>
> Bei einer Knochenfraktur bildet sich nach der Schädigung des Gewebes zunächst ein Hämatom. Darein sprossen Kapillaren und es sammeln sich in der Frakturregion Entzündungszellen wie Granulozyten und Makrophagen. Nach etwa 3–4 Tagen beginnt sich ein sogenanntes Granulationsgewebe auszubilden, das neben den Kapillaren und Entzündungszellen auch Fibroblasten aufweist, die kollagenes Bindegewebe produzieren und das Hämatom ersetzen. Dieser weiche Kallus überbrückt den Raum zwischen den Frakturenden. Das untergegangene Knochengewebe wird von Osteoklasten abgebaut, während Osteoblasten vom Periost her neuen Knochen ausbilden (primäre Kallusreaktion). Darauf härtet der Kallus durch Einlagerung von Kalzium aus. Der zunächst gebildete Geflechtknochen wird später (bei den meisten Lokalisationen) durch regulären Lamellenknochen ersetzt. Eine Defektheilung mit Narbengewebe, wie es nach Verletzung an anderen Körperstellen vorkommt, bildet der Knochen nicht aus.

3.2.6.5 Periost und Endost

Das **Periost** (Knochenhaut) (▶ Abb. 3.22) besteht aus einer zellreichen Kambiumschicht, die mesenchymale Knochenstammzellen und Osteoblastenvorläuferzellen enthält, aus denen sich das Dickenwachstum des Knochens generiert. Darüber verläuft eine Schicht fibroelastischen Gewebes, die von der gefäßreichen Adventitia überkleidet wird. Fasern aus dieser Schicht, die Sharpey-Fasern, ziehen durch die Kambiumschicht in die äußere Grenzlamelle und verankern so das Periost am Knochen.

Zu den Markräumen und den Haverschen Kanälen hin wird das Knochengewebe von einem dünnen **Endost** überkleidet, das aus Bindegewebe und meist flachen Osteoblasten besteht, die z. B. im Falle einer Fraktur schnell aktiviert werden können (▶ Abb. 3.23, ▶ Abb. 3.24).

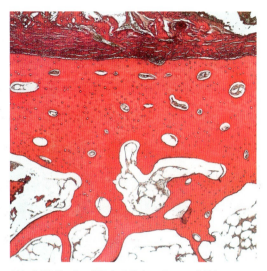

Abb. 3.22 Knochen (Tibia) mit Periost, darunter Schicht aus kompaktem Knochen, die in spongiosen Knochen übergeht. (EvG).

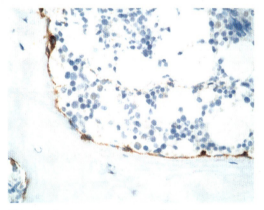

Abb. 3.23 Das Endost besteht aus abgeflachten Osteoblasten und Bindegewebe, die die Knochen-Markraum-Grenze bilden, hier immunhistochemische Darstellung der Osteoblastenschicht, darunter der Lamellenknochen. In den Markräumen Hämatopoese und Fettmark. (Immunhistochemie CD56 [NCAM]).

> **Merke**
>
> Knochen entsteht meist nach einem vorgebildeten Knorpelmodell durch den Vorgang der chondralen Ossifikation. Zunächst entsteht Geflechtknochen, der in der Regel später in stabileren Lamellenknochen umgebaut wird. Grundlegende Baueinheit des Lamellenknochens ist das Osteon mit einem Gefäßstrang zentral und außen mehreren schalenartigen Knochenlamellen.

Hauptgewebearten

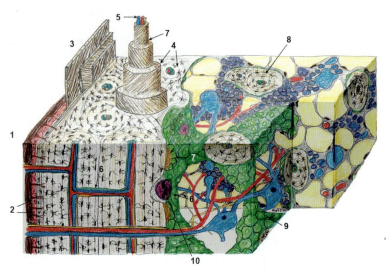

Abb. 3.24 Schema Lamellenknochen
Periost (**1**) mit Faserschicht und Kambiumschicht, durch die die Sharpey-Fasern
(**2**) das Periost mit dem Knochen fest verbinden. Unter dem Periost die äußere Grenzlamelle
(**3**) mit rechtwinklig versetzen Kollagenfaserzügen in den einzelnen Schichten,
darunter zunächst der kortikale Knochen (**4**) mit Osteonen zentral mit Haverschen Kanälen (**5**) die durch Volkmannsche Kanäle (**6**) untereinander verbunden werden. Wiederum rechtwinklig versetzte Kollagenfaserzüge in den Lamellen der Osteone (**7**), darunter der spongiöse Knochen (**8**) mit Überkleidung durch das Endost (**9**). Fokale Knochenresoption (**10**) mit mehrkernigem Osteoklasten und perifokal Knochenneubildung durch Ostoblasten.
Im Hintergrund zusätzlich das Knochenmark mit Fettzellen (hellgelb) und Blutbildung (dunkelblau) sowie arterielle Gefäße (rot), venöse Gefäße (blau) und Nerven (gelb).

3.2.7 Gelenke

Wo Knochen sich gegeneinander bewegen, befinden sich Gelenke. Die Gelenkoberfläche besteht in der Regel aus **hyalinem Knorpel,** dessen Fasern (Kollagen Typ II) gelenknah parallel zur Oberfläche verlaufen, dann abbiegen und knochennah senkrecht zur Gelenkfläche weiterziehen. Darunter liegt der Knochen, der selbst keinen Kontakt zur Gelenkhöhle hat (zwischen den knorpeligen Gelenkflächen liegen im Kniegelenk noch die Menisci aus Faserknorpel). Seitlich wird der Gelenkknorpel von der Gelenkkapsel mit einer äußeren Membrana fibrosa aus straffem Bindegewebe begrenzt und innen von einer Membrana synovialis mit spezialisierten Deckzellen und einem reichlich durchbluteten lockeren Stroma. Die synoviale Deckzellschicht (▶ Abb. 3.25) besteht überwiegend aus makrophagenähnlichen A-Zellen, die eine Phagozytosefähigkeit besitzen, und fibroblastenähnlichen B-Zellen, die die Bindegewebsmatrix und Teile der Synovialflüssigkeit bilden.

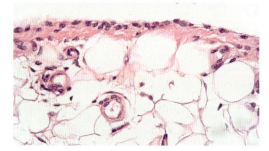

Abb. 3.25 Flache synoviale Deckzellschicht über einem lockeren Stroma und Fettgewebe (HE).

Diese, auch kurz Synovia genannt, besteht ganz überwiegend aus Wasser (mehr als 90 %). Darin enthalten sind ferner Hyaluronsäure, Fetttröpfchen und Glukose. Sie dient als „Schmiersubstanz" und zur Ernährung des Gelenkknorpels.

▶ 3.2 Binde- und Stützgewebe ▶ 3.2.9 Freie Zellen

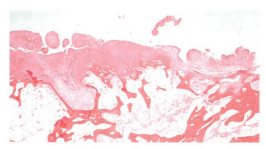

Abb. 3.26 Schwere Arthrose mit reduzierter Höhe des Gelenkknorpels, Aufrauung der Oberfläche und Deckplatteneinbrüchen (Verlagerung von Knorpelgewebe in die ansonsten subchondral liegenden Knochenmarksanteile). (HE).

Klinik

Knorpelgewebe hat als braditrophes Gewebe nur wenig Möglichkeit zur Regeration. So summieren sich Schädigungen z. B. an den Gelenkknorpelflächen im Laufe des Lebens und können über längere Zeit zu einer degenerativen Gelenkerkrankung, der Arthrose führen (▶ Abb. 3.26).

3.2.8 Fettgewebe

Obwohl hier keine prominente interzelluläre Matrix vorliegt, wird das aus dem Mesenchym hervorgegangene Fettgewebe ebenfalls zu dem Bindegewebe gezählt. Das **weiße Fettgewebe** (▶ Abb. 3.27), wie es beim Erwachsenen in der Regel vorkommt, besteht aus den großen **Fettzellen** (Lipozyten), die fast ganz aus einer großen Fettvakuole bestehen, die den Kern an den Rand drückt. In den üblichen histologischen Aufarbeitungsmethoden wird das Fett herausgelöst, sodass nur ein großer, optisch leerer Raum verbleibt. Man unterscheidet zwischen **Baufett** mit einer physiologisch formgebenden Funktion (u. a. Augenhöhlen, Fußsohle, Wangenfetttpfropf, Fettkapsel der Niere), dass nur im Falle einer Mangelernährung zur Energiegewinnung mobilisiert wird, und **Speicherfett** (an den sog. Problemzonen) das leichter auf- und abgebaut werden kann. Dabei ändert sich nicht die Anzahl der Fettzellen, sondern ihr Gehalt an Triglyceriden nimmt zu oder ab. Nur bei extremer Adipositas vermehren sich die Fettzellen.

Insulin steigert die Glukosaufnahme in den Fettzellen und stimuliert die Triglyceridsynthese. Des Weiteren verhindert es durch eine Hemmung der Lipolyse den Abbau von gespeicherten Fettsäuren.

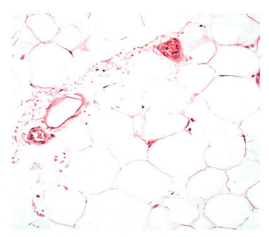

Abb. 3.27 Weißes Fettgewebe mit großen univakulären Fettzellen mit schmalen randlichen Kernen. In der oberen Bildhälfte zwei Arteriolen und eine Venole. (HE).

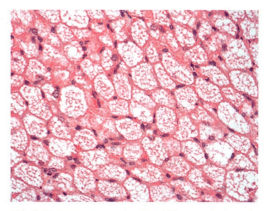

Abb. 3.28 Braunes Fettgewebe mit multiplen Fettvakuolen und randlich orientierten Kernen. (HE).

Das **braune Fettgewebe** (▶ Abb. 3.28) kommt beim Menschen physiologisch nur in der Neugeborenenperiode vor. Seine Funktion ist nicht die Fettspeicherung, sondern die **Bildung von Wärme,** um das Neugeborene vor Auskühlung zu schützen. Die Zellen des braunen Fettgewebes besitzen zahlreiche unterschiedlich große Fetteinschlüsse und reichlich Mitochondrien für die Wärmeproduktion.

3.2.9 Freie Zellen des Bindegewebes

Neben oben beschriebenen ortsständigen Zellen des Bindegewebes findet man auch mobile oder freie Zellen, die meist andernorts gebildet, in das Bindegewebe eingewandert sind und dort vor allem immu-

Hauptgewebearten

nologische Funktionen erfüllen (sieh auch Kapitel hämatopoetisches und lymphatisches System).

- Hierzu gehören vor allem **Plasmazellen** (▶ Abb. 3.29), ausdifferenzierte B-Zellen, die Immunglobuline sezernieren. Sie haben eine charakteristische ovale Form mit rundem, exzentrisch gelegenem Kern und perinukleärer Aufhellung. Diese repräsentiert das reichlich vorhandene raue endoplasmatische Retikulum, welches zur Antikörperherstellung gebraucht wird
- Ferner findet man im Bindegebe auch die ubiquitär vorkommenden **Lymphozyten,** hier meist T-Zellen.
- **Makrophagen** sind Abkömmlinge der Monozyten und phagozytieren neben eingedrungenen Bakterien Zellreste und überalterte Matrixbestandteile. Man findet gelegentlich Phagozytoseprodukte in diesen Zellen.
- **Mastzellen** (▶ Abb. 3.30, ▶ Abb. 3.31) haben mit den basophilen Granulozyten aus dem Knochenmark gemeinsame Vorläuferzellen. Es sind relativ große ovaloide Zellen mit rundem Kern und basophilen Granula im Zytoplasma. In der HE-Färbung sind sie häufig nur schwer zu sehen. Die Mastzellgranula wandeln blaue Farbstoffe, z.B. das Toluidinblau in einen violetten Farbton um, an dem man die Zellen gut erkennen kann, schon deshalb weil diese Farbe sonst in dem Präparat nicht vorkommt (dieses Färbeverhalten wird metachromatisch genannt).

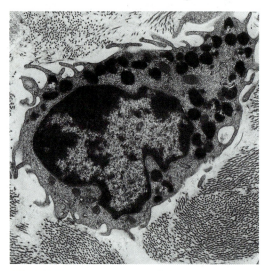

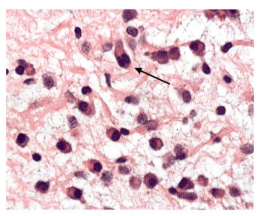

Abb. 3.29 Plasmazellen findet man relativ häufig im Bindegewebe. Sie haben einen exzentrisch gelegenen Kern und eine auffällige perinukleäre Aufhellung. Bei chronischer Entzündungsreaktion sind sie vermehrt. Zweikernige Plasmazellen (→) sind keine Seltenheit. (HE).

Abb. 3.31 Mastzelle (hier eingebettet in kollagenes Bindegewebe einer Lamina propria) mit rundlichem Kern, einzelnen Mitochondrien und heterogenen zytoplasmatischen Granula, die in der höheren Vergrößerung einen laminären, rollenartigen Aufbau zeigen und Histamin und Proteoglycane enthalten. Diese werden bei einer Entzündungsreaktion freigesetzt, die Mastzelle degranuliert. Mastzellen besitzen oberflächliche IgE-Rezeptoren und sind Effektorzellen bei allergischen Reaktionen [T407].

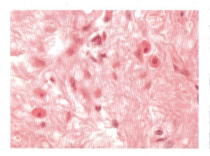 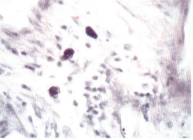

Abb. 3.30 Mastzellen stellen sich in der HE-Färbung (links, HE) als rundlichovale Zellen mit kleinem Kern und eosinophilem Zytoplasma. Im Gegensatz zu Plasmazellen weisen sie keine perinukleäre Aufhellung auf. Ihr Zytoplasma ist mit Granula bestzt, die z.B. Toluidinblau in einen violetten Farbstoff umwandeln (Metachromasie), an dem sie leicht zu erkennen sind. (rechts, Giemsa).

- **Eosinophile Granulozyten** im Bindegewebe entsprechen den eosinophilen Granulozyten im Blut. Sie sind an der Abwehr von Parasiten und an allergischen Reaktionen beteiligt.

> **Klinik**
>
> Eosinophile Granulozyten sind besonders bei allergischen Reaktionen vermehrt (▶ Abb. 3.32).

> **Merke**
>
> Freie Zellen des Bindegewebes werden im Knochenmark gebildet und über das Blut verteilt. Häufig sind es Plasmazellen, Lymphozyten, Mastzellen und eosinophile Granulozyten.

3.3 Nervengewebe
Henrik Holtmann

> **IMPP-Hits**
>
> Am beliebtesten ist dem IMPP die Frage nach dem Intermediärfilament **GFAP** in Astrozyten und Schwann-Zellen. Weiterhin fragt das IMPP gern nach **Dendritic spines** und den Astrozyten als Bildner von Gliazellnarben im ZNS.

Nervengewebe, bestehend aus Neuronen und Gliazellen, formt den größten Anteil des Nervensystems. *Anatomisch* unterscheidet man das **ZNS** (zentrales Nervensystem mit Gehirn, Rückenmark und Hüllen, ▶ Kap. 4.13), das **PNS** (peripheres Nervensystem, bestehend aus Ganglienzellen und Nerven, ▶ Kap. 4.13) und die Sinnesorgane (▶ Kap. 4.14). *Funktionell* wird unterschieden zwischen:
- **autonomem** (**viszeralem,** unwillkürlichem) Nervensystem, das Drüsen und glatte Muskulatur (**visceromotorisch**) steuert und sensibel innere Organe innerviert (**viszerosensibel**)
- **somatischem** (animalem, willkürlichem) Nervensystem, das **somatomotorisch** die Skelettmuskulatur, **somatosensorisch** die Sinnesorgane und **somatosensibel** Gelenke, Haut und Skelettmuskulatur versorgt.

3.3.1 Neurone

3.3.1.1 Funktion
Nervenzellen (Neurone) dienen der Aufnahme, Verarbeitung und Weitergabe elektrischer oder chemischer Signale.

3.3.1.2 Histomorphologie
Allgemeiner Aufbau Neurone (▶ Abb. 3.33) bestehen aus:
- Einem Nervenzellkörper (**Perikaryon, Soma**). Als trophisches Zentrum der Zelle enthält er ultrastrukturell einen großen runden Zellkern mit viel Euchromatin und ausgeprägtem Nukleolus, vielen **Neurosomen** (Mitochondrien) und reichlich rER mit umliegenden freien Ribosomen im **Neuroplasma** (Zytoplasma). Diese rER-Ribosomen-Konglomerate werden auch als **Nissl-Substanz** (**Nissl-Schollen, Tigroidsubstanz**) bezeichnet. Bei der lichtmikroskopischen Betrachtung färben sich diese stark mit basischen Farbstoffen (wie z. B. der Nissl-Färbung) an. Darüber hinaus finden sich reichlich Transportvesikel (für Neurotransmitter), Lysosomen und gelegentlich Lipofuszin- und Melaninpigmente (**Neuromelanin**). Die Größe des Somas schwankt zwischen 5 und 150 μm.

> **Klinik**
>
> Als frühes Zeichen der Neurondegeneration gilt die Auflösung der Nissl-Substanz (Chromatolyse).

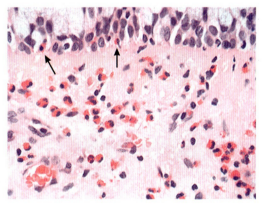

Abb. 3.32 Gewebseosinophilie mit reichlich eosinophilen Granulozyten im Bindegewebe, und vereinzelt zwischen Epithelzellen (→) bei allergischer Rhinitis. (HE).

Hauptgewebearten

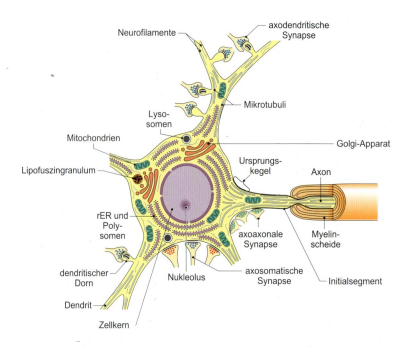

Abb. 3.33 Struktureller Aufbau eines Neurons [L141, R279].

Dendriten: bei diesen handelt es sich um Zellfortsätze, die der Reizaufnahme dienen. Anschließend leiten diese das empfangene Signal zum Perikaryon hin weiter. Oft sind Dendriten baumartig verzweigt, und nicht selten besitzt ein Neuron mehrere Dendriten. In der Peripherie sind sie meist schlank und nicht selten mit

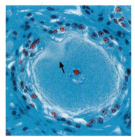

Abb. 3.35 Nervenzellperikaryon mit umliegenden Mantelzellen. Beginnendes Ursprungssegment durch → markiert (Kresylviolett, hohe Vergrößerung) [T407].

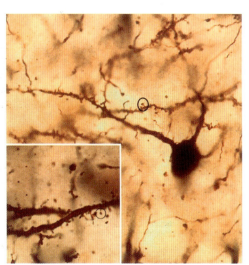

Abb. 3.34 Neuron mit dendritic spines-besetzten Dendriten (Dornen mit Kreis markiert; Versilberung, hohe Vergrößerung) [T407].

Dornen (**Dendritic spines**, ▶ Abb. 3.34) besetzt, die ebenfalls der Reizaufnahme dienen und eine extrem hohe Rezeptordichte aufweisen. Perikaryonnah sind Dendriten häufig mit Golgi-Apparat, Nissl-Substanz und Neurosomen angefüllt.

Einem singulären **Axon (Neurit):** Dieser Zellfortsatz dient der Erregungsleitung vom Soma zu anderen Zellen wie Drüsen-, Muskel- und Nervenzellen. In der Peripherie zweigt es sich zum **Telodendron** auf. Axone haben einen Durchmesser von (konstant) 20 µm. Es existiert im Gegensatz zu den Dendriten immer nur *ein* Axon pro Neuron. Am Axon lassen sich weitere vier Teilbereiche unterscheiden:

- **Axonhügel** (Ursprungssegment), der Ansatzbereich des Axons am Soma. Bereits ab hier ist das

Axon frei von Nissl-Substanz und Golgi-Apparat (▶ Abb. 3.35).
- **Initialsegment** (Anfangssegment), der Ort, an dem im Axon neue Aktionspotentiale generiert werden. Hier ist das **Axolemm** (die Plasmamembran) von vielen Na⁺-Kanälen durchzogen. Falls das Axon eine Myelinscheide (s. u.) besitzt, beginnt diese erst **distal des Initialsegments.**
- Die **Hauptverlaufsstrecke** des Axons, die im Fall myelinisierter Axone eine Myelinscheide trägt, kann bei manchen Neuronen (myelinscheidenlose) **Varikositäten** (präterminale Axonschwellungen) zeigen. Diese sind dann Teil einer chemischen Synapse.
- Das **Telodendron** (Endaufzweigung) des Axons endet in kolbenartigen **Boutons** (Endknöpfe), die mit anderen Zellen (s. o.) über chemische Synapsen (s. u.) in Kontakt stehen.

> **Merke**
>
> Neurone mit großem Perikaryon und einem über 1 m langen Axon werden auch als **Golgi-Typ-I-Neurone** bezeichnet. Sie dienen meist der Kommunikation weit entfernter Bereiche im Nervensystem und heißen deshalb **Projektionsneurone**. Komplementär hierzu sind **Golgi-Typ-II-Neurone (Interneurone)**.
> Die Leitung eines Signals im Nervensystem über Dendriten zum Nervenzellperikaryon oder zu bestimmten Kerngebieten im ZNS wird als **afferent,** jene vom Nervenzellsoma über das Axon oder von Kerngebieten des ZNS weg als **efferent** bezeichnet.

> **Praxistipp**
>
> In Färbungen, die die Nissl-Substanz kenntlich machen (z. B. **Nissl-Färbung**) sind Axone an der fehlenden Anfärbbarkeit der Axonhügel zu erkennen wohingegen sich die Dendriten anfärben (▶ Abb. 3.35).

Spezielle Neuronentypen Aufgrund der Architektur des Axons und der Dendriten unterscheidet man (▶ Abb. 3.36):
- **Bipolare Neurone:** Sie besitzen neben einem Axon einen Dendriten mit distaler Verzweigung (**Dendritenbaum**).
- **Multipolare Neurone:** Sie haben neben einem Axon mehrere Dendritenbäume.

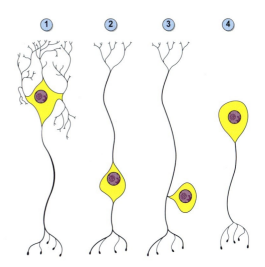

Abb. 3.36 Ausgewählte Neuronentypen: multipolar (**1**), bipolar (**2**), pseudounipolar (**3**), unipolar (**4**) [L141, M562].

- **Pseudounipolare Neurone:** Ein perikaryonnahes Axon und ein Dendrit sind T-förmig miteinander verschmolzen. Über einen Dendritenbaum aufgenommene Signale springen, ohne das Soma zu überqueren, direkt auf das Axon über. Bei pseudounipolaren Neuronen wird der Dendrit deshalb auch als **dendritisches Axon** bezeichnet.
- **Unipolare Neurone:** Sie besitzen ausschließlich ein Axon.
- **Sonderformen**: Beispiele sind **Purkinje-Zellen** des Kleinhirns (▶ Kap. 4.13) mit bis zu vier riesigen Dendritenbäumen, die ein spalierförmiges Geflecht bilden, und die **Pyramidenzellen** der Endhirnrinde, die neben einem langen Apikaldendriten (Spitzendendrit) viele seitliche Basaldendriten ausformen.

> **Lerntipp**
>
> **Pseudounipolare Neurone** leiten **sensible** Afferenzen nach zentral – ihr Zellkörper liegt also in einem Spinalganglion oder dem Kern eines Hirnnerven mit sensibler Qualität (Bsp. Glg. superius nervi glossopharyngei). **Bipolare** Neurone sind spezialisierte Sensoneurone und als solche für die Vermittlung bestimmter Sinne zuständig.

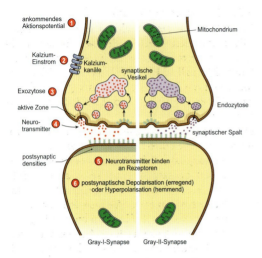

Abb. 3.37 Schema einer chemischen Synapse [L141, M562].

Chemische Synapse Elektrische Signale erreichen Neurone meist über chemische Synapsen (▶ Abb. 3.37). Zunächst erreicht das elektrische Signal den **Axonendknopf**. Dieser Knopf wird von der **präsynaptischen Membran** umschlossen. Hier befinden sich viele Mitochondrien und **synaptische Vesikel** mit einem Durchmesser von bis zu 50 nm, die Neurotransmitter enthalten. Nichtproteinerge Neurotransmitter werden hier gebildet und in Vesikel verpackt. Proteinerge Transmitter (**Neuropeptide**) müssen hingegen aus dem Soma hierher bewegt werden. Ein Aktionspotential, das den Axonendknopf erreicht, führt zur Öffnung von Ca^{2+}-Kanälen und über eine Vernetzung von **SNARE-Proteinen** zur Fusion der Vesikel mit der präsynaptischen Membran sowie zur exozytotischen Freisetzung der Neurotransmitter in den **synaptischen Spalt**. Die Membran der Vesikel wird durch Endozytose aus der präsynaptischen Membran zurückgewonnen. Der Ort der Präsynapse, an dem die Freisetzung der Transmitter geschieht, erscheint ultrastrukturell verdichtet und wird als **aktive Zone** bezeichnet. Die Neurotransmitter diffundieren nun durch den ca. 20 nm weiten Spalt und binden an die Neurotransmitterrezeptoren der **postsynaptischen Membran** einer zweiten Nervenzelle. Aufgrund der dort konzentrierten Rezeptoren erscheint die postsynaptische Membran verdichtet (**Postsynaptic densities**). Die postsynaptische Membran kann dabei zu einem Dendriten (**axodendritische Synapse,** häufigste Form), einem Nervenzellsoma (**axosomatische Synapse**) oder Initialsegment bzw. Telodendron eines anderen Axons gehören (**axoaxonale Synapse**). Durch die Bindung der Transmitter an die Rezeptoren kommt es zur Öffnung von Ionenkanälen, was entweder zu einer Depolarisation mit Entstehung eines Aktionspotentials (**exzitatorische, erregende Synapse**) oder einer Hyperpolarisation (**inhibitorische, hemmende Synapse**) der postsynaptischen Membran führt. Im ersten Fall pflanzt sich die Erregung Richtung Perikaryon und Axon der zweiten Nervenzelle fort (s. u.). Die wichtigsten Neurotransmitter an der chemischen Synapse können **Acetylcholin**, Aminosäuren (**GABA, Glutamat, Glycin** etc.), Monoamine (z. B. **Adrenalin, Dopamin, Noradrenalin, Serotonin**), Neuropeptide (z. B. **endogene Opioide, VIP**) und **NO** sein. Die Wirkung der Transmitter wird z. T. durch Wiederaufnahme in das Axon oder umliegende Gliazellen (s. u.) sowie durch enzymatische Spaltung (z. B. Acetylcholin durch die Acetylcholinesterase) im synaptischen Spalt beendet.

Klinik

Neurotoxine aus Bakterien, wie z. B. das **Tetanustoxin** aus *Clostridium tetani*, werden über Endozytose in den präsynaptischen Axonendknopf aufgenommen und blockieren dort die SNARE-Proteine, was dann die Transmitterexozytose unmöglich macht. Das Tetanustoxin blockiert v. a. hemmende Synapsen im Rückenmark und verursacht deshalb schwerste Krämpfe.

Merke

Aufgrund ultrastruktureller Unterschiede unterscheidet man **Gray-I-Synapsen** (Synapse vom asymmetrischen Typ) mit runden Transmittervesikeln und postsynaptisch breiterer Verdichtung als präsynaptisch von **Gray-II-Synapsen** (Synapse vom symmetrischen Typ) mit vielen ovalen Transmittervesikeln und gleich breiter prä- und postsynaptischer Verdichtung (▶ Abb. 3.37).

Merke

Die Abgabe von Neuropeptiden über das Axonende an Kapillaren und damit den Blutkreislauf bezeichnet man als **Neurosekretion**. Diese Neuropeptide erreichen ihre Zielzellen über das Blut und sind damit definitionsgemäß **Hormone**.

Elektrische Synapse Im Gegensatz zur chemischen Synapse sind bei der weniger häufigen elektrischen Synapse die Zellen durch **Gap junctions** (▶ Kap. 2.6) direkt verbunden, über die sich die Erregung häufig ungerichtet zwischen den Zellen verteilt. Man spricht von einem **funktionellen Synzytium.** Diese Verschaltung findet man z. B. in der Kleinhirnrinde. Weit häufiger als im Nervengewebe findet sich die elektrische Synapse zwischen glatten Muskelzellen und Kardiomyozyten.

> **Neuronales Zytoskelett und Transportsystem** Das gesamte Neuron besitzt ein Zytoskelett aus **Neurofilamenten** (Intermediärfilamente), **Neurotubuli** (Mikrotubuli) und Mikrofilamenten. Diese dienen der Stabilisierung, aber auch dem Transport. So transportieren Neurotubuli mit dem Motorprotein **Kinesin** z. B. Mitochondrien sowie leere oder mit Transmittern gefüllte Vesikel mit einer Geschwindigkeit von bis zu **40 cm/d** aus dem Perikaryon durch das Axon bis zu den einzelnen Synapsen. Abfallstoffe, nicht gebrauchte Membranen oder Mitochondrien werden mit den Neurotubuli und ihrem Motorprotein **Dynein** mit einer Geschwindigkeit von maximal **20 cm/d** zurück zum Perikaryon gebracht. Stabilisiert werden die Neurotubuli durch MAP, wie z. B. das **Tau-Protein** in den Axonen.

Der Kurzstreckentransport und der mit **0,4 cm/d** langsame Transport von zytosolischen Bestandteilen wie z. B. Enzymen für die Monoaminsynthese im Axoplasma der Axonendknöpfe finden mithilfe der Mikrofilamente statt.

Klinik

Bei der **Alzheimer-Erkrankung** (Alzheimer-Demenz, Morbus Alzheimer), einer der häufigsten neurodegenerativen Erkrankungen des Menschen, kommt es u. a. zur intrazellulären **Ablagerung von hyperphosphoryliertem Tau-Protein.** Ultrastrukturell finden sich intrazelluläre fibrilläre Aggregate (**Neurofibrillary tangles**).

3.3.2 Glia

3.3.2.1 Funktion

Gliazellen (**Neuroglia**) haben enge Verbindung zu den Neuronen und besitzen vielfältige Funktionen (Bildung der extrazellulären Matrix, Isolierung von Neuronen, Stofftransport etc.).

3.3.2.2 Histomorphologie

Gliazellen sind deutlich zahlreicher als Neurone.

Mikrogliazellen (Hortega-Zellen) Sie sind nicht neuroektodermaler, sondern mesodermaler Herkunft (**Mesoglia**). Es handelt sich um Zellen des Makrophagen-Phagozyten-Systems (MPS), die in das ZNS eingewandert sind. Ihre Aufgabe ist die Phagozytose.

Makrogliazellen Sie entstammen wie die Neurone dem Neuroektoderm. Hierunter fallen:

- **Astrozyten (ZNS):** Wie ihr Name bereits andeutet, besitzen sie einen sternförmigen Zellleib. Astrozyten bilden als reife Zellen das Intermediärfilament **GFAP** (glial fibrillary acidic protein, saures Gliafibrillenprotein, ▶ Kap. 2.2) und sind netzförmig durch Gap junctions untereinander verbunden. Sie füllen den spärlichen Extrazellulärraum und übernehmen die **Stützfunktion des ZNS.** Des Weiteren regulieren sie die Homöostase dieses Extrazellulärraums. Sie phagozytieren Abfallstoffe und legen sich an neuronale Synapsen im ZNS. Dort nehmen, sie überschüssige, neuronal nicht zurückgewonnene Transmitter auf. Darüber hinaus umschließen sie locker marklose zentrale Nervenfasern. Eine ihrer wichtigsten Funktionen ist die Ausbildung dichter Schutzbarrieren: zur äußeren Oberfläche des ZNS die **Membrana limitans gliae superficialis,** die das ZNS von der weichen Hirnhaut abgrenzt, und rund um die Blutgefäße die **Membrana limitans gliae perivascularis,** (▶ Abb. 3.38) die Teil der Blut-Hirn-Schranke ist (▶ Kap. 4.13). Auch bei der Entwicklung des Nervensystems spielen sie eine Rolle: Sie bilden **Neurotrophine,** die wachstumsfördernd auf Neurone wirken. Außerdem dienen Astrozyten aussprossenden Neuronenfortsätzen als Leitschiene und sind somit an der Entwicklung von Nervenzellen entscheidend beteiligt. Sie bilden außerdem dichte, schützende Narben

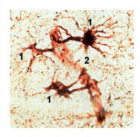

Abb. 3.38 Membrana limitans gliae perivascularis (Versilberung, hohe Vergrößerung) [T407].
1 Astrozyten
2 Gefäß im ZNS.

Hauptgewebearten

nach Schädigung des ZNS. Man unterscheidet zwei Typen von Astrozyten:
- **protoplastische Astrozyten** mit bis zu 25 µm großem Soma und kurzen Zellfortsätzen, die sich überwiegend in der grauen Substanz finden,
- **fibrilläre Astrozyten** mit bis zu 12 µm großem Perikaryon und längeren Zellfortsätzen, die sich nahezu ausschließlich in der weißen Substanz finden.

> **Merke**
>
> **Bergmann-Glia** (Kleinhirn), **Müller-Zellen** (Retina), **Pituizyten** des Hypophysenhinterlappens sind allesamt spezialisierte Astrozyten.

> **Lerntipp**
>
> Astrozyten **exprimieren** GFAP **(saures Gliafaserprotein)**!

- **Ependymzellen (ZNS):** Sie überziehen den Zentralkanal des Rückenmarks und die inneren Liquorräume einschließlich der Ventrikel im Gehirn. Es handelt sich bei ihnen um einschichtig kubische bis hochprismatische Zellen, die dicht mit Kinozilien und Mikrovilli besetzt sind. Ependymzellen sind durch Adhäsionskontakte und Gap junctions miteinander verbunden und bilden nur eine unvollständige Schranke zwischen Hirngewebe und Liquor cerebrospinalis (▶ Kap. 4.13). Sie bilden damit dennoch die innere Barriere des ZNS, die **Membrana limitans interna**. Spezielle Ependymzellen wie das **Plexusepithel** bedecken den Plexus choroideus, den Ort der Liquorbildung. Bei diesen handelt es sich um nahezu ausschließlich kubische Zellen mit Mikrovillibesatz, die durch Tight junctions fest miteinander verschmolzen sind. Sie sind Teil der Blut-Liquor-Schranke (▶ Kap. 4.13). Weitere spezialisierte Ependymzellen: **Tanyzyten** (▶ Kap. 4.13).
- **Oligodendrozyten (ZNS):** Es handelt sich um kleine Zellen mit ultrastrukturell elektronendichtem Zytoplasma und reichlich Mikrotubuli in ihrem Zytoplasma. In der grauen Substanz umgeben sie in Form von Satellitenzellen die Nervenzellperikarya. In der weißen Substanz finden sie sich in Ketten hintereinander angeordneter Zellen, die den Axonen eng anliegen und somit die Myelinscheiden des ZNS bilden. Untereinander sind sie durch Gap junctions und Tight junctions verbunden.
- **Mantelzellen (Amphizyten, Satellitenzellen, PNS,** ▶ Abb. 3.35): Sie scheiden epithelartig und mit einer nach außen reichenden Basallamina periphere Ganglienzellsomata ein.
- **Schwann-Zellen (Lemnozyten, PNS):** Sie bilden die Myelinscheide im PNS. Auch sie bilden das Intermediärfilament GFAP (s. o.).

> **Klinik**
>
> Primäre ZNS-Tumoren gehen von den verschiedenen zentralen Gliazelltypen aus. Man bezeichnet sie als **Gliome** (z. B. **Astrozytome**). Von den Schwann-Zellen des PNS können meist gutartige Tumore ausgehen, die **Schwannome (Neurinome)**. Die Expression von GFAP kann bei der histologischen Identifikation von astrozytären Neubildungen und Schwann-Zell-Neoplasien pathohistologisch von Nutzen sein.

3.3.3 Nervenfasern

3.3.3.1 Histomorphologie

Nervenfasern bestehen aus Axonen, die von einer Hülle aus Gliazellen umgeben sind. Im ZNS sind dies die Oligodendrozyten, im PNS die Schwann-Zellen, die der Isolierung, dem Sauerstofftransport und dem Schutz des Axons dienen.

Markhaltige Nervenfasern Sie entstehen dadurch, dass sich die o. g. Gliazellen um das Axon herum einstülpen und dieses in bis zu mehreren 100 Lagen umwickeln (▶ Abb. 3.39). Durch diesen Vorgang entstehen axonnah ein **inneres Mesaxon (Rinne)** zwischen dem Kopf der innersten Einstülpung und der nahe dem Kopf liegenden Wicklung, und ein **äußeres Mesaxon** axonfern zwischen äußerster Einstülpung und dem übrigen Zellleib der Gliazelle. In den einzelnen Wicklungen zieht sich das Zytoplasma der Gliazelle zurück, und Zellkern und Zellorganellen werden in den peripheren, nicht eingewickelten Bereich der Gliazelle verdrängt. Darüber hinaus bleibt ein schmaler **perixonaler Zytoplasmasaum** bestehen.

In den eingewickelten Lamellen bleiben die Plasmamembranen der Gliazelle übrig, die in den Wicklungen eine besondere Zusammensetzung zeigen. Die Gesamtheit aller Lamellen wird als

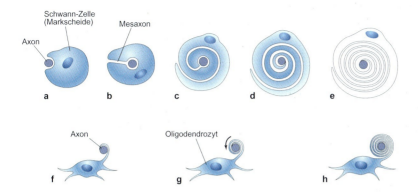

Abb. 3.39 Myelinscheidenbildung im PNS (a-e) und ZNS (f-h) [R249].

Myelinscheide (Markscheide) bezeichnet, die sich zu ca. 70 % aus Lipiden und zu fast 30 % aus Proteinen zusammensetzt. Die Proteine sorgen v. a. für die Vernetzung der einzelnen Membranen miteinander. Unter dem EM erkennt man im Abstand von 12 nm eine elektronendichte **Hauptlinie** (verschmolzene, zum Zytoplasma gerichtete Membranhälften) und eine weniger elektronendichte **Intermediärlinie** (eng zusammenliegende äußere Membranhälften). Im Längsschnitt erkennt man Unterbrechungen dieser Myelinscheide, die **Ranvier-Schnürringe (Nodi).** Hier enden die Lamellen einer Gliazelle, und die einer anderen beginnen. Ultrastrukturell weisen die Gliazellen in diesem Bereich nichtmyelinisierte zytoplasmahaltige Ausläufer der einzelnen gewickelten Lamellen auf, die **paranodalen Zungen.** Die Zungen sind durch Zonula-adhaerens-Kontakte, Gap und Tight junctions miteinander verbunden und stellen so einen Kurzschluss- und Versorgungsweg zwischen äußerem und paraaxonalem Zytoplasmabereich her. Die Plasmamembran der Axone trägt hier reichlich Na^+-Kanäle. Der myelinisierte Bereich zwischen den Schnürringen wird als **Internodium** bezeichnet. Dieser kann zwischen 0,2 und 2 mm weit sein.

Peripher und zentral bestehen kleinere Unterschiede im Aufbau myelinisierter Nervenfasern:
- ZNS: Ein Oligodendrozyt bildet die Umhüllung von **bis zu 50 Internodien,** aber **pro Axon immer nur eine Umhüllung.** Nach außen bildet der Oligodendrozyt **keine** Basallamina. Generell ist die **Myelinscheide dünner,** und Schnürringe sind spärlicher als im PNS. Außerdem werden die Nodi von Astrozytenfortsätzen überzogen.
- PNS: Eine Schwann-Zelle bildet die Umhüllung **nur eines Internodiums eines Axons.** Das internodale Myelin ist teilweise durch Zytoplasmasäume **(Schmidt-Lanterman-Einkerbungen)** mit ähnlicher Funktion wie die paranodalen Zungen unterbrochen. Die Schwann-Zellen bilden nach außen eine durchgehende Basallamina und tragen im Bereich der Nodi Mikrovilli.

Marklose Nervenfasern Diese werden im ZNS nur locker von Astrozytenfortsätzen umfasst oder liegen sogar frei. Im PNS bilden mehrere Axone, die gemeinsam in taschenförmigen („nichtmyelinisierten") Vertiefungen einer Schwann-Zelle liegen, eine marklose Nervenfaser (▶ Abb. 3.40). Eine Schwann-Zelle begleitet die Axone über maximal 0,5 mm. Sie ist mit benachbarten Schwann-Zellen verzahnt und bildet nach außen im Gegensatz zum ZNS eine durchgehende Basallamina. Die Axone markloser Nervenfasern sind dünner als die myelinisierter Fasern.

3.3.3.2 Funktion
Mithilfe der Myelinscheide wird eine hohe Leitungsgeschwindigkeit erreicht. Die Erregung springt von Nodus zu Nodus **(saltatorische Erregungsleitung).** Nur dort wird ein Aktionspotential generiert. Je dicker die markhaltige Nervenfaser, desto höher ist die Leitungsgeschwindigkeit. Sie liegt bei maximal 120 m/s. Im Gegensatz dazu beträgt die Leitungsgeschwindigkeit markloser Nervenfasern maximal 2 m/s (▶ Tab. 3.3).

Hauptgewebearten

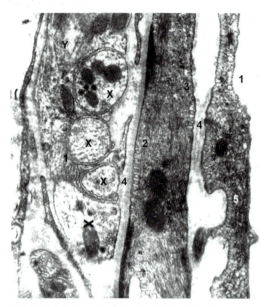

Abb. 3.40 Marklose Nervenfaser in der Wand einer Arteriole (X Axone, Y Zellleib einer Schwannzelle [EM, mittlere Vergrößerung]) [T407].
1 Gefäßlumen
2 Caveolae
3 glatte Muskelzelle
4 Basallamina
5 Endothelzelle.

> **Klinik**
>
> Bei der **multiplen Sklerose (Encephalomyelitis disseminata)** kommt es zur entzündlichen herdförmigen Entmarkung von Nervenfasern im ZNS. Ursächlich scheint ein autoimmunes Geschehen gegen Proteine des Myelins der Oligodendrozyten zu sein.

> **Klinik**
>
> **Nervenfaserregeneration**
>
> Kommt es im PNS zu einer **traumatischen Nervenfaserdurchtrennung**, degenerieren die (v.a. dendritischen) Axone distal der Läsion **(Waller-Degeneration).** Schwann-Zellen bauen ihr Myelin ab und Trümmer werden durch Makrophagen beseitigt. Liegt die Läsion zu nah am Perikaryon der Nervenzelle, stirbt diese jedoch ab. Bleibt sie bei der Durchtrennung am Leben, kommt es anschließend zu einer Regeneration der Nervenfasern. Das Perikaryon zeigt lichtmikroskopisch eine Chromatolyse, die Ausdruck der Hypertrophie ist, Schwann-Zellen proliferieren und bilden sog. **Hanken-Büngner-Bänder,** die Leitschienen für die neu aussprossenden Axone sind. Nachdem die Axone synaptischen Anschluss an die Peripherie gewonnen haben, werden sie erneut myelinisiert, wobei die ursprüngliche Dicke und Internodienlänge nicht mehr erreicht werden kann und somit eine geringere Leitungsgeschwindigkeit resultiert.

Tab. 3.3 Nervenfasertypen (Einteilung nach Erlanger und Gasser)

Fasertyp	Subtyp	Durchmesser (µm)	Leitungsgeschwindigkeit (m/s)	Myelinisierung	Leitungsrichtung und Vorkommen (Beispiele)
A	α	10–20	70–120	dick	Efferent zu Skelettmuskelfasern (außer Muskelspindelfasern), afferent aus Muskelspindeln
	β	8–15	30–70	dick	Afferent aus Hautrezeptoren (Berührung und Druck) und Golgi-Sehnenorganen
	γ	5–8	15–30	dick	Efferent zu Muskelspindelfasern
	δ	3–5	15–25	dick	Afferent aus Hautrezeptoren (Nozizeption und Temperatur)
B		1–3	2–15	schwach	Efferent präganglionär vegetativ
C		0,5–1	0,5–2	ohne	Afferent aus Hautrezeptoren (Nozizeption), efferent postganglionär vegetativ

3.4 Muskelgewebe
Henrik Holtmann

IMPP-Hits
Die wenigen gestellten Fragen wurden zum Vorkommen und zur Funktion des Titins, zur Differenzierung der Muskelfasertypen, zum Aufbau von Muskelspindeln und zur Funktion von Dystrophin gestellt.

Muskelgewebe verkürzt bzw. kontrahiert sich unter Entwicklung mechanischer Spannung. Man unterscheidet:
- Quergestreifte Muskulatur
- Glatte Muskulatur
- Herzmuskulatur

Neben dem spezialisierten Muskelgewebe besitzen z. T. auch andere Zellen die Fähigkeit zur Kontraktion und Relaxation (freie Bindegewebszellen, Myofibroblasten, Myoepithelzellen, etc.).

Lerntipp
Viele zytologische Bestandteile der Muskelzelle tragen die Vorsilbe **Sarko** (Sarkoplasmatisches Retikulum für Endoplasmatisches Retikulum, Sarkoplasma für Zytoplasma, Sarkolemm für Zytolemm/Plasmamembran, etc.).

3.4.1 Quergestreifte Muskulatur

3.4.1.1 Funktion
Die (nahezu immer) willkürlich innervierte Skelettmuskulatur dient als Teil des Bewegungsapparats der Bewegung des gesamten menschlichen Organismus und der Wärmeerzeugung durch Muskelzittern.

3.4.1.2 Histomorphologie
Die zelluläre Baueinheit der Skelettmuskulatur ist die **Muskelfaser** (▶ Abb. 3.41). Sie kann zwischen 2 und 40 cm lang sowie zwischen 10 und 100 μm breit sein und ist von einer Basalmembran umgeben. Es handelt sich um ein **Synzytium,** das durch die Verschmelzung mitotisch aktiver **embryonaler Myoblasten** entstanden ist (▶ Tab. 3.5). Der Großteil des Faserzytoplasmas (**Sarkoplasma**) ist mit zahlreichen dicht gepackten **Myofibrillen** angefüllt, den kontraktilen Elementen der Muskelfaser, die auch lichtmikroskopisch bereits sichtbar sind.

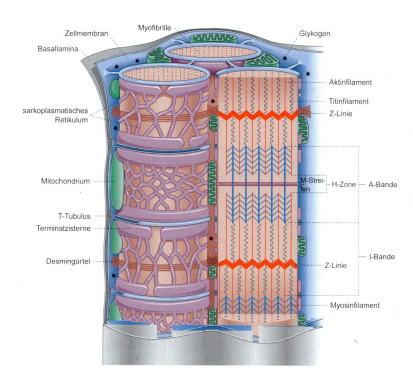

Abb. 3.41 Skelettmuskelfaser mit Sarkomerbestandteilen [L107].

Sarkomer Die funktionell wichtige Untereinheit der Fibrille ist das im unkontrahierten Zustand 2–3 µm lange, unter dem EM näher beurteilbare **Sarkomer** (▶ Abb. 3.41, ▶ Abb. 3.42), das sich aus Aktin und Myosin-II-Filamenten zusammensetzt:
- Jeweils ein Myosinfilament interagiert mit sechs Aktinfilamenten.
- Im Sarkomer unterscheidet man zwei **Z-Scheiben** (Zwischenscheiben), die die Begrenzung eines und gleichzeitig den Anfang des nächsten Sarkomers darstellen. In diesen setzen die Aktinfilamente an.
- Im Zentrum des Sarkomers liegen die im Polarisationsmikroskop doppelbrechenden (**anisotropen**) und unter dem Durchlichtmikroskop dunklen Myosinfilamente. Der Bereich, den sie einnehmen, wird deshalb als **A-Bande** und die etwas verdickte Mitte als **M-Streifen** bezeichnet.
- Der im Polarisationsmikroskop nicht doppelbrechende (**isotrope**) und im Durchlichtmikroskop helle Bereich der Aktinfilamente zwischen Z-Scheibe und A-Bande heißt **I-Bande**.
- Den Bereich der A-Bande, in den keine Aktinfilamente hineinreichen, bezeichnet man als **H-Streifen (Hensen-Streifen)**.

Die den Sarkomeren parallel zueinander liegenden Fibrillen finden sich alle in einer Ebene. Grund dafür ist, dass die parallelen Fibrillen auf Höhe der Z-Scheiben mit dem Protein **Desmin** aneinander und über **Plektin** an der lateralen Zytoplasmamembran der Muskelfaser fixiert sind (▶ Abb. 3.41). Dieser regelmäßige Aufbau bedingt die bereits lichtmikroskopisch sichtbare **Querstreifung** der Muskelfasern (▶ Abb. 3.43). Die Ansatzstellen des Desmins am Sarkomer heißen **Costamere**. Zusätzlich wird der Aufbau jedes einzelnen Sarkomers durch zusätzliche Proteine aufrechterhalten:
- nichtkontraktile **Nebulinfilamente** stabilisieren die Aktinfilamente
- **Tropomyosin** und die **Troponine C, I und T** sind mit den Aktinfilamenten assoziiert und greifen zusätzlich regulierend in den Kontraktionsvorgang ein
- Die Myosine sind über das **myosinbindende Protein C** mit nichtkontraktilen **Titinfilamenten** verbunden, die in M-Streifen und Z-Scheibe inserieren und auf Höhe der I-Bande eine elastische Domäne haben, die der Überdehnung des Sarkomers entgegenwirkt. Titinfilamente sind dünner als die kontraktilen Aktin- und Myosinfilamente und bestehen jeweils aus bis zu 30.000 Aminosäuren und bilden somit die längste bisher bekannte Polypeptidkette des menschlichen Körpers (ca. 3.800 kDa).

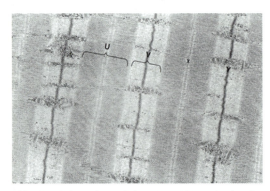

Abb. 3.42 Sarkomerbestandteile. In Längsrichtung zwischen den Fibrillen liegende Mitochondrien (EM, hohe Vergrößerung) [T407].
u A-Streifen
v I-Streifen
x M-Streifen
y Z-Streifen.

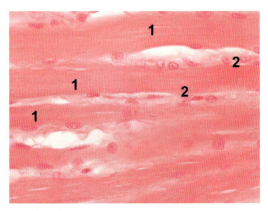

Abb. 3.43 Skelettmuskulatur (HE, hohe Vergrößerung)
1 Muskelfasern (längs angeschnitten) mit erkennbarer Querstreifung
2 Randständige Zellkerne.

> **Merke**
>
> Titinfilamente finden sich ebenso in der Herzmuskulatur (jedoch mit verkürzter elastischer Domäne), nicht jedoch in glatter Muskulatur.

▶ 3.4 Muskelgewebe ▶ 3.4.1 Quergestreifte Muskulatur

Lerntipp

A-Bande = **a**nisotrop, I-Bande = **i**sotrop. Merkhilfe zur Streifenabfolge: „**Z**ieh **i**ch **a**m **H**aare **m**ir": Z-I-A-H-M-H-A-I-Z.

Merke

Die Myofibrille ist definiert als eine aus Sarkomeren bestehende Kette.

Praxistipp

Zusätzlich zur Querstreifung entstehen bei suboptimaler Strukturerhaltung durch Spaltbildung zwischen den Fibrillen auf Längsschnitten eine Längsstreifung und auf Querschnitten die sog. **Cohnheim-Felderung**.

Zwischen den dicht gepackten Fibrillen und dem **Sarkolemm** liegen die Zellkerne und die Organellen der Muskelfasern. Jede Faser trägt 100–1.000, in reifen Muskelfasern immer **randständige** Kerne (▶ Abb. 3.43, ▶ Abb. 3.44). Daneben finden sich zahlreiche Mitochondrien vom Cristatyp (**Sarkosomen**) in Längsrichtung zwischen den einzelnen Fibrillen (▶ Abb. 3.42) sowie zwischen Fibrillen und der Zellmembran, die das ATP für die Kontraktionsvorgänge liefern. Ebenfalls überwiegend längs ausgerichtet ist ein dichtes Netz aus Membranen des gER, das **sarkoplasmatische Retikulum (sER, Longitudinalsystem, L-System)**. Es dient als Ca^{2+}-Speicher für Kontraktionsvorgänge. Im Bereich des H-Streifens umspannt es als dichtes Netz die Myofibrillen. Am Übergang von A zu I bildet es zwei senkrecht zu den übrigen Schläuchen verlaufende Schlauchsysteme, die **Terminalzisternen**, die zirkulär um die Fibrillen ziehen. Zwischen diesen verläuft jeweils eine ebenfalls zur Faserverlaufsrichtung senkrechte Einstülpung der Zellmembran, der **Transversaltubulus (T-Tubulus)**. Die jeweils zwei L-Tubuli und der T-Tubulus bilden gemeinsam eine **Triade**. L- und T-Tubulus stehen über **junktionale Füßchen**, einen Proteinkomplex aus **Dihydropyridinrezeptoren** in der Zellmembran und **Ryanodinrezeptoren** in der Membran der Terminalzisternen, in Verbindung. Das Sarkoplasma enthält des Weiteren reichlich Glykogen und das O_2-bindende Protein **Myoglobin**, das dem Muskel seine makroskopisch rot-braune Farbe verleiht. Ebenso findet sich im Sarkoplasma ein ausgeprägtes nichtkontraktiles und lediglich stützendes Membranskelett, das u. a. **Spektrin** beinhaltet, und über den **Dystrophin-Glykoprotein-Komplex** (s. u.) und **Integrine** (im Sinne eines Fokalkontakts) den kontraktilen Apparat mit der lateralen Basalmembran verbindet und damit indirekt die in Zugrichtung liegenden eingefalteten Enden der Faser über die Basalmembran mit Kollagenfibrillen ansetzenden Sehnen verknüpft.

Klinik

Genetische Defekte im Dystrophin-Glykoprotein-Komplex, bei dem Dystrophin normalerweise einerseits mit dem Aktin des kontraktilen Apparates und andererseits mit dem β-Dystroglykan der Plasmamembran verbunden ist, führen zu den Krankheitsbildern der **Muskeldystrophien**. Die wichtigste und bekannteste ist die **Muskeldystrophie Typ Duchenne**, bei der es zu einer progredienten Atrophie und zu einem fibrotischen Umbau der gesamten Skelettmuskulatur kommt. Zur Typisierung sind neben humangenetischen Untersuchungen histologische und immunhistochemische Untersuchungen von **Muskelbiopsaten** entscheidend.

Kontraktionsvorgang Zur Kontraktion stimuliert wird die Skelettmuskelfaser durch eine Depolarisation an der **motorischen Endplatte**, von der es je Faser (in der Regel) nur eine gibt. Hier endet jeweils eine Verzweigung des Axons einer **motorischen Vorderhornzelle** des Rückenmarks (**α-Motoneuron**). Die Axonterminale enthält hier ultrastrukturell **synaptische Vesikel** (mit **Acetylcholin** gefüllt) und zahlreiche Mitochondrien vom Cristatyp, die darunter liegende Membran der Muskelfaser ist stark eingefaltet (**subneuraler Faltenapparat**) und enthält viele **Acetylcholinrezeptoren**. Der auf 100 nm verengte synaptische Spalt zwischen Axonterminale und Faser weist eine gemeinsame Basallamina auf, die sich außerhalb der Endplatte in die der Schwann-Zelle und die der Faser teilt. An ihr ist die acetylcholinspaltende **Acetylcholinesterase** verankert. Kommt es an der Endplatte zur Depolarisation, pflanzt sich diese bis in die T-Tubuli fort, wo durch den Dihydropyridinrezeptor Ca^{2+} in die Zelle einströmt. Dieses öffnet wiederum die Ryanodinrezeptoren des sER, sodass Ca^{2+} in großer Menge in das Zytoplasma einströmt und die Ca^{2+}**-abhängige Muskelkontraktion** einleitet:

Hauptgewebearten

- Die Myosinköpfchen binden an die Aktinfilamente, gleiten an ihnen entlang und lösen sich wiederum ATP-abhängig von ihnen ab (**Gleitfilamenttheorie**, ▶ Abb. 2.05).
- Es kommt zu einer Verkürzung der Sarkomere und damit der Fibrillen (**nicht** der Filamente).
- Die Z-Scheiben nähern sich einander, I-Bande und H-Scheibe „schmelzen" zusammen, A-Bande und M-Streifen bleiben unverändert. Dieser Vorgang läuft in allen Sarkomeren der Muskelfaser gleichzeitig ab.
- Zu einer Muskelerschlaffung kommt es durch Abnahme des Ca^{2+}-Spiegels im Zytoplasma. Dazu wird das Ca^{2+} durch eine Ca^{2+}-**ATPase** zurück in das sER gepumpt.

Je nach quantitativer Zusammensetzung verschiedener Bestandteile der Muskelfasern unterscheidet man verschiedene **Fasertypen** (▶ Tab. 3.4).

> **Merke**
>
> Als **motorische Einheit** wird das α-Motoneuron mit allen von ihm innervierten Muskelfasern, die alle einem Fasertyp angehören, bezeichnet. Die verschiedenen Einheiten liegen in einem Muskel schachbrettartig ineinander verteilt. Je kleiner eine Einheit, desto feiner und differenzierter ist die Kontraktion des Gesamtmuskels.

> **Klinik**
>
> Das Pfeilgift **Curare** und die von ihm für die Anästhesie abgeleiteten stabilisierenden Muskelrelaxantien wirken als kompetitive Antagonisten des Acetylcholins an den nikotinergen Rezeptoren der motorischen Endplatte. Bei der Autoimmunkrankheit **Myasthenia gravis** kommt es zur Antikörperbildung gegen die Acetylcholin-Rezeptoren der motorischen Endplatte. Symptome sind u. a. die rasche Ermüdbarkeit und die Schwäche der Skelettmuskulatur im Tagesverlauf.

Muskelspindeln Einer Überdehnung der Muskelfasern und letztlich eines gesamten Muskels wirken in einen Skelettmuskel eingelagerte Sinnesorgane, die **Muskelspindeln**, entgegen (▶ Abb. 3.44). Sie enthalten spezielle quergestreifte Muskelfasern (**Kernketten- und Kernsackfasern**), informieren das Rückenmark durch Afferenzen (Aα-Nervenfasern) über den Dehnungszustand und sind gleichzeitig von ihm über γ-**Motoneurone** efferent innerviert. Kernketten- und Kernsackfasern werden auch als **intrafusale Muskelfasern** bezeichnet, wohingegen die Fasern der umgebenden Arbeitsmuskulatur als **extrafusal** bezeichnet werden.

Tab. 3.4 Muskelfasertypen der Skelettmuskulatur

Fasertyp	Subtyp	Makroskopische Farbe	Eigenschaften	Vorkommen
Tonusfaser		Rot	Kleiner Durchmesser, langsame und langdauernde Kontraktion (s. glatte Muskulatur), **multiple** „motorische Endplatten"	Äußere Augenmuskeln (z. T.), Muskelspindelfasern
Zuckungsfaser	I	Rot	Reich an Fetttropfen, Myoglobin und Mitochondrien, wenig Glykogen, dicht kapillarisiert, langsam zuckend, oxidativ arbeitend und ermüdungsresistent, kleine motorische Einheit	Alle besitzen nur **eine** motorische Endplatte und finden sich in wechselnder Häufigkeit (charakteristisch für bestimmte Muskeln) immer gemeinsam in einem Muskel, wo sie schachbrettartig ineinander verteilt sind. Ein α-Motoneuron mit seinen terminalen Verzweigungen versorgt jeweils nur Fasern eines Typs
	IIA	Hellrot	Mittlerer Gehalt an Myoglobin, Mitochondrien und Glykogen, mittlere Kapillarisierung, schnelle Zuckung, oxidativ und glykolytisch arbeitend, langsam ermüdend, große motorische Einheit	
	IIB	Weiß	Reich an sER und Glykogen, arm an Myoglobin und Mitochondrien, schwach kapillarisiert, schnell zuckend, glykolytisch arbeitend und rasch ermüdend, große motorische Einheit	

▶ 3.4 Muskelgewebe   ▶ 3.4.2 Glatte Muskulatur

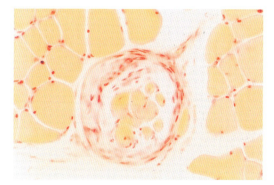

Abb. 3.44 Muskelspindel mit umgebender quergeschnittener Skelettmuskulatur (van Gieson, hohe Vergrößerung) [T407].

> **Praxistipp**
>
> Differentialdiagnose intrafusaler Muskelfasern bei hoher Vergrößerung:
> - Kernkettenfasern: in Reihe liegende Zellkerne in der Mitte jeder Faser
> - Kernsackfasern: scheinbar gestapelt, auf einem Haufen liegende Zellkerne in einer Auftreibung in der Mitte einer jeden Faser

Gewebsintegration Die Muskelfasern eines Muskels sind in einen Bindegewebsmantel eingebettet: Der gesamte Muskel ist von einer **Faszie** aus straffem kollagenem Bindegewebe und darunter liegendem **Epimysium** (lockeres kollagenes Bindegewebe) umhüllt, die ihn zusammenhalten und verschieblich mit der Umgebung verbinden. Das Epimysium setzt sich fort in ein bindegewebiges **Perimysium externum,** das den Muskel in **Sekundärbündel** (Fleischfasern) unterteilt, und ein **Perimysium internum,** das bis zu 100 Muskelfasern (**Primärbündel**) einscheidet. Das überwiegend retikuläre Bindegewebe innerhalb des Perimysium internum heißt **Endomysium.** Die bindegewebigen Straßen führen Blutgefäße und Nerven zu den einzelnen Muskelfasern.
Golgi-Sehnenorgane Am **Muskel-Sehen-Übergang,** dem Bereich, wo die extrafusalen Muskelfasern eng mit straffem, parallelfaserigem Bindegewebe verzahnt sind und in dieses übergehen, finden sich die sogenannten Golgi-Sehnenorgane. Bei ihnen handelt es sich um Sehnenfasern, die mit afferenten, sensorischen Nervenendigungen von Aβ-Nervenfasern verschlungen und von einer Perineuralscheide umgeben sind. Sie sind zwischen die „gewöhnlichen" Sehnenfasern eingegliedert.

Kommt es durch die Muskelkontraktion zu einer Dehnung dieser Gebilde, dann folgt in diesen Gebilden eine Erregung. Golgi-Sehnenorgane messen den Spannungszustand der Muskeln.

> **Praxistipp**
>
> Primärbündel fehlen in der Zungenmuskulatur: hier sind die Muskelfasern geflechtartig angeordnet.

> **Merke**
>
> **Satellitenzellen** (ruhende Myoblasten) innerhalb der Basalmembran jeder Muskelfaser liefern den Kern- und Zytoplasmanachschub für die postmitotischen Einheiten jeder Muskelfaser. So nimmt die Muskelfaser im Rahmen des gewöhnlichen Wachstums und bei Training durch **Hypertrophie** an Volumen (**ohne** Zellzunahme) zu. Diese Zellen sind es auch, von denen die **Regeneration** nach Verletzung der Muskelfasern ausgeht. Eine ausgeprägte Muskelschädigung kann hingegen nur bindegewebig repariert werden. Bei Inaktivität und Unterbrechung des Axons des α-Motoneurons (**Denervierung**) kommt es zu einer strukturellen Rückbildung (**Hypo- bis Atrophie**) der Skelettmuskelfasern mit Abnahme der Zellvolumina und Myofibrillen je Muskelfaser.

3.4.2 Glatte Muskulatur

3.4.2.1 Funktion
Glatte Muskelzellen finden sich in nahezu allen Wänden menschlicher Hohlorgane/Gefäße und beeinflussen dort die luminale Weite.

3.4.2.2 Histomorphologie
Zellaufbau Glatte Muskelzellen sind spindelförmig und teilungsfähig, bis zu 10 μm breit und 800 μm lang. Häufig liegen sie in einem engen Zellverband. Auf Querschnitten tragen die Zellen einen **zentral** gelegenen Zellkern, der häufig nicht angeschnitten ist. Auf Längsschnitten zeigt der ca. 8–25 μm lange Kern im unkontrahierten Zustand **Zigarrenform,** im kontrahierten Zustand die eines **Korkenziehers** (▶ Tab. 3.5). Zellorganellen (Glykogen, Mitochondrien, rER etc.) liegen überwiegend konzentriert an den beiden spitz zulaufenden Polen des Kerns, mit Ausnahme einzelner Ca^{2+}-speichernder gER-Schläuche (entsprechen dem sER in der quergestreiften Muskulatur), die in Nähe der Plasmamembran unweit sog. **Caveolae** (perma-

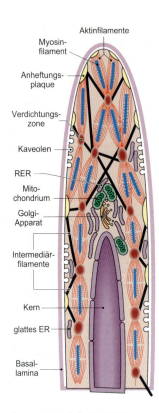

Abb. 3.45 Glatte Muskelzelle [L107, R279].

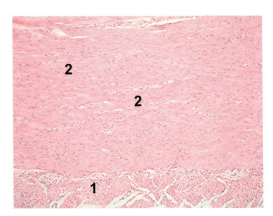

Abb. 3.46 Glatte Muskulatur in der Übersicht (HE, mittlere Vergrößerung)
1 Glatte Muskulatur im Querschnitt
2 Glatte Muskulatur im Längsschnitt.

nenten Einbuchtungen der Membran) liegen und dicht mit Ca^{2+}-Pumpen besetzt sind (entsprechen T-Tubuli in der quergestreiften Muskulatur). Das restliche Zytoplasma der glatten Muskelzellen erscheint in HE-Schnitten einheitlich rot und in Van Gieson-Schnitten gelb (daher auch der Name „glatt", ▶ Abb. 3.40, ▶ Abb. 3.45, ▶ Abb. 3.46).

> **Praxistipp**
>
> **Differentialdiagnose zur glatten Muskulatur in der Lichtmikroskopie**: straffes kollagenes Bindegewebe: Das Zytoplasma glatter Muskelzellen ist jedoch häufig stärker eosinophil als die kollagenen Fasern und die Kerne der glatten Muskelzellen sind abgerundet, laufen nicht spitz aus und besitzen meist mehr Euchromatin als die der Fibroblasten.

Ultrastrukturell ist das Zytoplasma der glatten Muskelzelle dicht mit Bestandteilen des **kontraktilen Apparats** und des **Zytoskeletts** angefüllt: Aktin und Myosin-II-Moleküle sind zu **Bündeln** gruppiert, die mehrheitlich längs in der Zelle angeordnet sind. Bis zu 14 mit **Caldesmon** und **Tropomyosin** assoziierte Aktinfilamente interagieren dabei mit einem Myosinfilament, ein regelmäßiger Aufbau von Myofibrillen oder auch Sarkomeren wie in der quergestreiften Muskulatur kommt jedoch nicht zustande. Auf der anderen Seite wird die Muskelzelle von einem dichten Netz aus Intermediärfilamenten (mehrheitlich **Desmin,** in der glatten Gefäßmuskulatur **Vimentin**) durchzogen, das in zytoplasmatischen **Verdichtungszonen** (bestehend aus α-**Aktinin**, den Z-Linien der quergestreiften Muskulatur entsprechend) und membranösen **Anheftungsplaques** (aus **Talin** und **Vinculin**) mündet (▶ Abb. 3.45). An beiden inserieren auch die Aktinfilamente der Bündel und dienen dem kontraktilen Apparat als Ansatz.

Jede glatte Muskelzelle wird von einer eigenen Basalmembran umgeben und ist durch wenig extrazelluläre Matrix von benachbarten Muskelzellen getrennt. Die Aktinfilamente der Bündel sind indirekt über die Anheftungsplaques mit hier inserierenden Integrinen verbunden, die wiederum mit der Basallamina in Verbindung stehen. So wird die Kontraktion der Zelle auf die Membran, die Basalmembran und letztendlich auf die extrazelluläre Matrix oder auch kleine elastische Sehnen übertragen.

> **Merke**
>
> Glatte Muskelzellen sind in der Lage, alle Bestandteile der sie umlagernden extrazellulären Matrix zu produzieren und zu sezernieren (z. B. Kollagen, Elastin, etc.).

Kontraktion Bei einer Kontraktion strömt Ca^{2+} entweder langsam aus dem Extrazellulärraum (hauptsächlich) oder den gER-Schläuchen in geringerem Maße in das Zytoplasma ein und bindet hier an **Calmodulin**. Der dabei entstehende Komplex führt einerseits zur Ablösung des Caldesmons vom Aktin/Tropomyosin, wodurch das Myofilamentgleiten möglich wird, und andererseits kommt es durch ihn zur Aktivierung einer Myosin-Leichtketten-Kinase, die zur Phosphorylierung des Myosins führt und die Myosinkopf-ATPase anschaltet. Die Kontraktion glatter Muskelzellen.

- hält häufig lang an **(Dauertonus)** und wird häufig durch Kontraktionszu- und -abnahme moduliert
- ist **ausgeprägter** als in quergestreifter Muskulatur (Verkürzung bis auf minimal ein Drittel der Ausgangslänge einzelner Zellen)
- dauert bis zur maximalen Kontraktion deutlich **länger** als in quergestreifter Muskulatur

Zur Kontraktion kann die glatte Muskelzelle auf verschiedene Weise aktiviert werden:

- **Neurogen:** Glatte Muskulatur wird überall im Körper durch das **vegetative Nervensystem** (Sympathikus, Parasympathikus, enterisches Nervensystem) innerviert. Seine unmyelinisierten postganglionären Axone zweigen sich auf. Jeder Ast trägt präterminal zahlreiche Schwann-Zellfortsatz-freie, mit synaptischen Vesikeln angefüllte Erweiterungen, die **Varikositäten (Boutons, En-passant-Synapsen)**. Im Gegensatz zur neuromuskulären Endplatte der Skelettmuskulatur sind diese neuromuskulären Synapsen sehr einfach gebaut. Der Spalt zwischen Varikosität und glatter Muskelzelle ist bis zu 20 µm weit und wird von den Basallaminae der Schwann- und der Muskelzelle durchzogen (▶ Abb. 3.40). Botenstoffe sind Noradrenalin (Sympathikus), Acetylcholin (Parasympathikus) und weitere Transmitter (im ENS).
- **Myogen:** Spezialisierte glatte Muskelzellen **(Schrittmacherzellen)** im Zellverband der glatten Muskulatur erzeugen spontan elektrische Impulse (z. B. bei Dehnung), die über Gap junctions an die Nachbarzellen weitergegeben werden. Der gesamte Zellverband wird durch die Nexus funktionell verbunden **(funktionelles Synzytium)**.
- **Weitere kontraktionsfördernde oder bremsende Stimuli:** Hormone (Adrenalin, Histamin, Östrogen, Oxytocin), Adenosin, Arachidonsäuremetaboliten und NO modulieren den Tonus der glatten Muskelzellen.

> **Merke**
>
> Überwiegend myogen innervierte glatte Muskulatur wird **Muskulatur vom Single-unit-Typ** genannt. Sie besitzt quantitativ viele Nexus und ist nur schwach neurogen innerviert. Die wenigen Varikositäten sind durch weite Spalten von den glatten Muskelzellen getrennt. In **glatter Muskulatur vom Multi-unit-Typ** verhält es sich umgekehrt.

> **Klinik**
>
> Bei einer Mehrbeanspruchung kann sich der Zellleib der glatten Muskelzelle zum einen vergrößern **(Hypertrophie**, z. B. im **Uterus graviditatis**) und zum anderen können sich die glatten Muskelzellen mitotisch vermehren **(Hyperplasie)**. Beim **Prostataadenom** sind Hyperplasie und Hypertrophie häufig miteinander kombiniert. Einige Krankheitsbilder gehen mit einem pathologisch erhöhten Tonus der glatten Muskulatur einher (z. B. **Asthma bronchiale, arterielle Hypertonie** [Bluthochdruck] etc.).

3.4.3 Herzmuskulatur

3.4.3.1 Funktion

Herzmuskulatur dient der Bewegung des Blutstroms und ist ebenfalls quergestreift, weist aber im Vergleich zur Skelettmuskulatur Besonderheiten auf.

3.4.3.2 Histomorphologie

Die jeweils von einer Basalmembran umschlossenen einzelnen Herzmuskelzellen **(Kardiomyozyten)** sind nur etwa 150 µm lang und 15 µm breit und tragen einen bis höchstens zwei zentrale, im Längsschnitt ovale Zellkerne (▶ Tab. 3.5). Zellorganellen wie Golgi-Apparat, **Lipofuszingranula** (im Alter zunehmend) und Lysosomen liegen in Nähe der Kernpole in sogenannten **myofibrillenfreien Feldern**. Mitochondrien kommen noch zahlreicher als in der Skelettmuskulatur vor und T-Tubuli sind weiter und stülpen sich auf Höhe der Z-Scheiben ein. L-System und T-Tubulus bilden hier lediglich **Dyaden**. Die Zellen verzweigen sich und stehen an jedem ihrer Enden über bereits lichtmikroskopisch sichtbar stärker gefärbte **Disci intercalares (Glanzstreifen)** in Verbindung, wo-

Hauptgewebearten

durch Ketten von Herzmuskelzellen entstehen (▶ Abb. 3.47). Hier sind die Zellmembranen benachbarter Zellen eingestülpt und in Zugrichtung durch **Fasciae adhaerentes** (überwiegend) und **Desmosomen** mechanisch und im rechten Winkel zur Zugrichtung durch **Gap junctions** verbunden. Dadurch kann die Erregung von Zelle zu Zelle springen und ein **funktionelles Synzytium** entsteht. Die Basalmembranen der verbundenen Zellen gehen hier ineinander über. Die Erregung geht im Herzmuskelgewebe von spezialisierten Herzmuskelzellen aus (**Erregungsbildungs- und -leitungssystem**, ▶ Kap. 4.2).

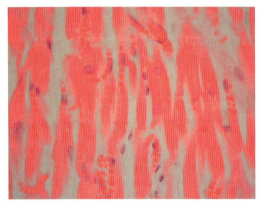

Abb. 3.47 Herzmuskulatur im Längsschnitt (HE, hohe Vergrößerung).

> **Merke**
>
> Auf eine Mehrbelastung reagiert die Herzmuskulatur mit **Hypertrophie**. Eine **Hyperplasie** durch Stammzellen ist nur sehr begrenzt und häufig nicht ausreichend möglich.

> **Klinik**
>
> Herzspezifische Troponinisoformen lassen sich beim **Myokardinfarkt** im Blut nachweisen.

Tab. 3.5 Histologische Differentialdiagnose der verschiedenen Muskeltypen

	Skelettmuskulatur	Glatte Muskulatur	Herzmuskulatur
Zelluläre Einheit	Muskelfaser	Myozyt	Kardiomyozyt
Zellgröße	2–40 cm lang, 10–100 µm breit	Bis zu 10 µm breit und 800 µm lang	Bis zu 15 µm breit und 150 µm lang
Anzahl, Form und Lage der Zellkerne	Dutzende bis hunderte ovale Kerne, peripher gelegen	Ein Kern, zentral gelegen, im unkontrahierten Zustand längsoval/zigarrenförmig, kontrahierter Zustand korkenzieherförmig	1–2 zentral gelegene Zellkerne, längsoval
Zell-Zell-Verbindungen	Basallamina im Endomysium	Tight junctions, Gap junctions	Disci intercalares (bestehend aus Fasciae adhaerentes, Desmosomen und Gap junctions)
Innervation	Somatomotorisch	Visceromotorisch	Visceromotorisch
Entstehung aus:	Synzytienbildung aus embryonalen Myoblasten	Einzelne Myoblasten	Einzelne Myoblasten

Mikroskopische Anatomie

04

4.1	Hämatopoetisches und lymphatisches System	64
4.1.1	Einleitung	64
4.1.2	Blutbildung und Knochenmark	65
4.1.3	Blut	69
4.1.4	Thymus	73
4.1.5	Lymphknoten	75
4.1.6	Milz	80
4.1.7	Mukosaassoziiertes lymphatisches Gewebe	82
4.2	Herz und Gefäße	84
4.2.1	Entwicklung von Herz und Gefäßen	84
4.2.2	Das Herz	84
4.2.3	Blutgefäße	86
4.2.4	Lymphgefäße	89
4.3	Respirationstrakt	89
4.3.1	Histogenese	89
4.3.2	Nasenhöhle und Nasennebenhöhlen	89
4.3.3	Pharynx	90
4.3.4	Larynx	90
4.3.5	Trachea	91
4.3.6	Lunge	92
4.3.7	Pleura	94
4.4	Mundhöhle, Speicheldrüsen und Zähne	95
4.4.1	Mundhöhle	95
4.4.2	Speicheldrüsen	96
4.4.3	Zähne	98
4.5	Magen-Darm-Trakt	102
4.5.1	Einleitung	102
4.5.2	Speiseröhre	103
4.5.3	Magen	104
4.5.4	Dünndarm	107
4.5.5	Dickdarm	110
4.5.6	Anus	113
4.6	Große Drüsen des Verdauungstrakts	113
4.6.1	Leber	113
4.6.2	Gallenwege und Gallenblase	117
4.6.3	Pankreas	118
4.7	Niere und ableitende Harnwege	120
4.7.1	Niere	120
4.7.2	Ableitende Harnwege	126
4.8	Männliche Geschlechtsorgane	127
4.8.1	Histogenese	127
4.8.2	Hoden	128
4.8.3	Samenwege	130
4.8.4	Akzessorische Geschlechtsdrüsen	131
4.8.5	Penis	132
4.9	Weibliche Geschlechtsorgane	132
4.9.1	Histogenese	133
4.9.2	Ovar	133
4.9.3	Tuba uterina	137
4.9.4	Uterus	137
4.9.5	Vagina	139
4.9.6	Vulva	140
4.10	Von der Befruchtung der Eizelle bis zur reifen Plazenta	140
4.10.1	Entwicklungsschritte bis zur reifen Plazenta und Histogenese	140
4.10.2	Plazenta und Nabelschnur	141
4.11	Haut mit Rezeptoren und Anhangsgebilden	143
4.11.1	Histogenese	143
4.11.2	Haut und Hautrezeptoren	143
4.11.3	Hautdrüsen, Haare und Nägel	146
4.11.4	Brustdrüse	148
4.12	Endokrine Organe	149
4.12.1	Einleitung	149
4.12.2	Hypophyse	149

Mikroskopische Anatomie

4.12.3	Epiphyse	152	4.14	Sinnesorgane	168
4.12.4	Schilddrüse	152	4.14.1	Hör- und Gleichgewichtssinn	168
4.12.5	Nebenschilddrüsen	155	4.14.2	Geschmackssinn	173
4.12.6	Nebennieren und Paraganglien	156	4.14.3	Geruchssinn	173
			4.14.4	Sehsinn	174
4.13	Peripheres und zentrales Nervensystem	158			
4.13.1	Zentrales Nervensystem (ZNS)	158			
4.13.2	Peripheres Nervensystem (PNS)	166			

4.1 Hämatopoetisches und lymphatisches System
Andreas Kreft

> **IMPP-Hits**
>
> Von 8/2007 bis 11/2012 wurden 23 Fragen zu den Themen dieses Kapitels gestellt. Zu Blut und Knochenmark wurde meist zu den Granulozyten (neutrophile und eosinophile Granulozyten und Gewebsmastezellen) gefragt. Bei den lymphatischen Zellen wurde besonders Wert auf die Plasmazelle gelegt. Zu den histologischen Strukturen des lymphatischen Gewebes wurde dreimal zu den hochendothelialen Venulen (HEV) gefragt, ansonsten zur Histologie von Milz und Thymus.

4.1.1 Einleitung

Praktisch überall im Körper trifft man Zellen des hämatopoetischen und lymphatischen Systems an. Die Aufgaben dieses Systems umfassen den **Transport von Blutgasen**, die **Infektabwehr**, die **Regulierung von Entzündungsreaktionen** und die **Unterstützung bei der Geweberegeneration.** Im Gegensatz zu anderen Gewebetypen sind diese Zellen nicht fest in Gewebestrukturen verankert sondern können sich hier bewegen und im Blut zirkulieren. Dadurch liegt der Ort, an dem diese Zellen aktiv sind, oft weiter von dem ihrer Entstehung und Differenzierung entfernt.

Zu diesen funktionellen Gemeinsamkeiten kommen gemeinsame Vorläuferzellen und Bildungsorte. Man unterscheidet die **primären lymphatischen Organe,** das *Knochenmark (auch* **Ort der Hämatopoese***)* und den *Thymus,* in denen sich die lymphatischen Zellen aus Stammzellen vermehren und differenzieren, von den **sekundären lymphatischen Organen.** In Letzteren reagieren die lymphatischen Zellen auf Antigene oder andere Reize. Die sekundären lymphatischen Organe sind: *Lymphknoten, Milz* und das *mukosaassoziierte lymphatische Gewebe* (englisch: mucosa associated lymphatic tissue, MALT). Organe des MALT sind vor allem die Tonsillen, die Peyer-Plaques des Darmes und das bronchusassoziierte lymphatische Gewebe in der Lunge.

> **Merke**
>
> In den primären lymphatischen Organen Knochenmark und Thymus vermehren und differenzieren sich die lymphoiden Zellen. Die anderen lymphatischen Organe sind sekundäre lymphatische Organe, hier findet die eigentliche Immunabwehr statt.

Die Zellen des lymphatischen und hämatopoetischen Systems (▶ Abb. 4.1) gehen aus **Stammzellen im Knochenmark** hervor, die zunächst noch pluripotent sind. Diese pluripotenten Stammzellen sind zur Selbsterneuerung und zur asymmetrischen Zellteilung fähig. Bei Letzterer behält eine Tochterzelle die Stammzelleigenschaften, wohingegen die andere Tochterzelle irreversibel zelllinienspezifische Eigenschaften für die spätere Differenzierung ausbildet. Zunächst werden dabei Vorläuferzellen gebildet, die entweder eine lymphatische oder eine myeloische (von griechisch Myelos, gemeint ist das Knochenmark und somit die Hämatopoese oder Blutbildung) Differenzierung aufweisen. Aus diesen Zellen gehen wiederum Vorläuferzellen mit einer weiter spezialisierten Zelllinien-Differenzierung hervor (siehe Schema). Die myeloischen Zellen verbleiben zur weiteren Differenzierung im Knochenmark.

▶ 4.1 Hämatopoetisches ▶ 4.1.2 Blutbildung und Knochenmark

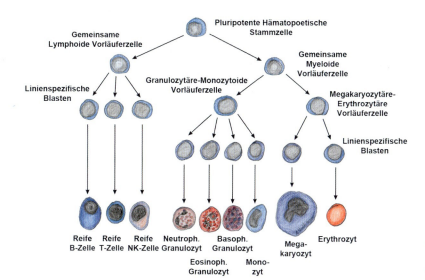

Abb. 4.1 Schema Differenzierung der hämatopoetischen und lymphatischen Zellen.

4.1.2 Blutbildung und Knochenmark

4.1.2.1 Aufbau des Knochenmarks

Die Blutbildung des Fetus findet zunächst im Dottersack und Körperstiel (megaloblastische oder mesoblastische Phase) statt. Ab der 6. Schwangerschaftswoche verlagert sie sich in die Leber und ab der 7. Woche etabliert sie sich auch in der Milz (hepatolienale Phase). Zunächst enthalten auch die reifen Erythrozyten noch Zellkerne; erst in der hepatolienalen Phase bilden sich die typischen kernlose Erythrozyten aus. Ab der 14. Schwangerschaftswoche wird schließlich im **Knochenmark** Blut gebildet, zunächst in allen Knochen, später überwiegend in der Wirbelsäule und den flachen Knochen: Brustbein und Beckenknochen, die die üblichen Lokalisationen für die diagnostische Probengewinnung für Knochenmark sind, und Schädelknochen, der aus verständlichen Gründen nur selten biopsiert wird. In den übrigen Knochen wird das blutbildende Mark (**rotes Knochenmark,** nach der Farbe der Zellen der Blutbildung) zunehmend durch Fettmark (**gelbes Knochenmark,** nach der Farbe des Fettgewebes) ersetzt. Auch in Wirbelsäule und flachen Knochen geht der Anteil der Blutbildung mit zunehmendem Lebensalter zurück. Sind bei der Geburt die Markräume noch komplett mit blutbildenden Zellen ausgefüllt (▶ Abb. 4.2), so sind sie im Erwachsenenalter (▶ Abb. 4.3) noch etwa zur Hälfte und im Senium nur noch zu einem noch geringeren Teil mit diesen Zellen besiedelt.

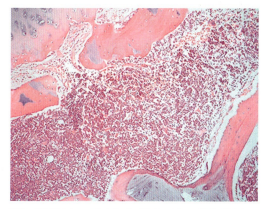

Abb. 4.2 Knochenmark beim Dreijährigen: fast vollständige Ausfüllung der Markräume durch hämatopoetische Zellen, Fettmark ist kaum zu erkennen. Die Knochenbälkchen zeigen deutliche Um- und Anbauzeichen des wachsenden Organismus. (HE).

Wird jedoch die Blutbildung im Knochenmark gestört, so kann es auch beim Erwachsenen zu einer Wiederbesiedlung der Röhrenknochen sowie der Milz und der Leber mit Hämatopoesezellen kommen.

Im **roten Knochenmark** werden die Zellen der **Granulo-, Monozyto-, Erythro-** und **Megakaryopoese** aus Stammzellen gebildet und die reifen Zellformen bzw. die Zellbestandteile (Thrombozyten, Fragmente von Megakaryozyten) an das Blut abgegeben.

Mikroskopische Anatomie

Die Menge des roten Knochenmarks macht ca. 2,3 % des Körpergewichts aus.
Ein Teil der **Lymphopoese** findet ebenfalls im Knochenmark statt.
Die Hämatopoese ist von einer spezialisierten Umgebung **(microenviroment)** abhängig, von der sie mit parakrinen und endokrinen Wachstumsfaktoren versorgt wird.
Im roten Knochenmark finden sich auch **Stromazellen** und **Sinusoide**. Im Stroma liegen spezialisierte fibroblastische Zellen, die retikulären oder adventitiellen Zellen, die ein feines retikuläres Stützgerüst für die Hämatopoese ausbilden. Die Sinusoide sind erweiterte Bluträume mit einer dünnen Endothelschicht, durch die die reifen Zellen bzw. Zellbestandteile (Thrombozyten) in das Blut abgegeben werden.

4.1.2.2 Granulozytopoese

In der **Granulozytopoese** (▶ Abb. 4.4) differenzieren sich drei Zellreihen: **neutrophile, eosinophile** und **basophile** Granulozyten. Unter physiologischen Bedingungen dominieren die neutrophilen Granulozyten (▶ Abb. 4.5) und ihre Vorläuferzel-

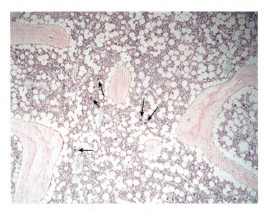

Abb. 4.3 Knochenmark beim Erwachsenen: etwa die Hälfte der Markraumfläche von Hämatopoesezellen eingenommen. Man erkennt in der Übersicht die optisch leeren Fettzellen und im roten Knochenmark die größten Zellen, die Megakaryozyten (→), sowie die blutgefüllten Sinusgefäße. (Giemsa-Färbung, Hartschnitttechnik mit Kunststoffeinbettung).

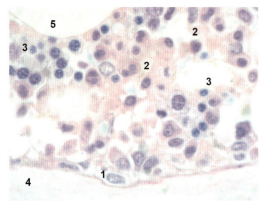

Abb. 4.5 Peritrabekuläre Lagerung der unreifen granulopoetischen Zellen an den
Knochenbälkchen (1) und zu den Markräumen hin die reiferen Formen mit
Kernsegmentierung (2)
Vorläuferzellen der Erythropoese (3)
Knochen (4)
Fettmark (5) (Giemsa, Hartschnitttechnik mit Kunststoffeinbettung).

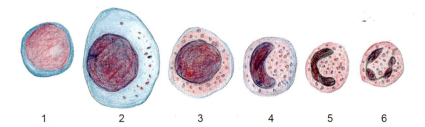

Abb. 4.4 Schema der Ausreifung der neutrophilen Granulozytopoese, von links nach rechts:
1 Myeloblast mit unreifem feingliedrigem Chromatin und leicht basophilem Zytoplasma
2 Promyelozyt mit mehr kondensiertem Kernchromatin und reichlich Zytoplasma, in dem sich die Granula auszubilden beginnen (nach den Megakaryozyten die größte Zelle der Blutbildung)
3 Myelozyt mit reiferem, noch rundem Kern und Zytoplasma mit mehr Granula
4 Metamyelozyt mit gebogenem, breitem Kern
5 stabkerniger neutrophiler Granulozyt mit schmalerem gebogenem Kern und reifen Granula
6 reifer neutrophiler Granulozyt mit segmentiertem Kern.

len. Sie machen ca. ¾ der kernhaltigen Knochenmarkszellen aus; die Zellen der eosinophilen Reihe kommen auf bis zu 3 % und die der basophilen Reihe auf bis zu 1 % (der Rest besteht aus Zellen der anderen Blutbildungsreihen, Lymphopoese und Stroma). Unreife Zellen der Granulopoese lagern sich typischerweise in der Nähe der Knochentrabekel und um Markraumgefäße an, die reiferen Zellen liegen mehr in der Mitte der Markräume.

Im Laufe der Ausreifung, die bei den neutrophilen Granulozyten 10 bis 14 Tage dauert, verändert sich das Kernchromatin von einer feingliedrigen Textur mit blassen Nukeoli zu dichterem, gröberem und dunklerem Chromatin. Gleichzeitig beginnen sich im Zytoplasma der Zellen verschiedene Granula darzustellen. Dies sind zum einen **azurophile Granula,** die u. a. lysosomale Hydrolasen, Defensine und Myeloperoxidasen beinhalten, zum anderen **sekundäre (spezifische) Granula,** in denen sich u. a. Lysozym, Kollagenasen und Laktoferrin befinden. Die Granula dienen der antimikrobiellen Aktivität der Granulozyten, besonders der Phagozytose von Bakterien. In ungefärbten Zellen erscheinen die Granula leicht grünlich, sie geben dem Eiter, der überwiegend aus zerfallenden neutrophilen Granulozyten besteht, seine grünlich-gelbliche Färbung.

4.1.2.3 Erythropoese

Die Zellen der **Erythropoese** (▶ Abb. 4.6) bilden typischerweise markraumzentrale Kolonien, die **Erythrone.** Dabei gruppieren sich die noch kernhaltigen erythropoetischen Vorläuferzellen häufig um einen Histiozyten, die sog. **Ammenzelle** (▶ Abb. 4.7), die sie mit Eisen und anderen wichtigen Bestandteilen für die Zelldifferenzierung versorgt. Zwischen der ersten definierten Zelle der Erythropoese, dem Pro-Erythroblast, und dem Erythrozyten liegen 3 bis 5 Mitoseteilungen – mit zunehmendem Verlust der Zellorganellen, zunehmender Ausreifung des Zytoplasmas, und daraus resultierenden Färbeeigenschaften, sowie Kondensation des Kernchromatins und schließlich die Ausstoßung des Kerns. Wesentlich für die Aktivierung der Erythorpoese ist das Hormon Erythopoetin, das überwiegend in den Nieren, zu einem geringen Teil auch in Leber und anderen Organen synthetisiert wird. Es bindet an den Erythropoetinrezeptor von erythropoetischen Vorläuferzellen, deren Differenzierung es stimuliert. Bei Schädigung der Nieren kann es aufgrund eines Erythropoetinmagels zu einer Anämie, der renalen Anä-

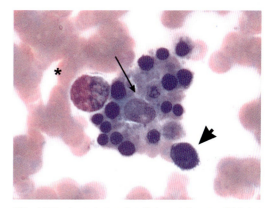

Abb. 4.7 Erythron mit zentralem Histiozyten (Ammenzelle) (→) und umgebend Erythroblasten, rechts unten ein Pro-Erythroblast (▶), links eosinophiler Promyelozyt (Stern). (Knochenmarkausstrich, Pappenheim).

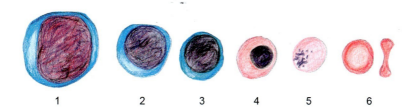

Abb. 4.6 Schema der Reifung der Erythropoese, von links nach rechts:
1 Pro-Erythroblast, die größte Zelle der Erythropoese, mit rundlichem dunklem Kern und basophilem Zytoplasma
2 basophiler Erythroblast
3 polychromatischer Erythroblast oder Normoblast
4 orthochromatischer Erythroblast oder Normoblast
5 Retikulozyt mit noch Resten von Zellorganellen, die nur in der Spezialfärbung (Brilliantkresyblau) erkennbar sind und ein mehr oder weniger netzartiges Muster abgeben (daher der Name, nicht zu verwechseln mit den Retikulumzellen des Bindegewebes)
6 Erythrozyt ohne Kern und Organellen (Aufsicht und Profil).

Mikroskopische Anatomie

mie, kommen. Erythropoetin als Medikament wird zur Therapie dieser Anämieform und weiterer Anämieformen (Tumoranämie und Anämie nach Chemotherapie) eingesetzt. Dass es auch missbräuchlich zur Leistungssteigerung im Sport eingesetzt wird, ist kaum zu übersehen.

> **Merke**
>
> **Retikulozyten** enthalten noch Reste von Zellorganellen und bilden die Vorstufe der Erythrozyten, nicht zu verwechseln mit den Retikulumzellen des Bindegewebes.

4.1.2.4 Megakaryozytopoese und Thrombozytopoese

Die **Megakaryozyten** (▶ Abb. 4.8) (auch Knochenmarksriesenzellen) sind die größten Zellen im Knochenmark und deshalb leicht zu erkennen. Sie gehen aus Megakaryoblasten hervor, die etwas größer als die Myeloblasten sind. Diese Zellen tragen Rezeptoren für das in Leber und Niere gebildete Thrombopoetin auf ihrer Oberfläche. Unter dessen Einfluß reifen die Megakaryoblasten in etwa 10 Tagen zu Megakaryozyten aus. Durch Endomitose (▶ Kapitel 2.7) werden die Kerne größer und enthalten einen vielfachen, nicht selten einen 32- bis 64-fachen Chromosomensatz. Das Zytoplasma reift zu der Grundstruktur der **Thrombozyten** (Blutplättchen) aus. Hiervon werden thrombozytengroße Abschnitte abgeschnürt. Sobald der Megakaryozyt ausgereift ist erfolgt die Fragmentierung. Die so entstandenen Thrombozyten werden ins Blut abgegeben. Übrig bleiben die Kerne, die man immer wieder fast ohne Zytoplasma zwischen den Hämatopoesezellen findet.

4.1.2.5 Monozytopoese und Lymphopoese im Knochenmark

Monoblasten der **Monozytopoese** sind morphologisch kaum von den Myeloblasten der Granulopoese zu unterscheiden. Sie differenzieren über Promonozyten zu Monozyten aus, die in den Blutstrom abgegeben werden. Von dort wandern sie in das Gewebe ein und reifen weiter zu Makrophagen und anderen Phagozytosezellen.

Alle **lymphatischen Vorläuferzellen** stammen letztlich aus dem Knochenmark. Bei den **B-Zellen** vollzieht sich hier auch noch ein weiterer Abschnitt der Differenzierung, bevor sie in die sekundären lymphatischen Organe, in erster Linie in die Lymphknoten, auswandern. Besonders bei kleinen Kindern sieht man gelegentlich Verbände aus unreifen B-Zellen, die Hämatogonen. Die **T-Zell-Vorläufer** verlassen früher das Knochenmark und proliferieren und differenzieren sich ganz überwiegend im Thymus. Ausgereift kehren die T-Zellen wieder in das Knochenmark zurück. Besonders im Rahmen von Entzündungen kann man auch Lymphfollikel im Knochenmark finden. Auch zeigt das Knochenmark je nach immunologischer Situation mehr oder weniger **Plasmazellen,** meist in perikapillärer Lagerung, und Makrophagen. Diese phagozytieren die apoptotischen Zellbestandteile (einschließlich der ausgestoßenen Erythrozytenkerne) und speichern Eisen für den Aufbau des Hämoglobins.

> **Merke**
>
> Das Knochenmark besteht aus Fett und dem blutbildenden Mark. In Letzterem werden Erythrozyten, Granulozyten, Monozyten, lymphatische Vorläuferzellen und Thrombozyten gebildet.

> **Klinik**
>
> Bei einer akuten myeloischen Leukämie (▶ Abb. 4.09) ist die Ausreifung der granulopoetischen Zellen auf einer niedrigen Stufe gestoppt. Typischerweis wird das Knochenmark mit unreifen Vorläuferzellen ausgefüllt und die eigentliche Hämatopoese verdrängt.

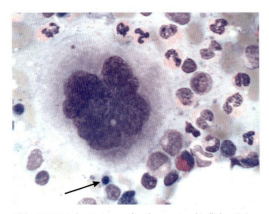

Abb. 4.8 Megakaryozyt, umgebend von unterschiedlichen Reifungsstadien der Granulopoese und einem Normoblast, direkt unter dem Megakaryozyten (→). (Knochenmarksaustrich, Pappenheim).

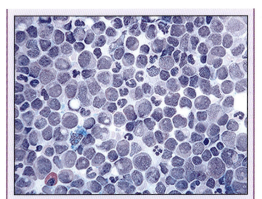

Abb. 4.9 Je nach Reifestadium, das von den leukämischen Zellen erreicht wird, ist die Differenzierungsrichtung zu erkennen, wie hier bei einer akuten myeloischen Leukämie mit Ausreifung, bei der die Granula der myeloischen Differenzierung zu erkennen sind. Eine vollständige Differenzierung zu Granulozyten findet in den neoplastischen Zellen, die hier die ganz überwiegende Zahl der Zellen ausmachen, nicht mehr statt. Man sieht nur noch einzelne Zellen der ausreifenden Granulopoese aus der nicht neoplastischen, ortsständigen Hämatopoese. (Ausstrichpräparat vom Knochenmark, Pappenheim-Färbung).

4.1.3 Blut

4.1.3.1 Einleitung
Beim Erwachsenen finden sich etwa 4,5 l Blut im Kreislaufsystem. Dieses ist zusammengesetzt aus dem **Blutplasma** und den **Blutzellen**, diese wiederum sind die **Erythrozyten** (rote Blutkörperchen), die **Leukozyten** (weiße Blutzellen) und die **Thrombozyten** (Blutplättchen).

4.1.3.2 Blutplasma
Das Blutplasma enthält in einer wässrigen Lösung die Plasmaproteine und Elektrolyte. Unter den Plasmaproteinen sind besonders wichtig das **Albumin**, das in der Leber gebildet wird und den größten Anteil ausmacht. Es dient vornehmlich der Regelung des osmotischen Drucks; des Weiteren das **Fibrinogen**, das auch in der Leber gebildet wird. Als größtes Plasmaprotein (340 kD) stellt es die lösliche (monomere) Vorstufe des bei der Gerinnung entstehenden (polymeren) Fibrins dar. Daneben sind die von den Plasmazellen produzierten Antikörper als wichtige Plasmaproteine zu benennen.

4.1.3.3 Rote Blutzellen
Die Masse der Blutzellen stellen die **Erythrozyten.** Sie sind die kern- und organellenlosen Endstufen der Erythropoesereifung aus dem Knochenmark. Sie haben die Form von bikonkaven Scheiben und sind mit dem eisenhaltigen Blutfarbstoff, dem Hämoglobin, angereichert, das dem Sauerstoff- und Kohlendioxidtransport dient. Erythrozyten sind recht gut verformbar, um durch dünne Kapillaren und gebogene Blutwege gelangen zu können. Die Verformbarkeit wird durch ein spezielles Zytoskelett gewährleistet, das durch Proteine (Spektrin und Ankyrin) in der Zellmembran verankert ist. Die Zirkulationsdauer der Erythrozyten im Blut liegt bei ca. 120 Tagen. Danach verlieren sie ihre Elastizität und werden in Milz und Leber abgebaut.

4.1.3.4 Weiße Blutzellen
Den größten Anteil der Leukozyten machen die **Granulozyten** (▶ Abb. 4.10) aus. Sie werden wie Thrombozyten und Erythrozyten im Knochenmark gebildet. Aufgrund ihrer typischerweise gelappten Kerne werden sie auch *polymorphkernige Zellen* genannt – im Gegensatz zu den rundlichen Kernen der Lymphozyten oder Monozyten, die *mononukleäre Zellen* genannt werden. Die Bezeichnung Granulozyt geht auf die Granula im Zytoplasma zurück und ihre Subtypisierung bezieht sich auf das Färbeverhalten dieser Granula in der üblichen Pappenheim-Färbung für Blutausstriche. Der Übertritt der Leukozyten aus dem Blutstrom in das Intersititium wird Diapedese genannt und findet im Bereich der postkapillären Venulen statt. Die Diapedese wird durch Adhäsionsmoleküle und Zytokine gesteuert und findet besonders im Rahmen von Entzündungsreaktionen statt.
Es gibt drei Typen von Granulozyten:

4.1.3.5 Neutrophile Granulozyten
Die weitaus zahlreichste Subpopulation ist die der **neutrophilen Granulozyten** (▶ Abb. 4.10). Die Kernsegmentierung ist hier Ausdruck der Zellreifung. Direkte Vorläufer, die man in geringer Zahl im Blut findet, haben noch einen länglich, gebogenen, stabförmigen Kern (die stabkernigen neutrophilen Granulozyten). Ein reifer neutrophiler Granulozyt hat üblicherweise 3–4 Kernsegmente. Bei mehr als 5 Segmenten spricht man von hypersegmentierten (überalterten) Granulozyten.

> Bei Frauen ist gelegentlich ein trommelschlegelartiges Anhängsel (drumstick) zu sehen, das einem inaktivierten X-Chromosom entspricht.

Mikroskopische Anatomie

Die feinen zytoplasmatischen Granula färben sich sowohl mit sauren als auch mit basischen Farbstoffen an (sind also neutrophil). Die sehr kleinen spezifischen (sekundären) Granula enthalten bakterizide Substanzen wie Lysozym und Laktoferrin und auch Kollagenase, die etwas größeren azurophilen (primären) Granula lysosomale Enzyme (saure Hydrolasen, Myeloperoxidase).

> Die neutrophilen Granulozyten besitzen Oberflächenrezeptoren für bakterielle Polysaccharide, Antigen-Antikörper-Komplexe und antigengebundene Komplementfaktoren. Die gebundenen Partikel werden durch Endozytose in die Granulozyten aufgenomen. Die Endozytosevesikel fusionieren dann mit den Granula, wodurch die aufgenommen Partikel in Kontakt mit den lysosomalen Enzymen und Sauerstoffradikalen kommen. Durch diesen sogenannten „respiratory burst" werden sie neutralisiert.

Ein Großteil der neutrophilen Granulozyten wird im Knochenmark gespeichert (Knochenmarksreserve). Sie werden z.B. bei einer Infektion mobilisiert, wobei es neben einer Zunahme der Zellzahl auch zu einer vermehrten Ausschwemmung von den unreiferen stabkernigen Granulozyten kommt. Man spricht dann von einer **Linksverschiebung,** weil die übliche Darstellung von Links (unreife Zellen) nach Rechts (reife Zellen) ist. Entsprechend wird ein vermehrtes Auftreten von hypersegmentierten Formen als Rechtsverschiebung beschrieben. Die Lebensdauer der neutrophilen Granulozyten beträgt im Blut bis zu 7 Stunden, im Gewebe, in das sie bei einer Entzündungsreaktion einwandern, bis zu 4 Tagen.

4.1.3.6 Eosinophile und basophile Granulozyten

Die **eosinophilen Granulozyten** (▶ Abb. 4.10) sind etwas größer als die neutrophilen und haben einen zweigelappten Kern.

> Ihre recht großen spezifischen Granula reagieren aufgrund ihres hohen Gehalts an basischen Proteinen (Major basic protein, saure Phosphatase, Arylsulfatase, Phospholipase) intensiv mit dem sauren roten Farbstoff Eosin.

Ihr Anteil an den Granulozyten des Blutes ist in der Regel nur klein, bei allergisch entzündlichen Reaktionen steigt er an. Dann kann man auch vermehrt eosinophile Granulozyten in den Schleimhäuten, besonders des Respirationstrakts, z.B. bei Asthma, finden.

Basophile Granulozyten sind etwas kleiner als neutrophile, ihr Kern ist weniger gelappt und meistens hinter dichten blau-violetten Granula verborgen. Die Granula enthalten den eosinophilen chemotaktischen Faktor, Heparin, Histamin und Peroxidase. Die Zellen ähneln den Mastzellen des Bindegewebes.

4.1.3.7 Lymphozyten und Monozyten

Lymphozyten sind etwa so groß wie Erythrozyten. Sie haben einen runden Kern und einen schmalen, basophilen Zytoplasmasaum. Die meisten Lymphozyten befinden sich nicht im Blut, sondern in den lymphatischen Organen und im Bindegewebe, von denen aus sie in das Blut austreten und zirkulieren, und in das sie in der Regel wieder zurückkehren. Man unterscheidet B-, T- und NK-Zellen (▶ Kap. 4.143 und ▶ Kap. 4.153).

> **Lymphozyten** benötigen zur Endotheldurchwanderung das Oberflächenmolekül L-Selektin.

Etwa 10–15 % der lymphoiden Zellen werden von natürlichen Killerzellen ausgemacht.

Die **Monozyten** (▶ Abb. 4.10) sind etwas größer als die Erythrozyten und haben einen unregelmäßig geformten Kern sowie mehr Zytoplasma. Sie bleiben, nachdem sie im Knochenmark gebildet wurden, ebenfalls nur kurz im Blut. Sie wandern von dort in verschiedene Organe aus und können sich zu langlebigen Zellen des **mononukleären Phagozyten-Systems** entwickeln mit jeweils Spezialisierungen in den unterschiedlichen Gewebetypen (Histiozyten/Gewebsmakrophagen im Bindegewebe, Alveolarmakrophagen in der Lunge, Mikroglia im zentralen Nervensystem, Von-Kupffer-Zellen in der Leber, Osteoklasten im Knochen, Hofbauerzellen in der Plazenta).

4.1.3.8 Thrombozyten

Thrombozyten (▶ Abb. 4.10) oder Blutplättchen sind deutlich kleiner als die Erythrozyten, linsenförmig und meist dunkler angefärbt. Sie sind kernlose Zytoplasmaabschnürungen der Megakaryozyten.

Zentral, im sogenannten **Granulomer** befinden sich dichte δ-Granula, die Serotonin, Histamin, Adenosinphosphat und Kalzium enthalten, und helle α-Granula, in denen sich u.a. Von-Willebrand-Faktor, Fibronektin, platelett derived growth factor (PDGF) und Thombospondin befinden. Ferner befinden sich hier glattes Endoplasmatisches Retikulum, Glykogen, Lysosomen mit hydrolytischen Enzymen, und einzelne Mitochondrien. Umgeben wird das Granulomer vom **Hyalomer,** das keine Granula, dafür aber Mikrotubili und kontraktile Filamente enthält.

Die Blutplättchen dienen der primären (vorläufigen) Blutungsstillung: Bei einem Endotheldefekt eines Blutgefäßes kommt es zu einer Adhäsion der Thrombozyten und Bildung eines Thrombus. Darauf folgt die Aggregation, die Verhärtung, des Thrombus. Hierzu werden Speichergranula der Thrombozyten ausgeschüttet. In einem dritten Schritt wächst das Aggregat zu einem hämostatischen Pfropf, der den Defekt abdichtet.

Wenn die Thrombozyten nicht verbraucht werden zirkulieren sie bis zu 10 Tage im Blut und werden schließlich in der Milz abgebaut.

4.1.3.9 Normwertetabellen für die Blutzellen

> **Merke**
>
> Die Normwerte für das Blut zu kennen ist im Studium und vor allem in der ärztlichen Praxis essentiell.

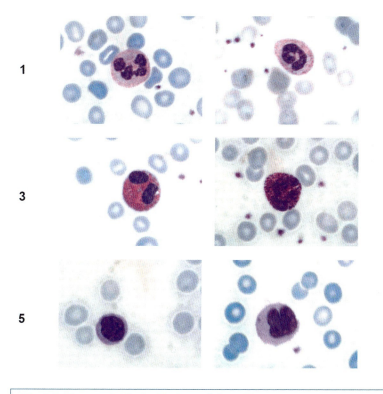

Abb. 4.10 Leukozyten im peripheren Blut
1 Neutrophiler Granulozyt, hier mit 4 Kernsegmenten und schwach erkennbaren Granula
2 Stabkerniger neutrophiler Granulozyt, der bis auf die Kernform der Zelle unter (1) gleicht
3 Eosinophiler Granulozyt, etwas größer als der neutrophile mit reichlich rot-eosinophilen Granula und typischerweise zweigelapptem Kern
4 Basophiler Granulozyt mit dichten violetten Granula, die den Kern fast vollständig verdecken
5 Lymphozyt mit rundlichem Kern und schmalem Zytoplasmasaum
6 Monozyt, größer als der Lymphozyt mit unregelmäßig geformtem Kern und mehr, leicht bläulichem Zytoplasma.

Tab. 4.1 Normwertetabelle für das periphere Blut

Bezeichnung	Abkürzung	Bedeutung	Normalwert	Einheit
Hämatokrit	HK	Anteil der Zellen am Blutvolumen	40–50	%
Hämoglobin	Hb	Menge des Hämoglobin-Proteins	12–17	g/dl
Mittleres korpuskuläres Volumen	MCV	Volumen der Erythrozyten	80–98	fl
Mittlere korpuskuläre Hämoglobin-Konzentration	MCHC	Hämoglobin pro Erythrozyt	28–33	pg

Die Werte können von Labor zu Labor leicht unterschiedlich sein. in der Regel haben Frauen etwas niedrigere Werte als Männer.

Mikroskopische Anatomie

Tab. 4.2 Normale Zellzahlen im peripheren Blut

Zellart	Zellzahl Prozentwert		Zellzahl absolut	
Leukozyten insgesamt	100	%*	4.000–10.000	/µl
Neutrophile Granulozyten	40–70	%*	3.000–7.000	/µl
Stabkernige Neutrophile	3–6	%*	200–600	/µl
Eosinophile Granulozyten	1–5	%*	50–400	/µl
Basophile Granulozyten	0–1	%*	15–50	/µl
Monozyten	3–7	%*	300–500	/µl
Lymphozyten	20–45	%*	2.000–4.500	/µl
Erythrozyten			4.600.000–5.900.000	/µl
Retikulozyten	1–14	0/00**		
Thrombozyten			150.000–40.000	/µl

* bezogen auf die Gesamtzahl der Leukozyten, **bezogen auf die Gesamtzahl der Erythrozyten

Klinik

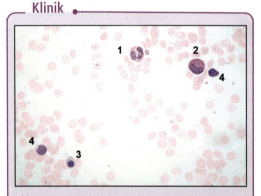

Abb. 4.11 Bei Störung der Knochenmarksstruktur, besonders bei Metastasen oder Markraumfibrose im Rahmen hämatologischer Erkrankungen, kann es neben der Störung der Erythrozytenmorphologie auch zum vermehrten Austritt von unreifen Zellen der Hämatopoese in das Blut kommen, man spricht dann von einem leukoerythroblastischen Blutbild. Oben atypischer segmentkerniger Neutrophiler mit nur einer Kerneinfurchung **(1)**, oben weiter rechts Metamyelozyt **(2)**, unten halb links Normoblast **(3)**, rechts und links außen jeweils Lymphozyten **(4)**. (Blutausstrich nach Pappenheim).

Klinik

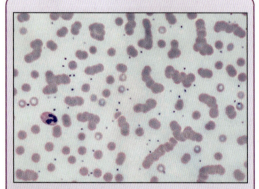

Abb. 4.12 Bei einer Störung der Eiweißstoffe im Blut können sich auch dessen Fließeigenschaften verändern. Hier liegt ein Tumor des lymphatischen Systems (Morbus Waldenström) vor, dessen Zellen vermehrt Immunglubuline produzieren (meist IgM), die zu einer Erhöhung der Viskosität des Blutes und zu einer Zusammenlagerung der Erythrozyten im Ausstrichpräparat, der sogenannten „Geldrollenbildung", geführt hat. Links im Bild noch ein stabkerniger neutrophiler Granulozyt. (Blutausstrich nach Pappenheim).

4.1.4 Thymus

4.1.4.1 Einleitung

Der Thymus ist ein paarig angelegtes Organ im vorderen Mediastinum. Er besteht aus einer epithelialen Komponente, die aus der 3. Schlundtasche hervorgeht, und einer lymphatischen Komponente, die durchweg aus **T-Zellen** besteht. Das Organ wächst bis zur Pubertät (▶ Abb. 4.13) auf ein Gewicht von bis zu 40 g. Danach folgt die Involution des Thymus, das heißt immer mehr Gewebeanteile werden durch reifes Fettgewebe ersetzt, wobei eine Restfunktion des Thymus erhalten bleibt (▶ Abb. 4.14).

Der Thymus ist von einer dünnen bindegewebigen Kapsel umgeben, von der aus Septen in das Organ ziehen und es in Läppchen gliedern. Unterhalb der Kapsel liegt der dunklere **Cortex** (Rinde), der einen dichteren Besatz aus T-Zellen aufweist (und deshalb dunkler ist als die zentral liegende hellere **Medulla,** Mark).

4.1.4.2 Histomorphologie

Im **Cortex** sammeln sich die **T-Lymphoblasten** (Thymozyten), **Makrophagen** und **spezialisierten Epithelzellen** (▶ Abb. 4.15). Diese Epithelzellen formen mit langen Fortsätzen das Zytoretikulum. Sie haben neben einer stützenden auch eine regulierende Funktion und sondern Hormone ab, die das Wachstum der Thymozyten beeinflussen (Thymopoetin, α-Thymosin, Thymolin, thymic humoral factor). Sie werden ihrerseits durch Lymphokine (IL-1, IL-2) beeinflusst.

Auch in der **Medulla** bilden die Thymusepithelien retikuläre Verbände, die hier weniger stark von Thymozyten besetzt sind und deshalb heller erscheinen.

> In der Medulla findet man auch in mehreren konzentrischen, zwiebelschalenartigen Lagen angeordnete Epithelien, die **Hassal-Körperchen.** Sie zeigen eine plattenepitheliale Differenzierung mit gelegentlicher Verhornung.

Die **Blut-Thymus-Schranke** wird von dem kontinuierlichem Endothel der Kapillarwände, einer sehr dünnen perikapillären Bindegewebsschicht sowie einer geschlossenen Schicht aus Thymusepithelzellen gebildet. Diese verhindert das Eindringen von Antigenen aus dem Blutfluss. In der Medulla fehlt diese Barriere, hier können die Antigene eindringen und die reifen T-Zellen können von hier aus den Thymus verlassen und gelangen in das Bindegewebe und die lymphatischen Organe.

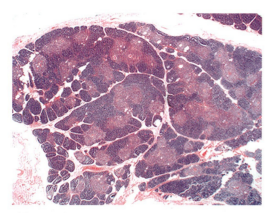

Abb. 4.13 Thymus beim 7-jährigen. Gut erkennbar sind Cortex und hellere Medulla. Kaum Fettgewebe eingelagert. (HE).

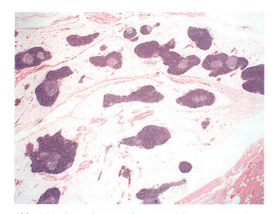

Abb. 4.14 Thymus beim 42-jährigen. Auch hier zonale Gliederung von Cortex und Medulla. Reichlich eingelagertes Fettgewebe. (HE).

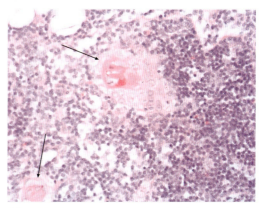

Abb. 4.15 Thymus. Unterschiedlich dichter Zellbesatz von Rinde (rechts) und Mark (links); zwei Hassalsche Körperchen (→). (HE).

Mikroskopische Anatomie

4.1.4.3 T-Zell-Differenzierung und -Selektion

Im Thymus findet die **T-Zell-Differenzierung** und **-Selektion** statt. Aus dem Knochenmark und der fetalen Leber eingewanderte T-Lymphoblasten sammeln sich zunächst im Cortex, wo sie stark proliferieren und nach ihrer Toleranz gegen Autoantigene sowie ihrer Fähigkeit zur Bindung an MHC-Moleküle selektiert werden. Dabei gehen mehr als 95 % der T-Zellen zugrunde bzw. in die Apoptose und nur ein kleiner Teil gelangt schließlich in den Blutfluss. Von dort verteilen sie sich in das Bindegewebe und die sekundären lymphatischen Organe.

- **T-Helferzellen** (CD4+) produzieren Zytokine, die die Differenzierung von B-Zellen in Plasmazellen bewirken. Auch aktivieren sie Makrophagen und zytotoxische T-Zellen und unterstützen Entzündungsprozesse. Bei HIV-Infekt werden T-Helferzellen durch das Retrovirus zerstört, was die Patienten anfällig für opportunistische Infektionen macht.
- **Zytotoxische T-Zellen** (CD8+) sind in der Lage fremde oder virusinfizierte Zellen abzutöten. Dies geschieht etweder durch Freisetung von Perforin, einem Enzym, das in der Lage ist Löcher in die Membran der Zielzelle zu setzen, oder durch Induktion von Apoptose in der Zielzelle.
- **Regulatorische T-Zellen** (CD4+, CD25+) vermitteln Immuntoleranz, halten die Immuntoleranz gegenüber körpereigenen Antigenen aufrecht und unterdrücken überschießende Immunantworten.
- **Natürliche Killerzellen** (NK-Zellen) weisen keine charakteristischen B- oder T-Zell Marker auf. Ihren Namen verdanken sie der Fähigkeit ohne vorherige Stimulation virusinfizierte Zellen, Tumorzellen oder transplantiertes Gewebe anzugreifen.

> **Merke**
> Im Thymus findet die T-Zell Differenzierung und -Selektion statt. Er besitzt eine Rinde und ein Mark. Histologisch gut zu erkennen sind meist die Hassalschen Körperchen.

> **Klinik**
> Unter physiologischen Bedingungen findet man im Thymus nur T-Lymphozyten. Im Rahmen von Störungen des Immunsystems, besonders bei Autoimmunerkrankungen, kann der Thymus auch von B-Zellen besiedelt werden; typischerweise findet man dieses Reaktionsmuster bei der Myasthenia gravis (▶ Abb. 4.16), hier kann eine frühzeitige Thymektomie den Krankheitsverlauf günstig beeinflussen.

> **Lerntipp**
>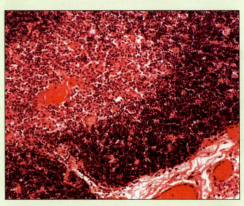
> [T407]
> **Thymus:** Rinde → Thymozyten (sehen ähnlich wie kleine Lymphozyten aus)
> **Mark** → zwiebelschalenartige Hassall-Körperchen

Abb. 4.16 Lymphofollikuläre Hyperplasie des Thymus. Im Mark findet man Sekundärfollikel (→) (siehe unten) mit Mantelzone. In der Umgebung sind Rinde und Mark erhalten, einzelne Hassalsche Körperchen. (HE).

▶ 4.1 Hämatopoetisches   ▶ 4.1.5 Lymphknoten

4.1.5 Lymphknoten

4.1.5.1 Einleitung

Der Erwachsene besitzt mehrere hundert bis über tausend Lymphknoten (▶ Abb. 4.17). Man findet sie an verschiedenen Stellen des Körpers, meist im Bereich großer Gefäße, dem Abfluss- bzw. Hilusbereich der Organe sowie den proximalen Abschnitten von Extremitäten und Hals. Sie haben eine rundliche Form und sind unter physiologischen Bedingungen wenige Millimeter bis etwa 1 cm groß, selten größer.

4.1.5.2 Histomorphologie

Nach außen wird der Lymphknoten von einer relativ dicken Kapsel begrenzt, die unvollständig sein kann und aus der Trabekel in das Innere des Lymphknotens (▶ Abb. 4.18) ziehen. Unter der Kapsel liegt der Randsinus, in den die afferenten Lymphgefäße münden. Vom Randsinus erstrecken sich die Marksinus in die Tiefe des Lymphknotens und münden schließlich im Lymphknoten-Hilus in ein efferentes Lymphgefäß. Der Randsinus wird von Makrophagen und Endothelien ausgekleidet, wobei Letztere im Verlauf zum Hilus immer weniger werden.

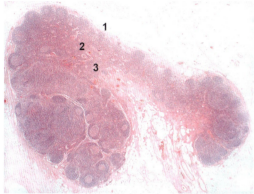

Abb. 4.17 Lymphknoten Übersicht, zonale Gliederung. (HE)
1 Cortex
2 Paracordex
3 Medulla

> **Klinik**
>
> Mit der Lymphe angeschwemmte Fremdstoffe und Zellen erreichen zuerst das Sinussystem des Lymphknotens. Hier breiten sich auch lymphogen metastasierte Tumorzellen (▶ Abb. 4.19) zuerst aus.

Hämatopoetische und lymphatisches System

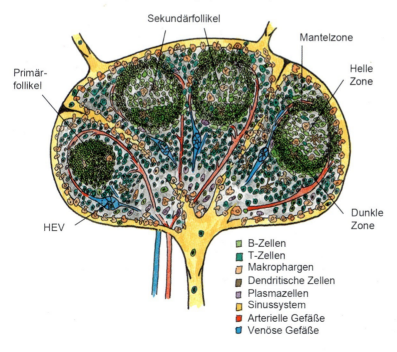

Abb. 4.18 Schema Aufbau Lymphknoten.

Mikroskopische Anatomie

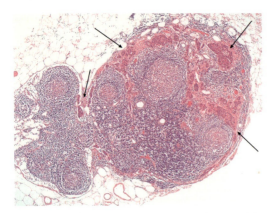

Abb. 4.19 Lymphknotenmetastasen eines Magenkarzinoms (→), mit Ausbreitung im Randsinus und Marksinus. (HE).

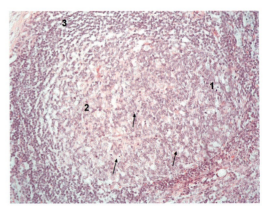

Abb. 4.21 Keimzentrum mit dunkler (1) und heller (2) Zone sowie Sternhimmelmakrophagen (→). Umgebend die Mantelzone (3), stets der dunkelste, weil zelldichteste Anteil des Lymphfollikels bzw. des Lymphknotens (HE). (▶ Abb. 2.19 zur Proliferation der Zellen im Keimzentrum).

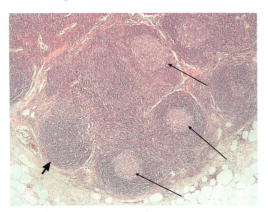

Abb. 4.20 Primärfollikel (▶) und Sekundärfollikel (→) (Detail von Bild oben). Bei letzteren deutlich erkennbar die Mantelzone. (HE).

Randsinus hin orientiert, unterscheiden. In der dunklen Zone findet man vor allem proliferierende Zentroblasten und sogenannte Sternhimmel-Markophagen (▶ Abb. 4.21) (deren Phagozytoseprodukte wie Sterne im [himmel-]weiten Zytoplasma verteilt sind). In der hellen Zone befinden sich vor allem Zentrozyten. Zwischen den lymphoiden Zellen befinden sich die follikulären dendritischen Zellen, die mit ihren langen Zytoplasmafortsätzen eine Rolle bei der Antigenpräsentation spielen (▶ Abb. 4.22).

Klinik

Beim follikulären Lymphom liegt eine Translokation (14;18) vor, die zu einer Überexpression des bcl2-Gens führt, das vor Apoptose schützt. Die von diesem Lymphom ausgebildeten neoplastischen Follikel ahmen zwar reaktive Lymphfollikel (▶ Abb. 4.23) nach, weisen jedoch kaum Apoptosen auf und die Sternhimmel-Makrophagen fehlen (weil kaum Apoptosen vorkommen), auch liegt keine Differenzierung in helle und dunkle Zone mehr vor und die Mantelzone fehlt meist.

Unterhalb des Randsinus liegt der **Cortex** (Rinde), in dem sich die ganz überwiegend mit B-Zellen besetzten **Lymphfollikel** befinden. **Primäre Follikel** sind unstimulierte Follikel aus naiven (noch ohne Antigenkontakt) B-Zellen und B-Gedächtniszellen (▶ Abb. 4.20).
Sekundäre Follikel sind der Ort der antigenabhängigen Differenzierung der B-Zellen. Zentral liegen die **Keimzentren,** die schon in der Übersicht als helle kreisförmige bis ovale Strukturen zu erkennen sind, und von der dunkleren **Mantelzone** „ummantelt" werden. Hier findet man noch naive B-Zellen und B-Gedächtniszellen. Um diese liegt eine meist unscheinbare **Marginalzone** mit B-Gedächtniszellen und langlebigen Plasmazellen. In einem gut dargestellten Keimzentrum kann man eine **dunkle Zone,** die in Richtung Paracortex liegt, und eine **helle Zone,** die sich zum

Um die Follikel, die ganz überwiegend aus B-Zellen bestehen, liegen die **interfollikulären Areale** mit vermehrt **T-Zellen**. Beide Areale bilden den **Cortex.**
Unterhalb des Cortex liegt der **Paracortex.** Hier findet man überwiegend **T-Zellen,** aber auch **interdigitierende Retikulumzellen,** die mit ihren Fort-

▶ 4.1 Hämatopoetisches ▶ 4.1.5 Lymphknoten

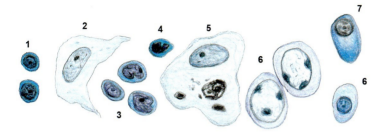

Abb. 4.22 Zellen im Lymphfollikel:
1 Mantelzellen: Rundlicher Kern, wenig Zytoplasma
2 Follikuläre dendritische Zelle (FDC), helles Zytoplasma, relativ großer Kern
3 Zentrozyten: größer als Mantelzellen, hellere Kerne, häufig gefaltet oder eingekerbt (cleaved cells)
4 T-Zelle unregelmäßiger Kern, variables Zytoplasma
5 Sternhimmelmakrophage: reichlich Zytoplasma mit Phagozytoseprodukten
6 Zentroblasten: großer rundlicher Kern, hell mit meist randständigen Nukleoli, helles Zytoplasma
7 Plasmazelle: rundlicher, exzentrisch gelegener Kern, dunkel, gelegentlich Radspeichenstruktur, perinukleäre Aufhellung
8 Marginalzonenzelle (monozytoide Form) reichlich relativ helles Zytoplasma.

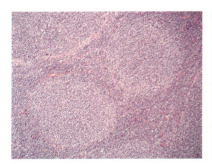
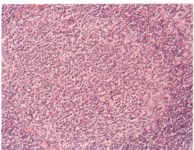

Abb. 4.23 Neoplastischer Lymphfollikel bei follikulärem Lymphom, ohne Sternhimmel-Makrophagen, ohne Unterteilung in helle und dunkle Zone und ohne Mantelzone. Die Proliferation ist deutlich geringer als im physiologischen Sekundärfollikel. (HE).

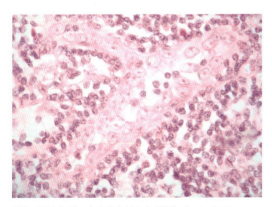

Abb. 4.24 Hochendotheliale Venole (HEV) mit prominenten hoch aufgebauten Endothelien, zentral mit Lymphozyten, die teilweise die Wand durchwandern. (HE).

sätzen den T-Zellen Antigene präsentieren, und B-Zellen.

Im Paracortex befinden sich die **hochendothelialen Venolen (HEV)** (▶ Abb. 4.24) die mit ihrem spezialisierten, ungewöhnlich hoch aufgebauten Endothel der Rückkehr von ausgeschwemmten Lymphozyten in die Lymphknoten dienen. Man findet die HEVs auch in anderen lymphatischen Organen wie Tonsillen oder Peyer-Plaques, nicht aber in der Milz.

Zum Hilus hin schließt sich die **Medulla** an, sie besteht aus den Marksträngen mit einem Gemisch aus B- und T-Zellen sowie Plasmazellen, Makrophagen und dem Marksinus.

Mikroskopische Anatomie

> **Lerntipp**
>
> Beliebte Bilder zum lymphatischen System:
>
>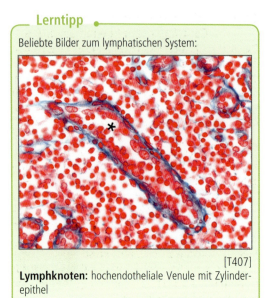
>
> [T407]
>
> **Lymphknoten:** hochendotheliale Venule mit Zylinderepithel

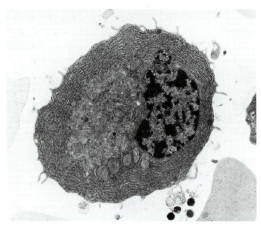

Abb. 4.25 Elektronenmikroskopiebild Plasmazelle. Man erkennt den exzentrisch gelegenen Kern mit randlich kondensiertem Chromatin und das reichliche raue Endoplasmatische Retikulum, in dem die Antikörper produziert werden (▶ Kap. 3.2.9 Freie Zellen im Bindegewebe) [F491].

4.1.5.3 B-Zell-Differenzierung im Lymphfollikel

Wenn naive **B-Zellen** (unter T-Zell Vermittlung) einen Antigenkontakt erfahren, transformieren sie zu extrafollikulären **B-Blasten**. Diese wiederum wandern in einen Primärfollikel und setzen die Proliferation des Keimzentrums in Gang. Das primäre Keimzentrum wird durch diesen Vorgang in ein sekundäres Keimzentrum umgewandelt. Proliferierende **Zentroblasten** werden zu **Zentrozyten**. B-Zell-Klone, deren Immunglobuline gut zu dem Antigen passen, werden bei der Proliferation bevorzugt; sie differenzieren sich weiter zu Gedächtniszellen, die in den Mantel auswandern, oder in Plasmazellen. Diese verlassen den Follikel und wandern in das Knochenmark, in die Milz oder direkt in das Gewebe, das dem Antigen exponiert ist, aus. B-Zellen, deren Immunglobuline nicht gut zu dem Antigen passen, gehen in die Apoptose und werden von den **Sternhimmel-Makrophagen** phagozytiert.

In Abhängigkeit von Antigentyp und Gewebetyp kann die Differenzierung zu **Plasmazellen** (▶ Abb. 4.25) auch aus anderen B-Zell-Subpopulationen erfolgen. Die Plasmazellen produzieren die Immunglobuline und stellen das *terminale Differenzierungsstadium der B-Zelle* dar.

4.1.5.4 Antigen-Antikörperbildung und Präsentation

Antikörper sind Glykoproteine die zur Gruppe der Immunglobuline gehören. Sie werden an das Blut abgegeben und gelangen von da wieder in das Gewebe, werden mit Drüsensekret abgegeben (Speicheldrüsen, Brustdrüse) oder gelangen auf mukosale Oberflächen. Die Antikörper bestehen aus zwei identischen Leichtketten (kappa oder lambda), und zwei identischen Schwerketten, die durch Disulfidbrücken und nichtkovalente Kräfte aneinander in einer Y-ähnlichen Struktur gebunden sind – an den kurzen Schenkeln des Y lagern sich die leichten Ketten an die schweren Ketten. Gegenüber, am langen Ende des Y, lagern sich die schweren Ketten aneinander und enden in der Fc-Region. Die ersten 110 Amminosäuren variieren sehr stark im Bereich der leichten und schweren Ketten. Der Abschnitt an den kurzen Schenkeln wird variable Region genannt. Die Antigenbindungsstelle besteht aus den variablen Regionen einer leichten und einer schweren Kette.

Die Antikörper dienen unter anderem dazu Zellen und zellfreie Antigne zu binden und zu verklumpen, um sie zu neutralisieren. Phagozytosezellen wie Granulozyten oder Makorphagen haben Fc-Rezeptoren auf ihrer Oberfläche, was die Phagozytose von mit Antikörpern besetzten Mikroorganismen erheblich effizienter macht. Antigen-Antikörper-Komplexe können zudem das Komplementsystem aktivieren. C3 des Komplementsystems gelangt dann auf die Mikroorgansimen, wo es wiederum die Phagozytose vermittelt. Diese Erleichterung der Phagozytose wird als **Opsonierung** bezeichnet, die Antikörper und die Komplementfaktoren, die daran beteiligt sind, sind die Opsonine. Auf der Oberfläche von Immunzellen gelegene Antikörper dienen als Rezeptoren für Antigene und starten im Falle der Antigen-Bindung Zellfunktionen.

4.1.5.5 Immunglobuline

Die Immunglobuline werden in verschiedene Klassen eingeteilt:

Immunglobulin G (IgG) ist ein Monomer des Antikörpers. Es macht unter physiologischen Bedingungen etwa ¾ der Serumimmunglobuline aus. Als einziges Immunglobulin kann es die Plazentaschranke durchdringen.

IgM macht etwa 10 % der Immunglobuline im Serum aus. Es kommt gewöhlich in Pentameren (aus fünf Antikörpern) vor, die an ihrer Fc-Region miteinander verbunden sind. Membranständige IgM-Moleküle werden zusammen mit IgD an der Oberfläche von B-Zellen gefunden. IgM dient hier als Rezeptor für spezifische Antigene; dessen Stimulierung bewirkt eine B-Zell-Proliferation und Differenzierung zu Plasmazellen.

IgA wird vor allem von Plasmazellen produziert, die in der Lamina propria der Luftwege, des Verdauungssystems und des Urogenitaltraktes liegen. Das Immunglobulin wird in dimerer oder trimerer Form an die Oberfläche abgegeben. Es ist recht resistent gegenüber einem enzymatischen Abbau und schützt die Schleimhautoberflächen vor einer Proliferation von Mikroorganismen.

IgE kommt wie IgG als Monomer vor. Seine Fc-Region bindet bevorzugt an die Oberfläche von Mastzellen und basophilen Granulozyten. Bindet es hier an ein Antigen, wird die Freisetzung von biologisch aktiven Substanzen wie Histamin, Leukotrienen und Heparin aus den Zellen bewirkt. Ein Überschießen dieses Mechanismus bewirkt eine allergische Reaktion.

> **Merke**
>
> Der Lymphknoten gliedert sich in Cortex, Paracortex und Medulla. Im Cortex liegen die Lymphfollikel, in denen bei Antigenstimulation die B-Zell-Proliferation stattfindet. Im Paracortex liegen die HEVs und T-Zell-Areale.

4.1.5.6 Exkurs: Major Histocompatibility Complex und Antigenpräsentation

Der Major Histocompabilty Complex (MHC) (das deutsche „Haupthistokompatibilitätskomplex" oder „Hauptgewebeverträglichkeitskomplex" ist kaum gebräuchlich) umfasst eine Gruppe von Genen die für Proteine auf der Zelloberfläche kodieren. Diese Proteine sind für immunologische Zell- und Gewebeerkennung wichtig. Jedes Individuum besitzt seinen eigenen Satz aus MHC-Genen und damit auch an Proteinen, der sich von denen aller anderen Individuen unterscheidet (außer bei eineiigen Zwillingen).

> Jede Körperzelle (außer Erythrozyten und Trophoblasten) besitzt MHC Klasse I Proteine. Antigenpräsentierende Zellen haben Proteine der MHC Klasse II.

MHC I Moleküle formen mit zytosolischen Proteinen Komplexe. So werden unter anderem auch Virusproteine, an MHC I Moleküle gebunden, auf der Zelloberfläche präsentiert.

Peptide, die an MHC II Moleküle gebunden werden, werden meist vorher durch Endozytose in die antigenpräsentierende Zelle aufgenommen und in Lysosomen degradiert. Auf diese Weise werden z. B. Bakterien nach Phagozytose in Fragmente zerlegt. Die Lysosomen fusionieren mit dem Golgi-Apparat, dessen Membran MHC II Moleküle enthällt. Die Moleküle aus den Lysosomen formen Komplexe mit den MHC II Molekülen und gelangen wiederum an die Zelloberfläche.

Diese Oberflächenpräsentation von Peptiden mit MHC-Molekülen wird Antigenpräsentation genannt. T-Zellen interagieren mit diesen präsentierten Antigenen. Handelt es sich um Komplexe aus MHC I Molekülen und zelleigenen Proeinen, so werden die Zellen als zum Organismus gehörig erkannt. Enthalten die Komplexe neben MHC I Molekülen Virusantigene, Tumorstrukturen oder auch fremde MHC I Moleküle von transplantierten Geweben, so werden die Zellen als fremd erkannt.

Die Komplexe die die antigenpräsentierenden Zellen mit den MHC II Molekülen auf der Zelloberfläche ausbilden beinhalten meist interalisierte Fremdproteine. Antigenpräsentierende Zellen findet man in lymphatischen Organen in Form von dendritische Zellen (nicht zu verwechseln mit den dendritischen Zellen des Nevensystems), Makrophagen und B-Zellen, an Schleimhautoberflächen und der Haut, wo sie als Langerhanszellen bekannt sind. Die Komplexe aus Fremdprotein und MHC II Molekülen werden von T-Helfer-Zellen erkannt,

Mikroskopische Anatomie

die ihrerseits B-Zellen zur Differenzierung und zur Antikörperproduktion stimulieren und Makrophagen veranlassen das präsentierte Fremdprotein zu phagozitieren.

4.1.6 Milz

4.1.6.1 Einleitung

Die Milz (▶ Abb. 4.26) liegt im linken Oberbauch und ist unter physiologischen Bedingungen zwischen 150 und 250 g schwer. Nicht selten gibt es versprengtes Milzgewebe in Form von einer oder mehrer Nebenmilzen im Bauchraum.

4.1.6.2 Histomorphologie

Die Milz besitzt eine feste Kapsel, die oberflächlich von dem Mesothel des Peritoneums überzogen wird (▶ Abb. 4.27). Von der Kapsel ziehen bindegewebige Trabekel in das Organ.

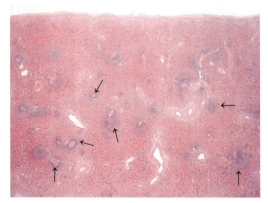

Abb. 4.26 Milz Übersicht: oben die vom Peritoneum überzogene Kapsel, einzelne Trabekel sind erkennbar. Überwiegend sieht man rote Pulpa, in der die Lymphfollikel der weißen Pulpa (→) liegen. (HE).

> Die **weiße Milzpulpa,** die etwa ¼ des Milzvolumens ausmacht, ist an den Trabekelgefäßen angelagert und besteht im wesendlichen aus lymphoiden Zellen. In den **periarteriellen Lymphscheiden (PALS),** um zentral liegende Zentralarterien und -arteriolen, lagern sich T-Zellen an. Die B-Zellen dominieren in den **Lymphfollikeln** vom primären oder sekundären Typ (**Malpighi-Körperchen**) entsprechend den Lymphfollikeln im Lymphknoten – mit dem Unterschied, dass in der Milz die **Marginalzone deutlich ausgeprägt** ist (▶ Abb. 4.28). Hier findet sich in einem Netzwerk aus retikulären Fibroblasten eine Zellpopulation aus Marginalzonenzellen, dendritischen Zellen und Makrophagen.

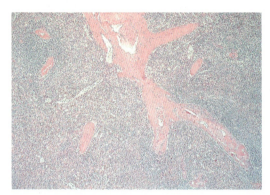

Abb. 4.27 Rote und weiße Pulpa mit Trabekel- und Zentralarterien. (HE).

Die restlichen ¾ des Milzvolumens werden von der **roten Pulpa ausgemacht** (▶ Abb. 4.29, ▶ Abb. 4.30). Das **Sinussystem** der roten Pulpa ist komplex mit vielen untereinander verbundenen Strukturen aufgebaut. Es wird von spezifischen Endothelien, den **Littoralzellen,** ausgekleidet und weist longitudinale Spalten auf. Seine physiologische Aufgabe ist die Filtration des Bluts und Entfernung überalteter, nicht mehr ausreichend verformbarer Erythrozyten.

Dazwischen liegen die **Pulpastränge** (Billroth-Stränge) mit einem stützenden Netzwerk aus retikulären Zellen und Fasern, besetzt mit B- und T-Zellen sowie Plasmazellen.

Die Gefäßversorgung besteht aus der **Milzarterie,** die sich in 4 oder 5 Äste aufspaltet. Diese wiederum verzweigen sich in die Balken- oder Trabekel-

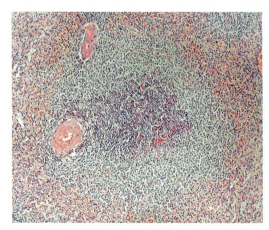

Abb. 4.28 Lymphfollikel (Malpighi-Körperchen) mit prominenter Marginalzone (heller) um den inneren Teil des Follikels (dunkler). Links am Rand zwei Zentralarterienäste, umgebend die rote Pulpa. (HE).

▶ 4.1 Hämatopoetisches   ▶ 4.1.6 Milz

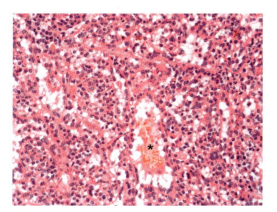

Abb. 4.29 Rote Milzpulpa mit weiten Sinus (Stern) und Pulpasträngen. (HE).

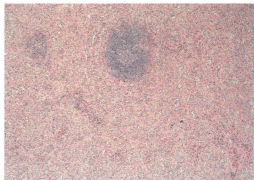

Abb. 4.31 „Fibroadenie" der Milz mit Zunahme der roten Pulpa gegenüber der weißen Pulpa. (HE).

> **Merke**
>
> Die Milz besteht aus einer weißen Pulpa mit lymphatischem Gewebe und einer roten Pulpa, die der Filtration des Blutes dient. Sie hat dafür ein spezialisiertes Sinussystem.

> **Klinik**
>
> Bei chronischer Blutstauung des Blutabflusses der Milz, meist bei Leberzirrhose oder Rechtsherzinsuffizienz, kommt es neben einer Fibrose von Kapsel und Stroma zu einer Ausweitung der Sinus und damit zu einer Zunahme der roten Pulpa mit einer Erhöhung des Organgewichts nicht selten über 500 g. Da das histologische Bild (entfernt) an Drüsen erinnert, hat sich hierfür der Begriff der „Fibroadenie" eingebürgert (▶ Abb. 4.31).

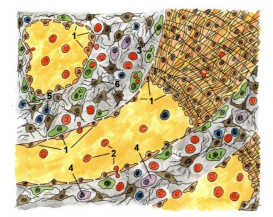

Abb. 4.30 Schema rote Milzpulpa: Längsorientierte Sinusendothelien (Littoralzellen, **1**) kleiden die Sinusgefäße aus, zwischen ihnen bestehen Lücken, durch die die Erythozyten (**2**) in das Sinuslumen eintreten. Makrophagen (**3**) phagozytieren überalterte Eyrthrozyten und z. B. auch Bakterien. Die Pulpastränge beherbergen noch Plasmazellen (**4**), Lymphozyten (**5**) und natürlich die Retikulumzellen (**6**), die mit ihren Fasern das Grundgerüst der Milz bilden.

arterien mit gut ausgebildeter glattmuskulärer Media. Die sich anschließenden **Zentralarterien** und -arteriolen liegen in der Pulpa und werden von lymphoiden Zellen umscheidet (liegen zentral in dem lymphatischen Gewebe). Aus diesen wiederum gehen die einzelnen Arterien zu den Lymphfollikeln oder Arterienbüscheln, den **Pinselarterien**, ab. Diese enden schließlich als Kapillaren in der roten **Milzpulpa** (*offene Zirkulation*) oder im **Milzsinus** (*geschlossene Zirkulation*): Das weitlumige Sinussystem macht einen großen Teil der roten Pulpa aus, es mündet in Pulpavenen die wiederum in die Trabekelvenen einmünden.

> **Lerntipp**
>
>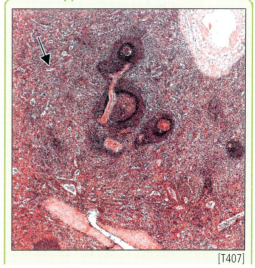
>
> [T407]

Mikroskopische Anatomie

> **Milz:** rote Pulpa → weiße Pulpa → periarterielle Lymphscheide (PALS), Lymphfollikeln, Marginalzone

4.1.7 Mukosaassoziiertes lymphatisches Gewebe

4.1.7.1 Einleitung

An Schleimhäuten des Respirations- und des Verdauungstrakts, die bevorzugt Antigenkontakt ausgesetzt sind, finden sich vermehrt intra- und subepitheliale Ansammlungen von lymphoiden Zellen sowie auch dendritische Zellen und antigenpräsentierende Zellen. Häufig sind diese Zellen in charakteristischen Strukturen angeordnet; sie bilden im Bereich des Darmes die **Peyer-Plaques** sowie im oberen Respirationstrakt die **Tonsillen** und im unteren das **peribronchiale lymphatische Gewebe**. Diese Strukturen werden als **mukosassoziiertes lymphatisches Gewebe (englisch: mucosa-associated lymphoid tissue, MALT)** zusammengefasst. Dieses Gewebe umfasst mehr als die Hälfte des gesamten lymphatischen Gewebes beim Menschen. Man findet hier die typischen Follikelstrukturen und parafollikuläres lymphatisches Gewebe wie im Lymphknoten, auch hochendotheliale Venolen kommen vor. Ein Randsinus oder Marksinus fehlt jedoch, was die Unterscheidung vom Lymphknoten erleichtert. Häufig sieht man Lymphozyten in das darüber liegende Epithel einwandern (Diapedese), daher auch die Bezeichnung als „lymphoepitheliales" Gewebe.

4.1.7.2 Tonsillen

Die Oberfläche der Tonsillen weist von Epithel ausgekleidete Einsenkungen aus. Hier findet man Zelldetritus, Entzündungszellen und häufig auch Bakterien, insbesondere Aktinomyces.
Die beiden **Gaumenmandeln** (Tonsilla palatina) befinden sich beiderseits am Eingang zum Rachen vor dem vorderen und dem hinteren Gaumenbogen (▶ Abb. 4.32). Sie werden von mehrschichtigem Plattenepithel ohne Verhornung überdeckt und weisen bis zu 1 cm tiefe Krypten auf, in denen sich in der Regel Entzündungszellen und Zelldetritus sowie Aktinomyceskolonien befinden. Randlich findet man kleine meist muköse Speicheldrüsen und Skelettmuskelfasern.

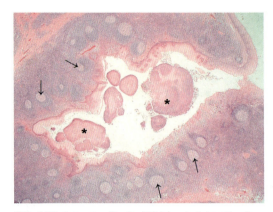

Abb. 4.32 Gaumentonsille mit reichlich lymphatischem Gewebe mit Ausbildung von Sekundärfollikeln (→) mit zur Oberfläche weisenden „Kappen", entsprechend einer verdickten Mantelzone, und überliegend dem ortsständigen mehrschichtigem Plattenepithel. Im Kryptenlumen Bakterienkolonien (Aktinomyces) (Stern). (HE).

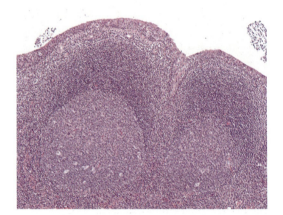

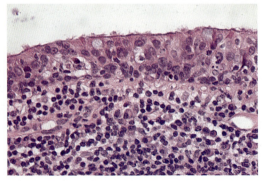

Abb. 4.33 Rachenmandel mit sekundärem Lymphfollikel mit heller und dunkler Zone und darüber liegendem respiratorischem Epithel mit Einwanderung von Lymphozyten. (HE).

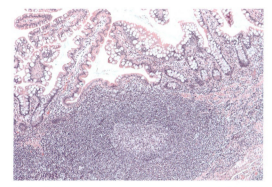

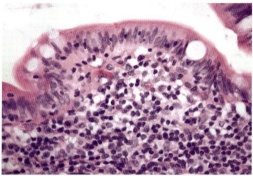

Abb. 4.34 Peyer-Plaques im Dünndarm mit fokaler vermehrt Lymphozyten im Epithel, die sich in den Taschen der M-Zellen befinden. (HE).

Die **Zungenmandel** (Tonsilla lingualuis) liegt am Zungengrund. Auch sie wird von mehrschichtigem nichtverhornendem Plattenepithel überzogen. Ihre Krypten stehen weit auseinander mit bindegewebigen Zwischenräumen und sind relativ flach. In sie münden die mukösen Glandulae linguales.
Die **Rachenmandel** (Tonsilla pharyngealis) liegt am Dach der oberen Rachenetage (▶ Abb. 4.33).

Die Oberfläche ist gefaltet, ohne eigentliche Krypten. Im Gegensatz zu den übrigen Tonsillen besteht die Oberfläche aus respiratorischem Epithel. Unter der Kapsel liegen die ortsständigen seromukösen Drüsen.

4.1.7.3 Peyer-Plaques

Im gesamten Dünn- und Dickdarm finden sich mukosaassoziiert Lymphfollikel, die sich im terminalen Ileum zu den **Peyer-Plaques verdichten** (▶ Abb. 4.34).

> Diese liegen gegenüber dem Mesenterialansatz in der Mukosa und Submukosa und können bis zu einigen Zentimetern groß werden.

Zwischen dem Lymphfollikel und der Darmoberfläche liegt meist eine Schicht aus T-Zellen, Makrophagen, dendritischen Zellen und Plasmazellen, der sog. **Dom**. Das überliegende Domepithel besteht zu 10–15 % aus spezialisierten Zellen, den **M-Zellen,** mit apikal ausgebildeten Mikrofalten (M steht für microfold). Basolateral besitzen diese Zellen weite Taschen für Lymphozyten Makrophagen und dendritische Zellen. Die M-Zellen präsentieren diesen Zellen die antigenen Strukturen aus dem Darm und lagern sie in ihren Taschen ein. Die normalen Enterozyten sind an der immunologischen Reaktion nicht wesentlich beteiligt.

Merke

Im MALT-System werden Lymphfollikel wie im Lymphknoten ausgebildet. Die lymphatischen Strukturen des MALT-Systems sind jeweils von ortstypischer Schleimhaut überkleidet.

Tab. 4.3 Differenzialdiagnose des lymphatischen Gewebes

	Kapsel	Randsinus	Lymphfollikel	Läppchengliederung	Besonderheiten
Knochenmark	-	-	(+)	-	Knochentrabekel Hämatopoesezellen
Thymus	+	-	-	+	Hassalsche Körperchen, Gliederung in Rinde und Mark
Lymphknoten	+	+	+	-	
Milz	+	-	+	-	Blutreiche rote Pulpa, peritonealer Überzug

Mikroskopische Anatomie

Tab. 4.3 Differenzialdiagnose des lymphatischen Gewebes (Forts.)

	Kapsel	Randsinus	Lymphfollikel	Läppchen-gliederung	Besonderheiten
Gaumenmandel	+	-	+	+	unverhorntes Plattenepithel, tiefe Krypten
Zungenmandel	+	-	+	+	unverhorntes Plattenepithel, flache, weit auseinanderstehende Krypten
Rachenmandel	+	-	+	(+)	Respiratorisches Epithel, keine richtigen Krypten
Peyer-Plaques	-	-	+	-	Überliegendes epithel enthält spezialisierte Zellen (M-Zelle)

4.2 Herz und Gefäße
Sven Bastian Wilhelm

IMPP-Hits
In diesem Kapitel sind die histologischen Abbildungen besonders zu beachten. Das IMPP legt Wert auf die histologische Unterscheidung zwischen Arterie und Vene.

4.2.1 Entwicklung von Herz und Gefäßen

Die Anteile des Herzens entstehen aus dem **Mesoderm**. Im extraembryonalen Mesoderm entwickeln sich aus **Hämangioblasten** Blutinseln, die dem Mesenchym der Dottersackwand entstammen. Neben Blutzellvorläufern bringen sie **primitive Gefäßschläuche** aus Endothelzellen hervor, die mit aus **Angioblasten** des intraembryonalen Mesoderms (paraaxialem bzw. Splanchnopleuromesoderm) entstandenen Gefäßschläuchen anastomosieren. Die Muskulatur dieser Gefäßschläuche rekrutiert sich aus Myoblasten entweder ebenfalls aus dem Mesoderm oder im Kopf- und Halsbereich aus der Neuralleiste. Lymphgefäße entstehen aus 6 primären Lymphsäckchen.

4.2.2 Das Herz

4.2.2.1 Einleitung
Das Herz ist ein muskuläres Hohlorgan durch dessen rhythmische Kontraktionen das Blut über den **kleinen Kreislauf** zu den Lungen und über den **großen Kreislauf** in den Körper gepumpt wird. Auf diesem Weg versorgt es die Organe mit den notwendigen Nährstoffen und dem lebensnotwendigen Sauerstoff. Dabei unterscheidet man bei den Gefäßen Venen und Arterien. Arterien führen das Blut vom Herzen weg und Venen transportieren es zum Herzen zurück. Dabei ist es unerheblich, wie hoch die Sauerstoffsättigung des Blutes im Gefäß ist. Nebenbei ist das Herz auch ein endokrines Organ, welches den ANF (atrialer natriuretischer Faktor) bildet.

4.2.2.2 Histomorphologie
Die Herzwand gliedert sich in 3 Schichten (Endo-, Myo- und Epikard):

- Das **Endokard** bildet die innere Wandschicht, kleidet die Herzhöhlen (Kammern [= Ventrikel] und Vorhöfe [= Atrien]) aus und bedeckt die Herzklappen, Sehnenfäden und Papillarmuskeln. Es besteht aus Endothel und der darunter liegenden subendothelialen Bindegewebsschicht aus kollagenen und elastischen Fasern. Beide Schichten setzen sich in die Intima der Blutgefäße fort. Es folgt das subendokardiale Bindegewebe, das mit dem Myokard verbunden ist und Blutgefäße, Nerven sowie Fasern des **Reizleitungssystems** enthält.
- Das **Myokard** bildet die dickste Wandschicht und besteht aus zwei Teilen. Der größere Anteil besteht aus Kardiomyozyten, die der Kontraktion dienen (**Arbeitsmyokard**). Diese sind durch End-zu-End-Verbindungen an den **Glanzstreifen** zu einem funktionellen Synzytium verbunden. Den kleineren Teil bilden die Kardiomyozyten, die der Erregungsbildung und -leitung dienen und somit für die koordinierte Kontraktion verantwortlich

sind. Das Bindegewebe des Myokards steht mit dem Bindegewebe des Endo- und Epikards in Verbindung. Es wird als **Endomysium** bezeichnet und führt die zu den Kardiomyozyten parallel verlaufenden Kapillaren. Diese sind zahlenmäßig in etwa so häufig wie die Kardiomyozyten selbst.
- Das **Epikard** besteht aus Mesothel, einer bindegewebigen Schicht und einer subepikardialen Fettschicht. Es überzieht als seröse Haut die Außenfläche des Herzens. Die Reibung des Herzens wird durch die Lage im Perikard (Herzbeutel) herabgesetzt.

Weitere strukturelle und funktionelle Besonderheiten des Herzens:
- **Herzskelett:** Dabei handelt es sich um eine Platte aus straffem kollagenem Bindegewebe, die bis auf eine Ausnahme (akzessorische Leitungsbahnen, His-Bündel) das Myokard der Atrien und Ventrikel vollständig voneinander trennt und damit auch elektrisch voneinander isoliert. Es ist darüber hinaus der Ursprung des Arbeitsmyokards. An vier verstärkten Faserringen (**Anuli fibrosi**) innerhalb des Herzskeletts sind die Herzklappen befestigt.
- **Herzklappen:** Sie sind vom Endothel überzogen und enthalten viel kollagenes Bindegewebe mit elastischen Fasern. Die Herzklappen sind gefäß- und muskelfrei. Eine Ausnahme davon bilden die randständigen Zonen der Atrioventrikularklappen. Unterschieden werden die **Segel**- und die **Taschenklappen**. Die Segelklappen befinden sich zwischen den Vorhöfen und den Kammern. Zwischen dem linken Vorhof und der linken Kammer liegt die **Mitralklappe** mit 2 Segeln. Die **Trikuspidalklappe** befindet sich mit ihren 3 Segeln zwischen rechtem Vorhof und rechter Kammer. Die Taschenklappen mit jeweils 3 Taschen befinden sich an der Ausflussbahn (rechts die **Pulmonal**- und links die **Aortenklappe**).

> **Klinik**
> Kommt es durch eine Entzündung der Herzklappen zur venösen Insuffizienz so staut sich in der Folge das Blut in die Peripherie (Extremitäten) zurück. Eine dauerhafte Aufweitung der Venen bezeichnet man als Krampfadern (Varizen).

- **Erregungsbildungssystem und -leitungssystem:** Es wird von modifizierten Kardiomyozyten gebildet. Die Zellen sind arm an Mitochondrien und Myofibrillen, dafür aber reich an Glykogen, was sie bereits lichtmikroskopisch von Zellen des Arbeitsmyokards unterscheidbar macht. Sie sind in der Lage elektrische Impulse in Form von Erregungen autonom auszulösen sowie weiterzuleiten und koordinieren die zeitlich und räumlich geordnete Kontraktion des Herzens. Das Erregungsbildungssystem und -leitungssystem beginnt mit dem **Sinusknoten,** dem Schrittmacher, von dem die Kontraktionsimpulse ausgehen und auf das Arbeitsmyokard des Vorhofs übertragen werden. Die Impulse durchlaufen dann das Myokard und erreichen den **Atrioventrikularknoten (AV-Knoten),** der die Erregungen weiter zum **His-Bündel (AV-Bündel),** der einzigen muskulären Verbindung zwischen Vorhöfen und Kammern, leitet. Bei Ausfall des Sinusknotens ist der AV-Knoten in der Lage eine Eigenfrequenz von 40 Schlägen/Minute zu generieren. Durch die retrograde Erregung der Vorhöfe bleibt eine koordinierte Kontraktion des Herzens jedoch aus. Über das His-Bündel wird die Erregung an die **Tawara-Schenkel** weitergegeben, von denen einer im rechten und zwei im linken Ventrikel bis zur Herzspitze verlaufen. Dort pflanzt sich die Erregung auf die **Purkinje-Fasern** fort, die das Arbeitsmyokard der Papillarmuskeln und der Wand erregen.

Dabei erfolgt die Weiterleitung der Impulse über Gap junctions. Das vegetative Nervensystem mit Sympathikus und Parasympathikus kann sowohl positiv wie auch negativ auf die Erregungsleitungsgeschwindigkeit, Kontraktionskraft und Schlagfrequenz des Myokards einwirken.

- **Hormone:** Einige im Vorhof liegende Kardiomyozyten sind in der Lage, ein Hormon, das **atriale natriuretische Peptid (ANP),** zu sezernieren. Durch Dehnung der Vorhöfe wird das ANP durch Exozytose aus den Granula freigesetzt und führt durch Vasodilatation und eine verstärkte renale Ausscheidung von Na^+-Ionen (Natriurese) zu einer Volumenentlastung des Herzens. Im Kammermyokard findet sich ein ähnliches Peptidhormon, das **Brain natriuretic peptide (BNP),** das bei Herzinsuffizienz erhöht ist.

> **Klinik**
> **Stenosen** (Verengungen der Durchflussbahn) der Herzklappen führen zu einer Behinderung des Blutstroms und können in davor liegenden Bezirken des Herzens in einer **konzentrischen Hypertrophie** des Myokards resultieren. **Insuffizienzen** (Schlussunfähigkeiten) der

Mikroskopische Anatomie

> Klappen führen hingegen zu einer Volumenbelastung vorgelagerter Bezirke und bewirken hier eine **dilatative Hypertrophie**.

> **Cave**
> Der Von-Willebrand-Faktor wird in den Weibel-Palade-Granula der Endothelzellen auf Vorrat gespeichert.

4.2.3 Blutgefäße

4.2.3.1 Einleitung

Zu den Blutgefäßen zählen die Arterien, die Kapillaren und die Venen. Die Arterien führen das sauerstoffreiche Blut aus dem Herzen über die Arteriolen zum Kapillarnetz. Hier finden der Gas- und Stoffaustausch statt. Das nun sauerstoffarme Blut fließt über Venolen und Venen wieder zum Herzen zurück. Die Arteriolen, Kapillaren und Venolen gehören der Mikrozirkulation bzw. der Endstrombahn an.

4.2.3.2 Histomorphologie

Alle Blutgefäße haben histomorphologische Strukturen gemeinsam. Dazu zählen:

- **Endothel**, ein alle Gefäße auskleidendes einschichtiges Plattenepithel. Zwischen den einzelnen Endothelzellen finden sich **Tight junctions, Gap junctions und Zonulae adhaerentes,** die diese verbinden und den Durchtritt von Plasmabestandteilen verhindern. Daneben reguliert es die Gefäßweite, indem es gefäßverengende (z. B. Endothelin) sowie gefäßerweiternde (z. B. Stickstoffmonoxid [NO]) Mediatoren sezerniert. Des weiteren wirkt es durch Bildung des Von-Willebrand-Faktors an der Blutgerinnung mit.
- **Glatte Muskulatur** als mittlere Schicht
- **EZM**, bestehend aus Kollagenfasern, elastischen Fasern und Proteoglykanen

Die Blutgefäße (außer denen der Mikrozirkulation) zeigen eine Wand aus folgenden Schichten (▶ Abb. 4.35):

- **Tunica intima (Intima):** Diese luminal gelegene Schicht besteht aus einschichtigem plattem Epithel (Endothel), welches einer Basallamina aufsitzt und subendothelialem Bindegewebe mit Fibroblasten, Abwehrzellen und glatten Muskelzellen.
- **Tunica media (Media):** Sie besteht aus zirkulär verlaufenden glatten Muskelzellen und von diesen gebildeter EZM.
- **Tunica adventitia (Tunica externa, Adventitia):** Diese äußere Schicht besteht hauptsächlich aus kollagenem (Typ I ≥ III) und elastischem Bindegewebe. In ihr finden sich in wechselnder Dichte **Vasa vasorum,** die der Ernährung größerer Gefäße dienen, und postganglionäre Axone des vegetativen Nervensystems
  - Aufgrund der Wanddicke der großen Gefäße (100 µm bis 2 mm [Aorta]) ist ein Nährstofftransport von der Lumenseite aus unmöglich. Dieser erfolgt über die Vasa vasorum die ihr Kapillarnetz in der Tunica adventitia aufspannen und bis in die Media reichen. Dabei sind die Vasa vasorum in Venen stärker ausgeprägt als in Arterien.

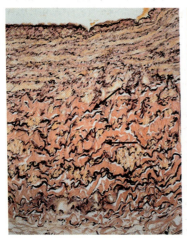
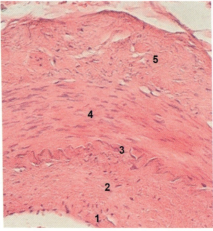

Abb. 4.35 Lichtmikroskopische Gegenüberstellung des Wandaufbaus einer Arterie (HE) (→ Membrana elastica interna) und einer Vene (Elasticafärbung) (→ Membrana elastica interna) [rechtes Bild: T407].
1 Endothel
2 Tunica intima
3 Lamina elastica interna
4 Tunica media
5 Tunica adventitia

4.2.3.3 Von der Arterie bis zur Vene

Die Arterien lassen sich aufgrund des Aufbaus der Tunica media in zwei Typen gliedern:

- **Arterien vom elastischen Typ:** Hierzu gehören die herznahen großen Arterien (Bsp. Truncus brachiocephalicus). Im peripheren Verlauf geht dieser Bautyp in den muskulären über. Die wichtigste Aufgabe ist die **Windkesselfunktion.** Durch ihre elastische Bauweise wird ein Teil des Blutvolumens, welches aus dem linken Ventrikel während der Systole stoßweise ausgeworfen wird, zurückgehalten und kontinuierlich während der Diastole an die Peripherie abgegeben. Zwischen der Intima und Media befindet sich die **Membrana elastica interna.** Die Tunica media enthält viele elastische Membranen (Elastin), wodurch sie eine gelbliche Farbe erhält, sowie dazwischen befindliche glatte Muskelzellen. Beide liegen in bis zu etwa 50–60 Schichten vor. Die **Membrana elastica externa** trennt die Tunica media von der Tunica adventitia.
- **Arterien vom muskulären Typ** sind alle übrigen Arterien. Diese zeigen den dreischichtigen Wandaufbau am deutlichsten. Ihre Intima ist meist dünner als die der Arterien vom elastischen Typ und erscheint in histologischen Präparaten aufgrund der Fixierung im kontrahierten Zustand gewellt. Die Tunica media ist hier besonders ausgeprägt und enthält 3–40 Schichten zirkulär verlaufender Muskelzellen, welche durch eine Lamina elastica interna und externa begrenzt werden. Die Arterien vom muskulären Typ dienen der Steuerung des Blutflusses zu den Organen. Dabei unterliegen sie der Kontrolle des vegetativen Nervensystems.

> **Lerntipp**
>
> Und nicht verwirren lassen: Statt den Eigennamen „V. brachialis" oder „A. carotis communis" könnte auch einfach „große" Vene/Arterie in der Antwortmöglichkeit stehen.

In den Bereichen des Endstromgebietes findet man vornehmlich folgende Gefäßarten (▶ Abb. 4.36):

- **Arteriolen:** Diese besitzen einen Durchmesser von 40–200 µm. Sie sind für die Regulierung des peripheren Widerstands zuständig und werden deshalb auch als Widerstandsgefäße bezeichnet. Ihre Tunica intima ist recht dünn, und das subendotheliale Bindegewebe kann fehlen. Die Membrana elastica interna ist lückenhaft vorhanden. Die Muskelzellen der Tunica media sind in maximal zwei Schichten angeordnet. Die Tunica adventitia besteht aus kollagenen und elastischen Fasern.

> **Lerntipp**
>
> Sehr beliebt sind Schnittbilder, auf denen man anhand der Dicke der Tunica muscularis erkennen muss, ob es sich um eine Vene oder Arterie handelt. Üben!

- Den Arteriolen folgen die **Kapillaren,** die miteinander anastomosieren. Die Kapillaren besitzen einen Durchmesser von 6–12 µm und bestehen hauptsächlich aus Endothel, Basallamina und **Perizyten.** Perizyten sitzen den Kapillaren außen auf und umgeben mit ihren langen Fortsätzen die Basallamina. Da es sich um kontraktile Zellen handelt, sind sie in der Lage, die Gefäßweite zu beeinflussen und deren Wände zu stabilisieren. Elektronenmikroskopisch lassen sich drei Kapillartypen unterscheiden (▶ Abb. 4.37):
- **Kapillaren mit Endothel vom geschlossenen Typ:** Das Endothel ist kontinuierlich ohne Unterbrechungen aufgebaut und besitzt eine durchgehende Basallamina. Vorkommen: z. B. Lunge, Skelett- und Herzmuskulatur, ZNS (ohne Plexus choroideus)
- **Kapillaren mit Endothel vom gefensterten Typ:** Das Endothel ist lückenhaft, es finden sich etwa 70 nm große Endothelfenster (intrazelluläre Poren). Dennoch weist die Basallamina keine Lü-

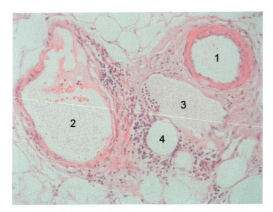

Abb. 4.36 Übersichtsbild: Kleine Arterie (**1**), Vene (**2**), Lymphgefäß (**3**) und Alveole (**4**) in der Übersicht. (HE).

Mikroskopische Anatomie

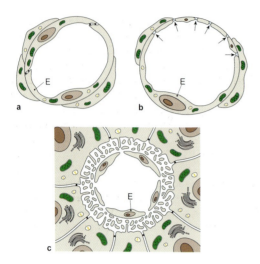

Abb. 4.37 Schemazeichnung der Kapillartypen: geschlossener Typ **(a)**, gefensterter Typ **(b)**, diskontinuierlicher Typ **(c)**; → Fenster mit Diaphragma, E Endothelzelle [L141, M562].

cken auf. Vorkommen: endokrine Organe, Niere, Darm, Plexus choroideus
- **Kapillaren mit Endothel vom diskontinuierlichen Typ:** Das Endothel zeigt offene Poren ohne Diaphragma und ohne Basallamina. Vorkommen: Knochenmark- und Milzsinus, Lebersinusoide

Mit ihrer Gesamtoberfläche von **700 m²** sowie ihrer dünnen Wandschicht und der langsamen Blutströmung ist es den Kapillaren möglich, den Gas- und Sauerstofftransport zu ermöglichen. Dieser findet entweder para- oder transzellulär statt. Da die Kapillaren durch Zellkontakte wie **Gap junctions, Tight junctions und Zonulae adhaerentes** miteinander verbunden sind, hängt der parazelluläre Weg von diesen ab. Der transzelluläre Weg ist vom Endotheltyp der Kapillaren abhängig. Das Endothel vom geschlossenen Typ ermöglicht den Durchtritt größerer Moleküle durch Vesikeln mittels Transzytose. Das Endothel vom gefensterten Typ besitzt neben der Transportmöglichkeit via zytoplasmatischer Vesikel zusätzlich Fenster mit einem Diaphragma für Wasser, Proteine und kleine gelöste Moleküle. In Leber, Milz, Knochenmark und einzelnen endokrinen Organen kommen Sinusoide vor, bei denen es sich um weitlumige diskontinuierliche Kapillaren handelt.

Die **Venolen** unterteilt man in postkapilläre und muskuläre Venolen.
- **Postkapilläre Venolen** mit einem Durchmesser von 15–30 µm ähneln im Aufbau sehr den Kapillaren, auch sie bestehen aus Endothel, Basallamina und Perizyten. Aufgrund der hier bestehenden undichten Zellkontakte ist die Permeabilität ausgeprägt.
- **Muskuläre Venolen** mit einem größeren Durchmesser von 50–100 µm besitzen einen teilweise lückenhaften Muskelzellmantel, der ein- oder zweischichtig angeordnet ist.
- Die Tunica intima der **Venen** ist i. d. R. genauso gut ausgebildet wie die der Arterien. Die Membrana elastica interna zeigt, sofern vorhanden, einen diskontinuierlichen Verlauf. Die Tunica media besteht aus nur wenigen Schichten glatter Muskelzellen, Kollagenfasern und elastischen Fasern. Es gibt auch Bereiche, in denen die Tunica media fehlt, so z. B. im Sinus durae matris (Gehirn). Die Muskelzellen verlaufen zirkulär oder longitudinal, und zwischen ihnen befindet sich mehr kollagenes Bindegewebe und elastische Fasern als in den Arterien. Die Tunica adventitia ist breiter als in den Arterien. Sie besteht hauptsächlich aus Bindegewebe und enthält weitaus mehr Vasa vasorum als die Arterien.

Klinik

Bei der **Arteriosklerose** kommt es nach einem Endothelschaden zur Bildung einer atheromatösen Plaque (v. a. aus Lipiden und glatten Muskelzellen) in der Intima großer und mittelgroßer Arterien (▶ Abb. 4.38). Dadurch entsteht eine **Stenose** (Einengung) mit **Ischämie** (Minderdurchblutung des nachfolgenden Gewebes) des Gefäßes. Bricht das Endothel über der Plaque auf, kann sich ein Thrombus ausbilden, von dem sich entweder kleine Teile lösen und in die Peripherie transportiert werden **(Embolie)** oder in kompletter Form das lokale Gefäß vollständig verschließen (im Herzen = Herzinfarkt).

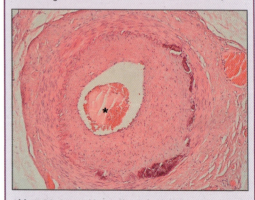

Abb. 4.38 Arteriosklerose (* arteriosklerotischer Thrombus).

4.2.4 Lymphgefäße

4.2.4.1 Einleitung
Im Interzellulärraum sammelt sich täglich ca. 2l Lymphflüssigkeit (Lymphe) die aus dem Blutsystem stammt und wieder in dieses zurückgeführt werden muss. Die Lymphflüssigkeit ähnelt daher auch in ihrer Zusammensetzung dem Blutplasma und enthält hauptsächlich Plasmaproteine und Abwehrzellen.

4.2.4.2 Histomorphologie
Die Lymphkapillaren sind die kleinsten Lymphgefäße und beginnen blind im Interstitium. Sie bestehen aus flachen Epithelzellen, die durch zum Teil fehlende Zellkontakte miteinander verbunden sind. Durch diese Lücken können Flüssigkeit, Proteine, Chylomikronen sowie andere Zellen und Moleküle hindurchtreten. Eine Basallamina ist höchstens lückenhaft vorhanden. Durch die an der adluminalen Plasmamembran ansetzenden Ankerfilamente aus Fibrillin werden die Lymphkapillaren offen gehalten. Aus den Lymphkapillaren fließt die Lymphe weiter über Zwischengefäße zu den Sammelgefäßen. Diese zeigen einen den kleinen Venen ähnlichen Aufbau aus Endothel, Basallamina, dünner Tunica mucosa und Tunica adventitia. Die Tunica mucosa dient als Muskelpumpe dem Transport der Lymphe gegen die Schwerkraft. Zusätzlich finden sich Klappen, die den Rückfluss verhindern sollen.

> **Klinik**
> Durchtrennungen und Stauungen der Lymphgefäße führen im davor liegenden Gewebe zur Entstehung eines **Lymphödems**.

4.3 Respirationstrakt
Sven Bastian Wilhelm

> **IMPP-Hits**
> Hier wurde in den letzten Jahren im besonderen Wert auf Surfactantbildung sowie die Aufteilung der Lunge in ihre Segmente gelegt.

Der Respirationstrakt besteht aus luftleitenden Abschnitten (Nasenhöhle, Pharynx, Larynx, Trachea, Bronchien und Bronchiolen) und aus den gasaustauschenden Alveolen. In den luftleitenden Abschnitten wird die Luft durch die Schleimhäute angefeuchtet, erwärmt und gereinigt, bevor in den Alveolen der Gasaustausch zwischen Blut und Atemluft stattfindet. Der Respirationstrakt wird in obere (Nasenhöhle, Nasennebenhöhlen, Pharynx und Larynx) und untere (Trachea und Lunge) Atemwege gegliedert. Die Lamina epithelialis der Tunica mucosa besteht nahezu im gesamten Respirationstrakt aus mehrreihigem hochprismatischem Flimmerepithel mit Becherzellen (respiratorisches Epithel), das Schadstoffe aus den Luftwegen herausbefördert. In der darunter liegenden Lamina propria finden sich muköse und seröse Drüsen. Beide Schichten dienen der Sekretion von Muzinen und sorgen für die Anfeuchtung und Reinigung der Atemluft.

4.3.1 Histogenese
Die Nasenhöhle entsteht bei der Verschmelzung des **primären und sekundären Gaumens.** Sie wird durch das herabwachsende Septum in eine linke und eine rechte Nasenhöhle separiert. Nasennebenhöhlen sind epitheliale Ausstülpungen der Nasenhöhlen. Der Pharynx ist ein Teil des kranialen **Schlunddarms.** Aus diesem bildet sich auch das ventrale **entodermale Tracheobronchialdivertikel** (mit der Lungenknospe), das nur durch das dünne Ösophagotrachealseptum vom Ösophagus getrennt ist. Nach Aussprossung und Lumenbildung gehen daraus Larynx, Trachea und Lunge hervor. Knorpel, Muskulatur und Bindegewebe entspringen dem Mesoderm.

4.3.2 Nasenhöhle und Nasennebenhöhlen

4.3.2.1 Einleitung
Die Nasenhöhle stellt den Eingang des Respirationstrakts dar. Sie befeuchtet, erwärmt und reinigt die eingeatmete Luft und ist für den Geruchssinn (siehe Kapitel 4.13.3) verantwortlich. Die Nasennebenhöhlen (**Sinus paranasales**) dienen der Oberflächenvergrößerung der Nasenschleimhaut und haben v. a. die Funktion der Erwärmung und Anfeuchtung der Atemluft. Daneben dienen sie als Resonanzraum für die Stimme/Stimmbildung.

4.3.2.2 Histomorphologie
Man unterscheidet in der Nasenschleimhaut eine Regio cutanea, Regio olfactoria und Regio respiratoria. Die **Regio cutanea** bildet den Bereich des

Nasenvorhofs und besteht aus mehrschichtig verhorntem Plattenepithel. Sie besitzt Talgdrüsen sowie einige apokrine Drüsen und **Vibrissen** (Terminalhaare). Die **Regio olfactoria** besteht aus Riechepithel und findet sich als jeweils 2–3 cm^2 großer Bereich auf der **Concha nasalis superior** (obere Nasenmuschel). Die **Regio respiratoria** bildet den größten Teil der Nasenhöhle. Sie besteht aus respiratorischem Epithel und seromukösen Drüsen. Eine Besonderheit stellt der unter dem Epithel liegende Venenplexus dar, der als Schwellkörper die Dicke der Nasenschleimhaut beeinflussen kann. Die Nasennebenhöhlen besitzen ebenfalls respiratorisches Epithel. Dieses ist jedoch niedrig und enthält wenig Becherzellen. Die Lamina propria ist dünn und weist wenig seromuköse Drüsen auf.

— **Klinik** —

Eine häufige Erkrankung der Nase ist die **Rhinitis**. Sie kann allergisch, aber auch erregerbedingt sein. Dabei kommt es häufig zu einem Ödem (Wassereinlagerung) der Lamina propria epithelialis, einer Hypersekretion der Drüsen und einer maximalen Füllung der venösen Plexus. Symptome sind einerseits eine verstopfte Nase und andererseits eine dünnflüssige Sekretion aus der Nase (Schnupfen) der bei allergischer und viraler Ursache häufig klar, bei bakteriellem Ursprung eitrig und gelblich sein kann.

4.3.3 Pharynx

4.3.3.1 Einleitung

Der Pharynx (Rachen) gehört nicht nur zu den Atemwegen, er dient auch der Speisepassage. Aufgrund dieser zwei Funktionen unterscheidet sich auch die Epithelauskleidung in den verschiedenen Pharynxabschnitten.

4.3.3.2 Histomorphologie

Der obere **Epipharynx** (Pars nasalis pharyngis) ist ein Abschnitt der Atemwege und daher auch mit respiratorischem Epithel ausgekleidet. Die Lamina propria enthält seromuköse Drüsen. Der mittlere **Mesopharynx** (Pars oralis pharyngis) und der untere **Hypopharynx** (Pars laryngea pharyngis) dienen sowohl der Luftleitung als auch der Speisepassage und sind daher mit mehrschichtig unverhorntem Plattenepithel ausgekleidet. In der Lamina propria finden sich die mukösen **Gll. pharyngeales**.

— **Klinik** —

Die Pharyngitis (Rachenentzündung), eine der häufigsten Entzündungen des Menschen, ist in den meisten Fällen viraler, seltener bakterieller Natur.

4.3.4 Larynx

4.3.4.1 Funktion

Der Larynx (**Kehlkopf**) hat zwei wesentliche Funktionen. Er kann die unteren Atemwege gegen den Pharynx verschließen. Das dient einerseits dem Schutz vor eindringendem Speisebrei und Flüssigkeiten (Aspiration) und ist andererseits nötig, um den Druck im Brust- und Bauchraum zum Husten oder Pressen beim Stuhlgang oder Wasserlassen zu erhöhen. Daneben erfolgt im Larynx die Phonation (Stimmbildung).

4.3.4.2 Histomorphologie

Der Larynx besitzt ein hyalines Knorpelskelett, bestehend aus Schild-, Ring- und Stellknorpel, die mit zunehmendem Alter verknöchern (▶ Abb. 4.39). Die **Epiglottis** (Kehldeckel) und die kleineren Knorpel (**Cartilagines cuneiformes und corniculatae**) bestehen aus elastischem Knorpel. Die Epiglottis ist auf der lingualen und z. T. auf der laryngealen Seite von mehrschichtig unverhorntem Plattenepithel, der Rest von respiratorischem Epithel ausgekleidet. Ihre Lamina propria enthält seromuköse **Gll. epiglotticae**. Unter der Epiglottis befinden sich zwei Schleimhautfalten, die kaudalen **Plicae vocales** (Stimmfalten) und die kranialen **Plicae vestibulares** (Taschenfalten). Die Plicae vocales sind mit mehrschichtig unverhorntem Plattenepithel bedeckt, und ihre Lamina propria (**Reinke-Raum**) ist drüsenfrei. Unter dem Epithel findet sich im Stroma elastisches Bindegewebe, welches das **Lig. vocale** (Stimmband) darstellt. Darunter verlaufen Bündel quergestreifter Muskulatur, die als Mm. vocales bezeichnet werden. Die Plicae vestibulares sind mit respiratorischem Epithel bedeckt, und ihre Lamina propria enthält seromuköse Drüsen. In ihrem bindegewebigen Stroma findet sich häufig lymphatisches Gewebe, das in seiner Gesamtheit als Tonsilla laryngea bezeichnet wird.

▶ 4.3 Respirationstrakt ▶ 4.3.5 Trachea

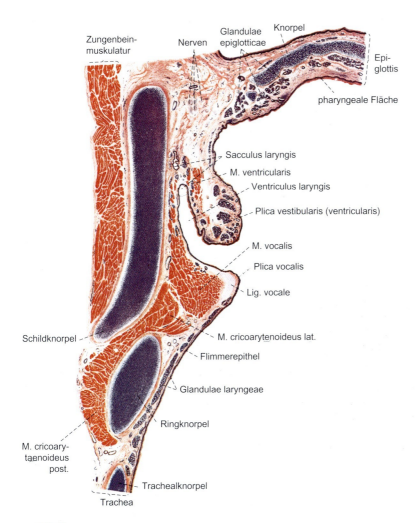

Abb. 4.39 Halber Kehlkopf bei geringer Vergrößerung [R252].

> **Klinik**
>
> Im Rahmen allergischer Reaktionen entstehen subepithelial im Kehlkopf nicht selten Ödeme, die das Lumen verlegen können und somit eine Erstickungsgefahr bergen. Als **Glottisödem** wird ein supraglottisches Ödem, als **Reinke-Ödem** ein Stimmritzenödem bezeichnet. Bei den bösartigen Tumoren des Larynx handelt es sich meist um **Plattenepithelkarzinome**.

4.3.5 Trachea

4.3.5.1 Histomorphologie und Funktion

Ihre Wand besteht aus 3 Schichten: **Tunica mucosa** mit Lamina epithelialis und Lamina propria, **Tunica fibromusculocartilaginea** und **Tunica adventitia**. Die Lamina epithelialis der Tunica mucosa besteht aus respiratorischem Epithel, und ihre Lamina propria enthält seromuköse Drüsen (**Gll. tracheales**). Die Tunica fibromusculocartilaginea besteht aus den 20 hufeisenförmigen (nach dorsal offenen) hyalinen Knorpelspangen und den dazwischen liegenden elastischen **Ligg. anularia.** Die dorsale Verbindung der offenen Enden wird **Paries membranacea** genannt und enthält den transversal verlaufenden glatten **M. trachealis.** Die aus lockerem Bindegewebe bestehende Adventitia verbindet die Trachea mit ihrer Umgebung (z. B. mit dem Ösophagus).

Die Trachea (Luftröhre) dient im Wesentlichen der Luftleitung.

Mikroskopische Anatomie

4.3.6 Lunge

4.3.6.1 Funktion und Aufbau

Die Lungen dienen v. a. dem Gasaustausch zwischen Luft und Blut. In Höhe des 4. Brustwirbels teilt sich die Trachea an der **Bifurcatio tracheae** in den rechten und linken **Hauptbronchus**. Die Hauptbronchien zeigen den selben histomorphologischen Aufbau wie die Trachea. Jeder Hauptbronchus teilt sich in der Lunge in **Lappenbronchien,** rechts in drei und links in zwei. Aus diesen wiederum gehen rechts zehn und links neun **Segmentbronchien** hervor (▶ Abb. 4.40). Die weiteren Teilungen sind oft dichotom, und meist ist einer der zwei Teilungsäste größer als der andere. Den Segmentbronchien folgen die **Bronchi lobulares,** diesen die **Bronchioli terminales** und schließlich die **Bronchioli respiratorii.** Von den Bronchioli respiratorii gehen die **Ductus alveolares** ab, die in den **Sacculi alveolares** enden (▶ Abb. 4.41, ▶ Abb. 4.42, ▶ Tab. 4.4). Dabei tragen erst die Bronchioli respiratorii zum Gasaustausch bei, während die vorangehenden Abschnitte lediglich dem Gastransport dienen.

Die Lunge besitzt Kapillaren vom kontinuierlichen Typ.

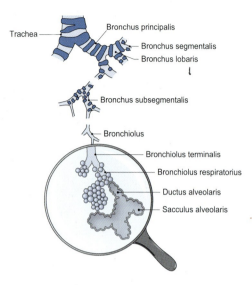

Abb. 4.40 Skizze des Bronchialbaums [L141, R279].

> **Merke**
>
> Die Segmentbronchien, die Bronchioli lobulares und die Bronchioli terminales gehören zu den konduktiven Abschnitten. Die respiratorischen Abschnitte werden durch die Bronchioli respiratorii, die Ductus alveolares und die Sacculi alveolares gebildet. Als Bronchien werden Teile des Bronchialbaums bezeichnet, die Knorpelgewebe und seromuköse Drüsen in ihren Wänden enthalten. Die Wand der Bronchiolen dagegen ist sowohl knorpel- als auch drüsenfrei.

4.3.6.2 Histomorphologie

Die Wandschichten der Bronchien setzen sich wie die der Trachea aus der Tunica mucosa, der Tunica fibromusculocutanea und der Tunica adventitia zusammen.

Die Lamina epithelialis der Tunica mucosa besteht aus respiratorischem Epithel. Im Epithel finden sich neuroendokrine Zellen, die einzeln (**Kultschitzky-Zellen**) oder in Gruppen (**neuroepitheliale Körperchen**) vorliegen können. Diese zum diffusen neuroendokrinen System (DNES) gehörenden Zellen stellen Chemorezeptoren dar, die die Atemgaskonzentration messen und über **parakri-**

Tab. 4.4 Verzweigung des Bronchialbaumes und die von den verschiedenen Bronchien versorgten Lungenanteile

Teilungs-generation	Bezeichnung der Bronchien	Versorgte Parenchymbezirke
0	Trachea	Lungen
1	Bronchus principalis	Lungenflügel
2	Bronchus lobaris	Lappen
3	Bronchus segmentalis	Segment
4	Bronchus subsegmentalis	Subsegment
9–13	Bronchiolus	Lobulus
15–17	Bronchiolus terminalis	Azinus
18–21	Bronchiolus respiratorius	
21–25	Ductus/sacculus alveolaris	

► 4.3 Respirationstrakt   ► 4.3.6 Lunge

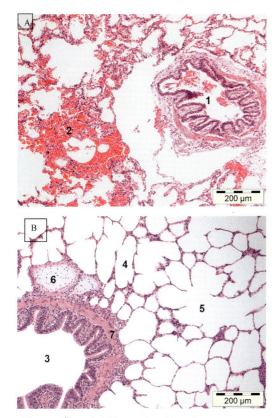

Abb. 4.41 Übersichtsbild Lunge (Azan) [F454].
1 Bronchiolus
2 Hämorrhagie
3 Lumen eines Bronchus
4 Ductus alveolaris
5 Alveolen
6 Querschnitt einer Knorpelspange
7 glatte Muskulatur.

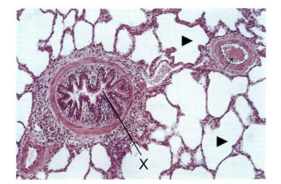

Abb. 4.42 Bronchiolus (*) mit hochprismatischem Epithel und Kinozilien (respiratorisches Epithel), sowie ausgeprägte Ringmuskulatur (diese kontrahiert postmortal, sodass die Schleimhaut aufgefaltet wirkt [s. Abb.]) (HE) (→ blutgefülltes Gefäß, ▶ Lungenalveole) [T407].

ne Sekretion den Tonus der Bronchial- und Gefäßmuskulatur beeinflussen. Die Lamina propria enthält seromuköse Drüsen, Abwehrzellen sowie längs verlaufende elastische Fasern. Seltener findet man Bronchialdrüsen auch in anderen Wandschichten. Die Tunica fibromusculocutanea besteht aus zirkulär verlaufender glatter Muskulatur und unregelmäßig geformten hyalinen Knorpelplatten, die mit dem elastischen bindegewebigen Stroma verbunden sind. In der Tunica adventitia, hier auch als peribronchiales Bindegewebe bezeichnet, verlaufen die Gefäße und Nerven des Bronchialbaums. Die Wand der Bronchiolen enthält weder Knorpel noch Drüsen. Die proximalen Abschnitte der Bronchiolen weisen noch respiratorisches Epithel (mehrreihig hochprismatisches Flimmerepithel) auf, das aber an Höhe immer mehr abnimmt.

Seromuköse Drüsen sind in den Segmentbronchien nachweisbar.

In den Bronchioli respiratorii besteht das Epithel aus einfach kubischen zilienfreien Zellen und elastischen Fasern. Becherzellen sind schon ab den Bronchioli terminales nicht mehr zu finden. Vor allem im Epithel der Bronchioli terminales finden sich **Clara-Zellen**, sekretorische zilienfreie Zellen. Sie sezernieren eine glykoproteinhaltige Substanz, die eine Verlegung der Atemwege verhindert. Daneben sezernieren sie Proteine wie z. B. surfactantassoziierte Proteine (**SP-A und SP-D**) und Clara-Zell-Proteine (**CCSP, Clara cell secretory protein**), die der Abwehr infektiöser Mikroorganismen dienen und die Lunge vor Entzündungen schützen.

Die Muskulatur ist in den Bronchiolen sehr stark ausgeprägt und wird wie die Muskulatur der Bronchien sympathisch und parasympathisch innerviert. Der Sympathikus führt zu einer **Bronchodilatation** (Erweiterung der Atemwege), der Parasympathikus führt zu einer **Bronchokonstriktion** (Engstellung der Atemwege). Die bläschenförmigen **Alveolen** gehen von den Ductus alveolares ab. Sie liegen einzeln oder in Gruppen, dann als **Sacculus alveolaris**, um einen Ductus alveolaris herum. Benachbarte Alveolen sind durch Interalveolarsepten voneinander getrennt, wobei diese gleichzeitig die Wände der Alveolen bilden. In diesen Wänden findet sich ein Kapillarnetz mit einer Gesamtoberfläche von **100 m²**, das jeweils zwei benachbarte Alveolen versorgt. Darüber hinaus zeigen die Septen Löcher (**Kohn-Poren**). Die Alveolen sind von einem einschichtig flachen Epithel bedeckt, wel-

Mikroskopische Anatomie

ches zwei Zelltypen enthält, die **Pneumozyten Typ I und II**. Die Zellen sind durch Tight junctions untereinander verbunden.

Die **Pneumozyten Typ I** (Alveolarepithelzellen Typ I) nehmen bis zu 95 % der Alveolaroberfläche ein, sind äußerst flach und dienen dem Gasaustausch. Die Pneumozyten Typ I bilden zusammen mit dem geschlossenen Endothel der Kapillaren sowie der Basallamina die **Blut-Luft-Schranke**, die für den Austausch der Atemgase verantwortlich ist. Diese zeigt eine uneinheitliche Dicke, im Mittel ist sie ca. 0,6 µm dick, kann aber an dünnen Stellen auch eine Dicke von 0,2 µm haben. Die Barriere zwischen Alveolen und Interstitium wird dabei durch die Zonulae occludentes gebildet.

> Die **Pneumozyten Typ II** (Alveolarepithelzellen Typ II) sind kubisch und finden sich nur vereinzelt im Alveolarepithel. Aus ihnen regenerieren sich die Pneumozyten Typ I. Außerdem produzieren sie das **Surfactant** (Antiatelektasefaktor). Es besteht zu 90 % aus Phospholipiden (v. a. Lezithin) und zu 10 % aus Proteinen (SP-A und SP-D). Die Proteine werden von den Clara-Zellen gebildet.

Surfactant wird in Sekretvesikeln (**Lamellenkörpern**) gespeichert, verteilt sich nach der Exozytose auf der gesamten Alveolaroberfläche und sorgt dafür, dass die Oberflächenspannung auf dem Alveolarepithel vermindert wird. Dadurch wird ein Kollaps der Alveolen und Bronchioli terminales bei Exspiration verhindert.

Auf dem Alveolarepithel (▶ Abb. 4.43) liegen **Alveolarmakrophagen**, die zum MPS gehören. Sie wandern durch die Alveolen, phagozytieren Keime, tote Zellen sowie Staub und transportieren diese entweder in die regionären Lymphknoten oder in die oberen Atemwege, wo sie abgehustet werden können. Das dünne subepitheliale Bindegewebe der Septen enthält neben den Kapillaren Kollagenfibrillen, elastische Fasern und Myofibroblasten.

> Die Barriere zwischen Alveolen und Interstitium wird von den Zonulae occludentes gebildet.

> **Lerntipp**
>
> Wer produziert das Surfactant? Genau, die Alveolarepithelzellen II. Was macht das? Es setzt die Oberflächenspannung in der Alveole herab. Und wer produziert die Proteine SP-A und SP-D? Die Clara-Zellen.

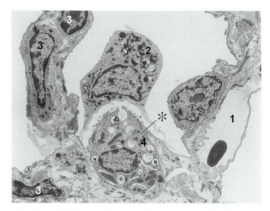

Abb. 4.43 EM-Bild des Alveolarepithels der Lunge [T407].
1 Kapillarlumen
2 Alveolarmakrophage
3 Pneumozyt Typ I
4 Pneumozyt Typ II.

> **Klinik**
>
> Beim **Asthma bronchiale** kommt es zu einer Kontraktion der glatten Bronchialmuskulatur, zu einem Schleimhautödem und zur Sekretion eines glasigen und zähen, an eosinophilen Granulozyten reichen Schleims. Auslöser können neben allergischen auch emotionale, infektiöse und medikamentöse Stressoren sein. Dies führt zu einer **reversiblen Obstruktion** (Verengung) der Atemwege mit dem Symptom Luftnot.
> **Bronchialkarzinome** gehen vom Bronchialepithel aus. Grob unterscheidet man das kleinzellige Bronchialkarzinom, das seinen Ursprung in den neuroendokrinen Zellen nimmt, von den nichtkleinzelligen Bronchialkarzinomen (Plattenepithel- und dem Adenokarzinom). Sie werden (mit Ausnahme des Adenokarzinoms) durch chronisches Zigarettenrauchen initiiert.

4.3.7 Pleura

4.3.7.1 Histomorphologie und Funktion

Die Pleura dient als Verschiebeschicht und ermöglicht die Atemexkursionen. Sie setzt sich aus einem die Lunge (**Pleura visceralis, Lungenfell**) und einem die Pleurahöhle überziehenden Blatt (**Pleura parietalis, Brustfell**) zusammen. Jedes Blatt besteht aus Mesothel, das einer Basallamina aufliegt, und darunter gelegenem elastischem Bindegewebe mit vielen Blut- und Lymphgefäßen. Das Brustfell ist außerdem sensibel innerviert. Zwischen beiden Blättern findet sich der mit einem dünnen Flüssigkeitsfilm gefüllte **Pleuraspalt,** welcher die beiden Blätter gegeneinander verschieblich macht.

> **Klinik**
>
> Eine Entzündung der Pleura nennt man **Pleuritis.** Sie erzeugt atemabhängige Schmerzen. Vom Mesothel gehen bösartige Tumoren aus, die **Mesotheliome.** Risiko für ihre Entstehung ist eine langjährige Asbestexposition.

4.4 Mundhöhle, Speicheldrüsen und Zähne
Henrik Holtmann

> **IMPP-Hits**
>
> Fragen nach den **Bestandteilen der Speicheldrüsen** (insb. nach Schalt- und Streifenstücken) erfreuen sich großer Beliebtheit und werden immer wieder gefragt. Gern werden auch **Bilder seröser und muköser Endstücke** gezeigt, leider auch **Bilder embryonaler und fetaler Zahnanlagen.**

4.4.1 Mundhöhle

4.4.1.1 Einleitung
Die Mundhöhle ist der Eingang des Verdauungstrakts: Nahrung wird durch die Zähne zerkleinert, enzymhaltiges Sekret der Speicheldrüsen wird beigemengt, die Zunge befördert den Nahrungsbrei in den Pharynx.

4.4.1.2 Histomorphologie
Allgemeines Die Mundschleimhaut (**Tunica mucosa oris**) besteht an ihrer Oberfläche aus **unverhorntem mehrschichtigem Plattenepithel,** welches an den Lippen in verhorntes mehrschichtiges Plattenepithel übergeht. An mechanisch beanspruchten Stellen wie dem harten Gaumen, Zahnfleisch und Zungenrücken kann das Epithel teilweise auch verhornt sein. Im Epithel lassen sich Melanozyten, Merkel-Zellen und Langerhanszellen (dendritische Zellen, ▶ Kap. 4.11) finden. Unter dem Epithel befindet sich die Lamina propria, die Abwehrzellen, Meissner-Tastkörperchen (▶ Kap. 4.11) sowie seromuköse und muköse Drüsen aufweist.

Lippen Sie tragen zur Mundhöhle an ihrer Oberfläche unverhorntes Plattenepithel, welches zum

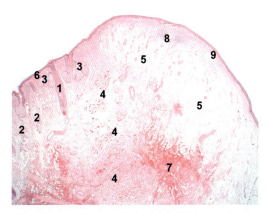

Abb. 4.44 Unterlippe im sagittalen Schnitt (HE, geringe Vergrößerung).
1 Haarfollikel
2 Schweißdrüsen
3 Talgdrüsen
4 M. orbicularis oris (quer angeschnitten)
5 Fett- und Bindegewebe
6 mehrschichtig verhorntes Plattenepithel
7 Blutgefäße
8 Lymphfollikel
9 mehrschichtig unverhorntes Plattenepithel.

Gesicht hin in verhornendes Plattenepithel übergeht. Die Übergangszone liegt im Bereich des Lippenrots: Zunächst ist hier das Epithel **parakeratinisiert** und wird im Verlauf nach außen orthokeratinisiert. Die Lamina propria enthält intraoral vor der Übergangszone seromuköse Drüsen **(Gll. labiales),** das Lippenrot nicht mehr (▶ Abb. 4.44).

> **Praxistipp**
>
> Histologisch ist ein Schnitt durch die Unterlippe bei niedriger Vergrößerung mit dem Augenlid verwechselbar. Unterscheidungsmerkmale: Tarsus und Meibom-Drüsen im Augenlid, Epithelbedeckung an der Lippe zur Außenfläche mehrschichtig verhornend, Haare Talg- und Schweißdrüsen tragend, nach intraoral mehrschichtig unverhornend (▶ Abb. 4.44). Am Augenlid findet sich auf der Außenfläche mehrschichtig verhorntes Plattenepithel und zum Augapfel gerichtet mehrschichtig hochprismatisches Epithel. (▶ Abb. 4.158, ▶ Abb. 4.161).

> **Merke**
>
> Der Begriff **parakeratinisiert** bezeichnet ein Epithel, welches Merkmale verhornten und unverhornten Plattenepithels aufweist (die oberen Zelllagen tragen noch Kerne oder deren Reste, das Stratum granulosum ist

Mikroskopische Anatomie

sehr dünn). **Orthokeratinisiertes** Epithel trägt lediglich Merkmale verhornten Plattenepithels.

> **Klinik**
>
> Verhornungsanomalien (Parakeratinisierungen) an untypischer Stelle in der Mundhöhle, bedingt v. a. durch Tabak- und Alkoholkonsum, imponieren klinisch als **Leukoplakie** (weißer, derber, nicht abwischbarer Fleck). Nicht selten stellt die Leukoplakie die prämaligne, (noch) nicht invasive Veränderung **(Präkanzerose)** vor dem häufigen **malignen** (bösartigen) **oralen Plattenepithelkarzinom** dar, das sich vom Plattenepithel ableitet.

Wangen Unter der Schleimhaut der Wangen findet sich eine tiefe dritte Gewebsschicht, die Submukosa. Diese enthält kleine Speicheldrüsen (**Gll. buccales**).

Weicher Gaumen Hier findet sich unverhorntes mehrschichtiges Plattenepithel, welches nach nasal in respiratorisches Epithel übergeht. Auch hier findet sich zusätzlich eine Submukosa mit mukösen Drüsen.

Harter Gaumen Die Schleimhaut besteht aus unverhorntem mehrschichtigem Plattenepithel, welches an Stellen mechanischer Beanspruchung orthokeratotisch verhornt und fest am Periost verwachsen ist.

Zunge Sie ist ein Muskelkörper, der aus den vertikal, horizontal und longitudinal verlaufenden inneren und äußeren Zungenmuskeln besteht. Die Schleimhaut des Zungenrückens ist durch die **Aponeurosis linguae** (aus straffem kollagenem Bindegewebe) mit der Zungenmuskulatur unverschieblich verbunden. Die Zunge kann in drei Abschnitte unterteilt werden:
- Zungenkörper (**Corpus linguae**)
- Zungenwurzel (**Radix linguae**)
- Zungenspitze (**Apex linguae**).

Zwischen Zungenkörper und Zungenwurzel befindet sich der V-förmige **Sulcus terminalis**. Die Zungenwurzel enthält die aus lymphatischem Gewebe bestehende **Tonsilla lingualis** (▶ Kap. 4.1). Auf dem Zungenrücken, also vor dem Sulcus terminalis befinden sich in der Schleimhaut **vier** Typen von Papillen:
- **Papillae filiformes** (Fadenpapillen): Sie kommen am gesamten Zungenrücken vor und sind die häufigsten aller Papillen. Es handelt sich um schlanke Papillen, deren Spitzen ein verhorntes Epithel tragen und rachenwärts gerichtet sind. Die Papillen haben hauptsächlich **mechanorezeptorische Funktionen (Tastsinn)**. Hierfür lassen sich histologisch Tastrezeptoren und freie Nervenendigungen sichern.
- **Papillae fungiformes** (Pilzpapillen): Sie finden sich an der Zungenspitze und am Zungenrand, haben eine pilzartige Form und sind niedrig und breit. Neben Thermo- und Mechanorezeptoren besitzen sie **Geschmacksrezeptoren (Geschmacksknospen,** ▶ Kap. 4.14, Abb. 4.157).
- **Papillae foliatae** (Blattpapillen): Sie sind am hinteren Zungenrand zu finden und bilden Schleimhautfalten, in denen ebenfalls **Geschmacksknospen** liegen.
- **Papillae vallatae** (Wallpapillen): Ca. sieben bis 12 dieser Papillen befinden sich im V-förmigen Sulcus terminalis. Sie sind die größten aller Papillen und haben einen Durchmesser von ca. 1–3 mm. Außerdem sind sie von einem Graben umgeben, in den die Ausführungsgänge der **serösen Ebner-Drüsen** münden, deren Aufgabe die Spülung der Drüsen und des Grabens ist. Im seitlichen Epithel der Papillae vallatae finden sich ebenfalls **Geschmacksknospen**.

4.4.2 Speicheldrüsen

4.4.2.1 Funktion

Die Aufgabe der vegetativ (sowohl sympathisch als auch parasympathisch) innervierten Speicheldrüsen besteht in der Produktion von täglich ca. **0,75–1,5 l** wässrigen hypotonen Sekrets, das Enzyme (v. a. **Amylase**), Abwehrzellen und Schleim enthält. Dieser **Speichel** dient der Befeuchtung der Mundhöhle. Außerdem leitet der Speichel den Beginn der Verdauung durch weitere Verflüssigung des Nahrungsbreis und Beimengung von Amylase ein. Speichel wirkt zudem bakterizid.

4.4.2.2 Histomorphologie

Allgemeiner Aufbau Es gibt kleine und große Speicheldrüsen:
- **Kleine Speicheldrüsen** finden sich in der Mundschleimhaut. Zu ihnen zählen seröse Ebner-Drüsen, muköse Drüsen des Rachens und des Gaumens sowie seromuköse Drüsen der Lippen und Wangen.
- Zu den **großen Speicheldrüsen** zählen die jeweils paarigen **Gll. parotideae** (Ohrspeicheldrüsen),

submandibulares (Unterkieferspeicheldrüsen) und **sublinguales** (Unterzungendrüsen).
Große Speicheldrüsen sind von einer Kapsel umgeben, deren Fasern in das Innere ziehen und die Drüsen in **Läppchen** unterteilen. In den Läppchen befinden sich je nach Drüse muköse, seröse und/oder seromuköse Endstücke. Diese Endstücke enthalten an ihrer basalen Seite **Myoepithelzellen** (▶ Abb. 4.45), die durch ihre Kontraktion für den Sekretabfluss verantwortlich sind:

- **Muköse Endstücke** sind tubulös organisiert und besitzen basal einen relativ großen abgeflachten Kern. Ihr Zytoplasma erscheint in der HE-Färbung blass, da die schleimhaltigen Vesikel in dieser Färbung nicht zur Darstellung kommen (▶ Abb. 4.45).
- **Seröse Endstücke** dagegen bestehen aus Zellen, die viele Sekretgranula und reichlich rER enthalten. Letzteres lässt ihr Zytoplasma basophil erscheinen. Ihr runder Zellkern liegt im Zentrum der Zelle. Die Zellen sind zu **Azini** (beerenartige Form) zusammengeschlossen (▶ Abb. 4.45).
- **Seromuköse** Endstücke setzen sich zusammen aus mukösen Tubuli, denen seröse Azini aufsitzen. In den großen/kleinen Speicheldrüsen werden die serösen Azini auch als **Von-Ebner-Halbmonde (seröse Halbmonde, Gianuzzi-Halbmonde,** ▶ Abb. 4.45) bezeichnet.

Zwischen einzelnen serösen Endstückzellen finden sich apikal fingerförmige Zellmembraneinstülpungen, die **interzellulären Sekretkanälchen (-kapillaren)**. Sie reichen bis an das zentrale Endstücklumen und dienen der Sekretabgabe und -ableitung. Sie finden sich somit in serösen und seromukösen Endstücken. Das in den Endstücken produzierte Sekret drainiert zuerst in die **intralobulär** (innerhalb der Läppchen) gelegenen **Schaltstücke,** von hier ebenfalls in die **intralobulär** gelegenen **Streifenstücke** und dann in den **interlobulär** (in den Bindegewebssepten) verlaufenden **Ausführungsgang.** Dieser wiederum vereinigt sich mit weiteren Ausführungsgängen jeweils zum **Hauptausführungsgang.** Im Detail:

- **Schaltstücke** bilden die kleinste und dünnste Einheit des Ausführungsgangsystems. Sie besitzen ein einschichtig flaches Epithel und enthalten wie die Endstücke Myoepithelzellen, die den Rückfluss des in den Endstücken gebildeten Sekrets verhindern sollen (▶ Abb. 4.45).
- Streifenstücke sind größer als Schaltstücke und von einem einschichtig prismatischen Epithel ausgekleidet. Ihr Zytoplasma ist aufgrund des Reichtums an Mitochondrien **azido- bzw. eosinophil.** Der in den Endstücken produzierte isotone Speichel wird in den Streifenstücken durch Rückresorption von Na^+- und Cl^--Ionen (Na^+/K^+-ATPase), nicht aber von Wasserionen, **hypoton.** Energie für diesen Prozess liefern die in den Streifenstückzellen in hoher Zahl gelegenen Mitochondrien, die auch für die **basale Streifung der Streifenstücke** verantwortlich sind (▶ Abb. 4.45).
- Interlobulär gelegene Ausführungsgänge sind weitlumig und besitzen am Anfang einschichtiges prismatisches Epithel, welches im weiteren Verlauf in zweischichtiges prismatisches Epithel übergeht.
- Hauptausführungsgänge sind durch zweischichtiges prismatisches Epithel gekennzeichnet.

Charakteristika großer Speicheldrüsen Zu den Besonderheiten der einzelnen großen Speicheldrüsen zählen:

- **Gll. parotideae:** Sie enthalten **ausschließlich seröse Endstücke** (▶ Abb. 4.46). Im Anschnitt des Parenchyms finden sich (mit dem Alter zunehmend) **viele Fettzellen** (▶ Abb. 4.48).

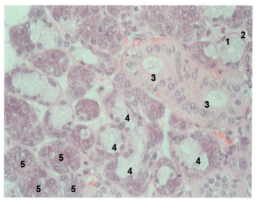

Abb. 4.45 Schnitt aus der Gl. submandibularis (HE, hohe Vergrößerung) [M562].
1 rein muköses Endstück
2 Myoepithelzelle
3 längs angeschnittenes Streifenstück
4 muköse Endstücke mit aufsitzenden Von-Ebner-Halbmonden
5 Anschnitte rein seröser Endstücke.

Mikroskopische Anatomie

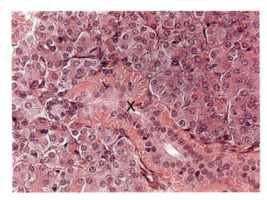

Abb. 4.46 Gl. parotidea. Streifenstück (x) mit umgebenden, rein serösen Endstücken (HE, hohe Vergrößerung) [T407].

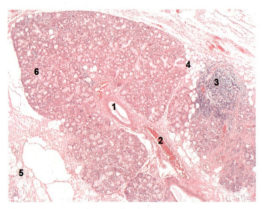

Abb. 4.47 Gl. sublingualis (HE, geringe Vergrößerung)
1 Ausführungsgang
2 Blutgefäß
3 Lymphfollikel
4 Fettgewebe
5 Bindegewebe
6 überwiegend muköse Endstücke (z. T. mit Von-Ebner-Halbmonden), wenige seröse Endstücke.

- **Gll. sublinguales:** Diese Drüsen besitzen v. a. muköse Endstücke. Nur selten finden sich Von-Ebner-Halbmonde und Anschnitte von Streifenstücken sind ebenfalls rar (▶ Abb. 4.47).
- **Gll. submandibulares:** Sie besitzen neben serösen Endstücken (Hauptmasse) muköse Anteile, die meist mit serösen Halbmonden gesäumt sind (▶ Abb. 4.45).

Lerntipp

Merksatz für **rein seröse exokrine Drüsen** des Körpers: **Pa-pa**-geien-**trän**en sind serös (**Pa**rotis, **Pa**nkreas, **Trän**endrüse).

Klinik

Sialadenitiden

Entzündungen der Speicheldrüsen (**Sialadenitiden**) betreffen am häufigsten die Parotis, häufig im Rahmen viraler Infektionen wie z. B. einer **Mumpsinfektion (Parotitis epidemica)**, viel zahlreicher jedoch durch eine Bakterieninvasion in die Ausführungsgänge, bedingt durch einen verringerten oder gestörten Speichelfluss.

Speicheldrüsentumore

Das **pleomorphe Adenom** ist die häufigste **benigne** (gutartige) Neoplasie der Speicheldrüsen und findet sich am häufigsten in der Gl. parotidea (▶ Abb. 4.48). Entfernt man den Tumor nicht, besteht ein geringes Risiko, dass sich mit zunehmender Zeit innerhalb des Adenoms ein **Adenokarzinom** entwickelt (**maligne Transformation**).

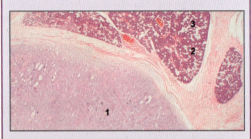

Abb. 4.48 Anschnitt eines pleomorphen Adenoms der Gl. parotidea (HE, geringe Vergrößerung) [M562].
1 Anteil eines Plemorphen Adenoms
2 gesunde Parotisanteile
3 Fettzellen.

4.4.3 Zähne

4.4.3.1 Funktion

Zähne dienen der Zerkleinerung und dem Aufschluss der Nahrung.

4.4.3.2 Entwicklung

Schmelz Die Zahnentwicklung beginnt an der ektodermalen Zahnleiste (▶ Abb. 4.49), die in die Ober- und Unterkieferanlagen einwächst und sich in jeweils 10 **Ober- und Unterkieferzahnknospen** für die Milchzähne sowie jeweils 16 Ober- und Unterkieferersatzzahnleisten (▶ Abb. 4.50) für die bleibenden Zähne differenziert. Die Knospen entwickeln sich zu **Zahnglocken (Schmelzglocken)** mit **äußerem und innerem Schmelzepithel** und einer **Schmelzpulpa**. Aus dem inneren Schmelzepithel entwickeln

▶ 4.4 Mundhöhle, Speicheldrüsen und Zähne ▶ 4.4.3 Zähne

sich Präameloblasten, die sich zu Ameloblasten ausdifferenzieren. Ameloblasten sowie die azellulären Bestandteile des inneren und äußeren Schmelzepithels bilden am frisch durchgebrochenen Zahn die **Cuticula dentis (Schmelzoberhäutchen),** welches später beim Kauen abgerieben wird.

Dentin (Zahnbein) Die Entwicklung des Dentins setzt mit der Bildung der **Zahnpapille** (▶ Abb. 4.49, Abb. 4.50) ein, die aus dem Mesenchym der Ober- und Unterkieferanlage entsteht:
- Ameloblasten induzieren eine Verdickung der Basalmembran, auf der sie aufliegen. So entsteht die **Membrana preformativa,** die spätere Schmelz-Dentin-Grenze.
- Letztere Membran wiederum führt zur Entwicklung von (Prä-)Odontoblasten am äußeren Rand der Papille.
- Die Odontoblasten sezernieren schließlich Prädentin, das zu Dentin mineralisiert und wiederum die Bildung des Schmelzes fördert.
- Äußeres und inneres Schmelzepithel legen sich im späteren Wurzelbereich des Zahns aneinander, wodurch die **epitheliale Wurzelscheide (Hertwig-Wurzelscheide)** entsteht, die die Entwicklung des Wurzeldentins fördert.

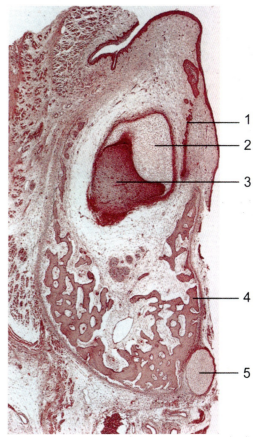

Abb. 4.50 Zahnkeim in der 24. EW, HE, hohe Vergrößerung
1 Zahnersatzleiste
2 Schmelzpulpa
3 Zahnpapille
4 Anteile der Mandibula
5 Meckelknorpel [T407].

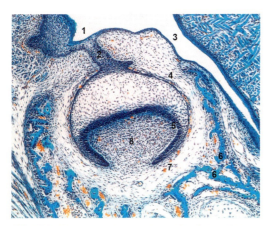

Abb. 4.49 Zahnkeim im Glockenstadium (14. EW, Azan, hohe Vergrößerung) [T407].
1 Mundhöhle
2 ektodermale Zahnleiste (in Rückbildung begriffen)
3 Mundhöhlenepithel
4 äußeres Schmelzepithel
5 inneres Schmelzepithel
6 Knochen
7 Zahnsäckchen
8 Zahnpapille.

Zahnhalteapparat Das die Glocke und Papille umgebende **mesenchymale Zahnsäckchen** (▶ Abb. 4.49) ist nach Auflösung der epithelialen Wurzelscheide für die Bildung von Zement und Desmodontium (Zahnhalteapparat) verantwortlich.

Zeitmarken der Zahnentwicklung Die Entwicklung der Zähne setzt etwa in der 6. Entwicklungswoche (EW) ein. Im 6. Lebensmonat brechen die ersten Milchzähne **(Dentes decidui)** durch. Der Durchbruch der Milchzähne ist mit 2,5 Jahren abgeschlossen. Mit Ende der 8. EW beginnt auch die Entwicklung der Ersatzzähne **(Dentes permanentes),** die, durch Arrosion der

Mikroskopische Anatomie

Milchzahnwurzeln ab dem 6. Lebensjahr beginnend, mit den 1. bleibenden Molaren anfangen durchzubrechen. Ihr Durchbruch endet zwischen dem 17. und 30. Lebensjahr mit den Weisheitszähnen.

4.4.3.3 Histomorphologie

Das menschliche Gebiss besteht aus Frontzähnen, die die Schneide- (**Dentes incisivi**) und Eckzähne (**Dentes canini**) umfassen, sowie aus Seitenzähnen, zu denen die Vormahl- (**Dentes premolares**) und die Mahlzähne (**Dentes molares**) gerechnet werden. Jeder Zahn besteht aus folgenden Anteilen (▶ Abb. 4.51):

- **Corona dentis** (Krone): Dies ist der sichtbare, aus dem Zahnfleisch herausragender Teil des Zahns. Er ist von Zahnschmelz überzogen.
- **Collum dentis** (Hals): Der Hals liegt oberhalb des knöchernen Zahnfachs (**Zahnalveole**, Alveolus dentis) und ist von Gingiva (Zahnfleisch) überzogen.
- **Radix dentis** (Wurzel): Sie liegt in der Zahnalveole, ist von Zement überzogen und wird durch Desmodontium (Periodontium) im Alveolarknochen fixiert. Front- und Vormahlzähne haben in der Regel **eine** Wurzel, Mahlzähne **zwei bis drei**.

> **Merke**
>
> Gingiva, Zement, Desmodontium und der dem Zahn zugewandte Knochen werden gemeinsam als **Parodontium** (Zahnhalteapparat) bezeichnet (▶ Abb. 4.52).

Zahnschmelz Der an den Zahnhöckern bis zu 2,5 mm dicke Schmelz (**Amelum, Enamelum**) setzt sich aus ca. 5 µm dicken, säulenförmigen Schmelzprismen und dazwischen liegendem interprismatischem Schmelz zusammen. Insgesamt besteht Schmelz zu über 95 Gew.-% aus **Hydroxylapatitkristallen** und ist die härteste Substanz des menschlichen Körpers. Schmelz bildet sich nach einem Ablaufplan:

- Dem Schmelz aufliegende und vor ihm zurückweichende **Ameloblasten** (Adamantoblasten) stellen Schmelzmatrixproteine wie z. B. Amelogenin sowie Ca^{2+} und Phosphat bereit.
- In Richtung auf die Schmelzfront bilden die Ameloblasten den keilförmigen **Tomes-Fortsatz,** der vor der Mineralisation zurückgezogen wird.
- Interprismatischer Schmelz wird als Leitstruktur mineralisiert, dann wird das Schmelzprisma verlängert.
- Schmelz wächst von der Schmelz-Dentin-Grenze (der ehem. Membrana preformativa) aus in Richtung der später freien Zahnoberfläche.
- Bei Zahndurchbruch gehen die Ameloblasten unter. Reifer Schmelz ist daher zellfrei und nicht regenerationsfähig.

> **Merke**
>
> Der regelmäßige Verlauf der Schmelzprismen ist im Zahnschliff an der **Hunter-Schreger-Streifung** erkennbar. Diese Streifen verlaufen orthogonal zur Schmelz-Dentin-Grenze. Durch rhythmisches Wachstum entstehen außerdem parallel zur Schmelz-Dentin-Grenze und zur freien Zahnoberfläche sog. **Retzius-Streifen** (▶ Abb. 4.51).

Dentin (Zahnbein) Dentin bildet sich im Zentrum des Zahns und wächst lebenslang von der Schmelz-Dentin-Grenze in Richtung Pulpa (**Zahnmark**). Es ist bis zu 5 mm dick und besteht (in Gew.-%) aus 70 % Hydroxylapatit, 20 % organischer Matrix (v. a. Kollagen Typ I) und 10 % Wasser. Es wird von **Odontoblasten** bereitgestellt, die sich wie auch die Ameloblasten vor der Mineralisation zurückziehen und deren Perikaryen an der Dentin-Pulpa-Grenze zu liegen kommen. Von ihnen geht ein Fortsatz (**Tomes-Faser**) aus, der in einem Dentinkanälchen liegt und bis an den Schmelz heranreicht.

Morphologisch werden verschiedene Bereiche innerhalb des Dentins unterschieden:

- **Manteldentin** ist geringer mineralisiertes Dentin, das direkt unter dem Schmelz liegt und bei der Zahnentwicklung zuerst entsteht.
- **Prädentin** ist das zuletzt gebildete, noch nicht mineralisierte Dentin.
- **Zirkumpulpales Dentin** ist der voluminöseste Teil des Dentins. Es liegt zwischen Mantel- und Prädentin.
- **Peritubuläres Dentin** ist das die Dentintubuli einscheidende Dentin und stark mineralisiert. Es besitzt nur einen geringen Kollagenanteil.
- **Intertubuläres Dentin** füllt die Räume zwischen dem peritubulären Dentin aus. Es ist geringer mineralisiert.

Bis zum Abschluss des Wurzelwachstums gebildetes Dentin bezeichnet man als **Primärdentin.** Hiervon zu differenzieren sind:

4.4 Mundhöhle, Speicheldrüsen und Zähne ▸ 4.4.3 Zähne

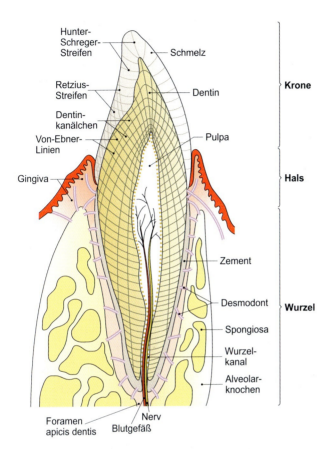

Abb. 4.51 Sagittalschnitt durch einen Schneidezahn [L141, M562].

- **Sekundärdentin** welches lebenslang physiologisch nachgebildetes Dentin darstellt, das zu einer zunehmenden Pulpaatrophie führt
- **Tertiärdentin** (**reparatives** oder **Reizdentin**) ist auf einen pathologischen Reiz hin gebildetes Dentin, z.B. infolge von Knirschen oder Beschleifen eines Zahnes beim Zahnarzt. Es ist ohne reguläre histologische Dentincharakteristika wie das Primär- und Sekundärdentin mit seinen peri- und intertubulären Dentinbereichen.

> **Merke**
>
> Im Zahnschliff sind im Dentin physiologischerweise Wachstumslinien (**Von-Ebner-Linien**) sichtbar. Pathophysiologisch durch metabolische Störungen entstehende Wachstumslinien werden als **Owens-Linien** bezeichnet (▸ Abb. 4.51).

Zement Am Zahnhals geht der Schmelz in den 0,1–0,5 mm dicken, **desmal ossifizierenden** Zement über, der in Aufbau, Gewebestruktur und Zusammensetzung dem Knochen gleicht (▸ Abb. 4.51). Zement besteht in Gew.-% zu 61 % aus Hydroxylapatit, zu 27 % aus organischer Matrix und zu 12 % aus Wasser. Er wird von **Zementoblasten** gebildet. Den Zement durchziehende Kollagenfasern, sog. **Sharpey-Fasern,** verbinden den Zement mit dem Desmodontium.

Zahnpulpa Die Pulpa, einschließlich der Pulpa innerhalb der Wurzelkanäle, hat ein Grundgerüst aus retikulären Fasern und mesenchymalem Bindegewebe, in das Blut- und Lymphgefäße sowie ein Nervengeflecht, der **Raschkow-Plexus**, eingelagert sind (▸ Abb. 4.51). Vom Plexus reichen dendritische Axone in die Dentinkanälchen und übermitteln Schmerzsignale.

Desmodontium und Gingiva Das 0,1–0,3 mm starke Desmodontium aus straffem kollagenem

Mikroskopische Anatomie

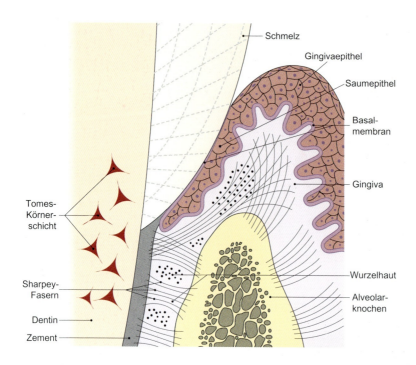

Abb. 4.52 Zahnfleisch und Zahnhalteapparat [L141, R279].

Bindegewebe verbindet den Zahn über den Zement mit dem Alveolarknochen. Die Gingiva, die den Zahn im Halsbereich bedeckt, setzt sich aus einem verhornten Plattenepithel und einer kollagenfaserreichen Lamina propria zusammen. Über das **Saumepithel**, das zum Schmelz hin eine Basalmembran und Hemidesmosomen ausbildet, ist die Gingiva fest mit dem Zahn verbunden (▶ Abb. 4.52).

Klinik

Karies bezeichnet die bakteriell und säurebedingte Zerstörung von Zahnhartsubstanzen bis zur Pulpa. Kariesprotektiv wirkt die lokale **Fluoridierung** der Zahnhartsubstanz. Die **Parodontitis** ist die durch bakterielle Beläge bedingte Zerstörung des Saumepithels mit anschließender Degeneration des gesamten Desmodontiums und Entzündung des angrenzenden Alveolarknochens. Klinisch zeigt sie sich durch parodontale Blutungen auf Sondierung, parodontale Taschenbildung mit Zahnlockerung, lokaler Ostitis (Entzündung des den betroffenen Zahn umgebenden Knochens), bis hin zur Abszessbildung.

4.5 Magen-Darm-Trakt
Andreas Kreft

IMPP-Hits

Von 8/2007 bis 11/2012 wurden 21 Fragen zu den Themen dieses Kapitels gestellt. Recht häufig waren Bilderfragen zu den einzelnen Organabschnitten. Mehrfach wurde auch zu den Beleg- bzw. Parietalzellen des Magens und zu den Paneth-Körnerzellen gefragt.

4.5.1 Einleitung

Alle Abschnitte des Magen-Darm- bzw. Verdauungstrakts, von der Speiseröhre bis zum Anus, haben ein gleichartiges Bauprinzip (▶ Tab. 4.5, ▶ Abb. 4.66). Sie bestehen von innen nach außen aus
- **Tunica mucosa** mit Schleimhautepithelien der Lamina epithelialis, dem Schleimhautbindegewebe der Lamina propria und nach basal der Lamina muscularis mucosa. Die einschichtigen Zylinderepithelien (beginnend ab Magen) sind durch einen Schlussleistenkomplex (Haftkomplex, junktionaler Komplex) miteinander verbunden. Er besteht aus

▶ 4.5 Magen-Darm-Trakt ▶ 4.5.2 Speiseröhre

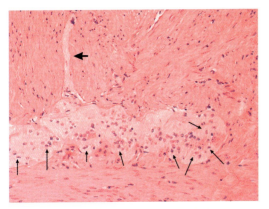

Abb. 4.53 Auerbach-Plexus (Plexus myentericus) mit großlaibigen Ganglienzellen (→) und Nervenfasern (abgehend nach links oben, ▶) zwischen den Muskelschichten der Tela muscularis propria. (HE).

den drei Komponenten Zonula occludentes (Tight junction), Zonula adherens und Desmosomen.
- **Tela submucosa** mit Bindegewebe
- **Tunica muscularis propria** mit zirkulär und längs angeordneten Muskelsträngen und einer
- **Tunica adventitia,** oder bei subserosal gelegenen Abschnitten **Tela subserosa** oder auch wenn subseröse Abschnitte fehlen einer **Tunica serosa.**

Die Peristaltik sowie die Durchblutung und die sekretorischen Funktionen werden durch zwei Nervenplexus-Systeme gesteuert, die aus Ganglien und Nervenfasern bestehen. In der Tela submukosa liegt der **Meissner-Plexus** (Plexus submucosus). Zwischen der zirkulären und der längs angeordneten Schicht, der Tela muscularis propria, liegt der **Auerbach-Plexus** (Plexus myentericus) (▶ Abb. 4.53).

Cajal-Zellen sind spezialisierte glatte Muskelzellen, die eine Schrittmacherfunktion zur Regulation der Darmmotorik haben. Sie bilden ein komplexes Zellsystem unter anderem im Auerbach-Plexus und der glatten Muskulatur der Darmwand.

4.5.2 Speiseröhre

Die Speiseröhre (Ösophagus) verbindet den Pharynx mit dem Magen. Sie ist etwa 25 cm lang und wird von kranial nach kaudal in drei Abschnitte, den Pars cervicalis, Pars thoracica und Pars abdominalis unterteilt.

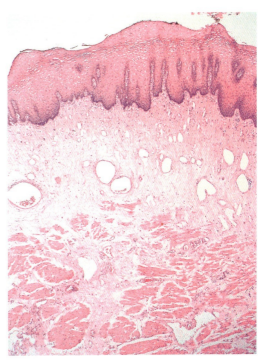

Abb. 4.54 Querschnitt durch die Wand der Speiseröhre mit der Tunica mucosa aus mehrschichtigem, unverhorntem Plattenepithel, der breiten Lamina propria aus Bindegewebe, mit reichlich venösen Gefäßen, wie es für den distalen Anteil des Ösophagus typisch ist, und darunter die kräftig entwickelte Lamina muscularis mukosae mit glattmuskulären Fasern. (HE).

Histologisch wird der Ösophagus von mehrschichtig unverhorntem **Plattenepithel** ausgekleidet. Die Lamina propria kann besonders im distalen Ösophagus recht breit und die Lamina muscularis mucosae sehr dick sein, sodass beide mit der Tela submucosa bzw. der Tunica muscularis propria verwechselt werden können (wichtig ist zu schauen, ob zwischen der Muskelschicht und dem Epithel noch eine weitere Muskelschicht liegt).

Die Submukosa ist aus lockerem Bindegewebe aufgebaut, in dem sich gelegentlich Lymphozyten finden. Man findet hier auch besonders im distalen Anteil einzelne muköse Glandulae oesophageales.

Die Tunica muscularis propria besteht aus einem inneren zirkulären und einem äußeren longitudinalen Anteil. Als Besonderheit im Magen-Darm-Trakt weist das *obere Drittel des Ösophagus quergestreifte Muskulatur* auf, die im mittleren Drittel zunehmend und im unteren Drittel ganz durch glatte Muskulatur ersetzt ist.

Die dehnbare Schleimhaut bildet bei Kontraktion der Tunica muscularis ein sternförmiges Lumen (▶ Abb. 4.54).

> **Merke**
>
> Der Ösophagus wird von mehrschichtig unverhorntem Plattenepithel ausgekleidet. Die Tunica muscularis propria besteht im oberen Anteil aus quergestreifter Muskulatur.

> **Klinik**
>
> Der Reflux von sauren Mageninhalt schädigt das Epithel des Ösophagus. Eine Komplikation dieser Schädigung ist die Umwandlung des ortsständigen Plattenepithels in Schleimhaut wie man sie weiter unten im Dünndarm oder Kolon findet (Metaplasie = die Umwandlung eines reifen Gewebetyps in einen anderen reifen Gewebetyp). Letztere hält dem Säureangriff besser stand. Diese Umwandlung wird nach dem Beschreiber Barrett-Epithel genannt (▶ Abb. 4.55). Klinisch bedeutsam ist diese Veränderung v. a., weil aus ihr gehäuft Karzinome entstehen.

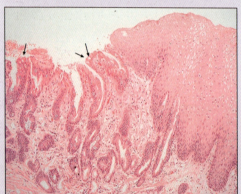

Abb. 4.55 Barrett-Ösophagus mit rechts regelhaftem ortsständigem Plattenepithel und links metaplastischem unregelmäßigem Epithel vom Darmtyp mit Becherzellen (→) (zur regulären Magenschleimhaut siehe unten). (HE).

4.5.3 Magen

4.5.3.1 Einleitung

An die Speiseröhre schließt sich der Magen (Gaster, Ventriculus) an. Die Schleimhaut des sackartigen Organs bildet ein Mikrorelief mit unterschiedlich stark eingesenkten **Magengrübchen** (Foveolae gastricae), die in den unterschiedlichen Schleimhautabschnitten verschiedenartig ausgeprägt sind. Die **Foveolarzellen,** die Schleim produzieren, sind hochprismatische, helle Zellen mit basalem kleinem Kern. An diese Foveolae schließen sich schlauchförmige **Magendrüsen** an, die sich bis an die Lamina muscularis mucosae erstrecken. Die unterliegende Tela submucosa besteht aus lockerem Bindegewebe mit eingelagerten elastischen Fasern. Sie ist reich vaskularisiert. Die sich anschließende Tela muscularis propria weist eine Ring- und eine Längsschicht aus glatten Muskelfasern auf. Darunter liegt meist die Serosaschicht des Peritoneums, oder das sich anschließende Fettgewebe vom großen und vom kleinen Netz (Omentum majus, Omentum minus)

Der Magen gliedert sich in 4 teils auch histologisch unterschiedliche Abschnitte.

4.5.3.2 Cardia

In dem Einmündungsbereich des Ösophagus beginnt abrupt die **Cardia.** Sie besteht aus einem 1–3 cm breiten, ringförmigen Schleimhautstreifen an der Grenze zum Plattenepithel des Ösophagus. Das einschichtige hochprismatische Epithel der

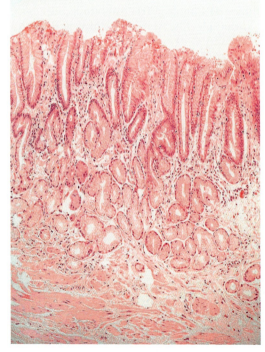

Abb. 4.56 Cardia-Epithel mit relativ tiefen Foveolae und schleimbildenen Drüsenepithelien. (HE).

Cardia ist in relativ weitlumigen Drüsenformationen angelegt, die in die tief gezogenen Foveolae einmünden (▶ Abb. 4.56). Drüsen- und Foveolarepithel bilden Schleim, der den Ösophagus vor eindringender Magensäure schützt.

4.5.3.3 Corpus und Fundus

Links und oberhalb vom Mageneingang liegt der **Fundus**, der den gleichen histologischen Aufbau wie das **Corpus** des Magens aufweist, das an den Fundus und die Cardia anschließt. In diesen Abschnitten des Magens finden sich langgezogene Drüsenschläuche, die zu mehreren in die Foveolae münden. In den Drüsenschläuchen gibt es unterschiedliche Zelltypen: (▶ Abb. 4.57).

- Die **Nebenzellen** sitzen im Isthmusbereich an der Grenze zu dem hochprismatischen Foveolarepithel. Sie produzieren Schleim, sind schlank und liegen teils zwischen den breiteren Belegzellen (▶ Abb. 4.58, ▶ Abb. 4.59).
  - Die **Belegzellen** oder Parietalzellen, die Salzsäure in das Magenlumen abgeben, sind relativ groß, rundlich und aufgrund ihres hohen Gehalts an Mitochondrien eosinophil

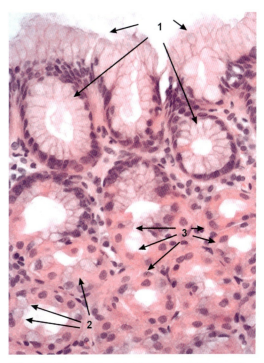

Abb. 4.58 Oberflächlicher Anteil der Corpusschleimhaut mit Foveolarepithelien **(1)**, Nebenzellen **(2)** und Belegzellen **(3)**. (HE).

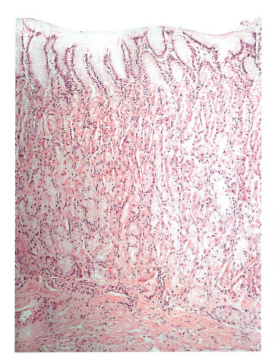

Abb. 4.57 Corpus-/Fundusschleimhaut mit kurzen Foveolen und unterschiedlichen Zelltypen in den Drüsen. (HE).

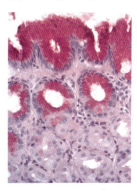

Abb. 4.59 Darstellung der schleimproduzierenden Foveolarepithelien (kräftig violett) und Nebenzellen (schwach violett) in der PAS-Färbung.

(im HE-Präparat rot). Sie befinden sich im oberen und mittleren Teil der Magendrüsen. Die apikale Membran der Belegzellen ist eingestülpt und bildet die für diesen Zelltyp charakteristischen intrazellulären Canaliculi. Dort befindet sich eine Protonenpumpe, die H^+/K^+-ATPase, die Protonen aus der Zelle in das Magenlumen pumpt und somit für das saure Milieu im Magen verantwortlich ist. Zusätzlich sezernieren die Belegzellen den Intrisic-Factor, ein Glykoprotein, das für die Resorption von Vitamin B_{12} notwendig ist.

Mikroskopische Anatomie

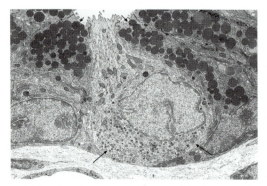

Abb. 4.60 Ausschnitt aus der Magenschleimhaut mit zentral einer neuroendokrinen Zelle mit kleinen neuroendokrinen Granula unterschiedlicher Dichte (→), Daneben Hauptzellen mit reichlich rauem endoplasmatischen Retikulum und größeren apikalen sekretorischen Granula (→) [T407].

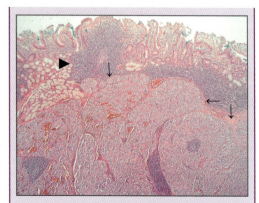

Abb. 4.62 Endokrin aktiver Tumor in der Duodenalwand, unterhalb der erhaltenen Schleimhaut bei Zollinger-Ellison-Syndrom (→). Daneben Brunner-Drüsen (▶). (HE).

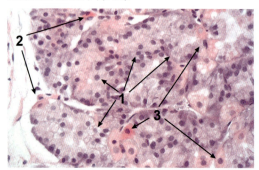

Abb. 4.61 Schleimhautbasis mit überwiegend Hauptzellen (**1**) sowie einzelnen neuroendokrinen Zellen (**2**) und Belegzellen (**3**). (HE).

- Die **Hauptzellen** sezernieren Pepsinogene, die im sauren Milieu des Magens zu eiweißspaltenden Pepsinen umgewandelt werden und fettspaltende Lipasen. Die Hauptzellen sind basophil und liegen im unteren Bereich der Drüsen.
- Besonders an der Basis der Drüsen kommen **neuroendokrine Zellen** vor, die ein eosinophilgranuläres Zytoplasma mit Sekretgranula aufweisen. Sie produzieren u. a. Histamin, Serotonin und Gastrin (▶ Abb. 4.60, ▶ Abb. 4.61).
- Im Bereich der Drüsenhälse liegen die **Stammzellen,** aus denen die Regeneration der Schleimhaut erfolgt. Hier sieht man gelegentlich Mitosen.

> **Klinik**
>
> Beim Zollinger-Ellison-Syndrom wird das Hormon Gastrin von endokrin aktiven Tumoren des Pankreas oder der Dünndarmwand im Überschuss produziert. Dadurch werden die Belegzellen des Magens zu einer Überproduktion von Magensäure veranlasst (▶ Abb. 4.62).

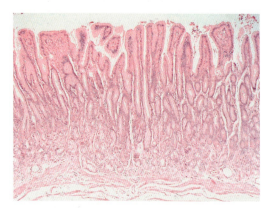

Abb. 4.63 Antrumschleimhaut mit tief eingezogenen Foveolen. (HE)

4.5.3.4 Antrum

Das **Antrum** oder der Pars pylorica umfasst die letzten 4–5 cm des Magens vor dem Übergang in das Duodenum. Die Foveolae sind hier deutlich tiefer als in Corpus und Fundus (▶ Abb. 4.63). Die kubischen bis prismatischen Drüsenzellen produzieren neben Schleim auch Pepsin und Lysozym.

> Die hier gelegenen endokrinen Zellen synthetisieren u. a. auch Gastrin (G-Zelle), zur Stimulation der Belegzellen in den proximalen Magenanteilen (juxtakrine Hormonsekretion).

> **Merke**
>
> Im Magen gibt es drei histologisch unterschiedliche Schleimhauttypen: Den Cardiatyp, den Corpus-/Fundustyp mit Hauptzellen, Nebenzellen und Belegzellen, und den Antrumtyp.

▶ 4.5 Magen-Darm-Trakt   ▶ 4.5.4 Dünndarm

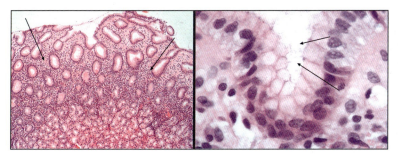

Abb. 4.64 Helicobacter-pylori-Gastritis mit vermehrtem lymphozytären Entzündungszellinfiltrat in der Lamina propria (erkennbar an der dunkleren Färbung, links, →), dass überwiegend aus Lymphozyten sowie wenigen Granulozyten und Plasmazellen besteht. Die länglich gewellten Bakterien, die im sauren Milieu des Magens gedeihen, kann man meist gut im Bereich der Foveolen erkennen (rechts, →). (HE).

Klinik

Normale Magenschleimhaut weist – im Gegensatz zur Darmschleimhaut – kaum Lymphozyten oder andere Entzündungszellen auf. Diese kommen signifikant erst bei einer Gastritis vor (▶ Abb. 4.64).

Klinik

Bei einer besonderen Form des Magenkarzinoms, dem Siegelringzellkarzinom (▶ Abb. 4.65), wachsen die neoplastischen Zellen nicht primär destruktiv und verdrängend wie bei anderen Karzinomen, sondern vereinzelt zwischen ortsständigen Drüsenstrukturen, weshalb eine umschriebene Tumorbildung lange Zeit fehlen kann und diese Neoplasien häufig endoskopisch kaum zu detektieren sind.

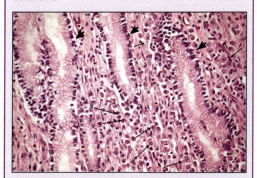

Abb. 4.65 Siegelringzellkarzinom des Magens. Man sieht erhaltene Foveolen und Drüsenschläuche (▶) umgeben von zahlreichen diffus wachsenden Tumorzellen mit exzentrischem Kern und teils erkennbarer Zytoplasmavakuolisierung, den Siegelringzellen (→). (HE)

4.5.4 Dünndarm

Am Pylorus beginnt der Dünndarm. Seine Hauptaufgabe besteht in der Resorption von Nahrungsbestandteilen. Er ist beim Erwachsenen 3 bis 6 Meter lang und gliedert sich in die aufeinanderfolgenden Abschnitte **Duodenum** (Zwölffingerdarm), **Jejunum** (Leerdarm) und **Ileum** (Krummdarm), die jeweils unscharf ineinander übergehen. In allen Dünndarmabschnitten wird die resorbierende Darmoberfläche durch bis zu 1 cm hohe **Ringfalten** (Plicae circulars, Kerckring-Falten), **Zotten** (Schleimhautausstülpungen) und **Krypten** (Lieberkühn-Krypten, Schleimhauteinsenkungen,) und auf zellulärer Ebene durch **Mikrovili** auf über 100 Quadratmeter vergrößert. Die Ringfalten bestehen zentral aus aufgefalteten Submukosaanteilen, während die Zotten und Krypten nur von der Mukosa gebildet werden (▶ Abb. 4.67,▶ Abb. 4.68).

Das Epithel des Dünndarms besteht aus hochprismatischen, einschichtig angeordneten **Enterozyten** mit apikalem Bürstensaum (deshalb auch Saumzellen genannt) und basalem Kern. Ihre Aufgabe ist die Resorption von Flüssigkeit und Nahrungsbestandteilen. Zwischen den Enterozyten liegen eingestreut die **Becherzellen.** Deren Aufgabe ist die Schleimbildung, und so findet man in den mittleren und oberen Anteilen ihres Zytoplasmas reichlich basophilen Schleim, der sich in der PAS-Reaktion deutlich rot-violett darstellt (▶ Abb. 4.69). In Krypten und basalen Zottenabschnitten liegen teils einzeln, teils in kleinen Verbänden endokrine Zellen, die Peptidhormone bilden und abgeben.

Mikroskopische Anatomie

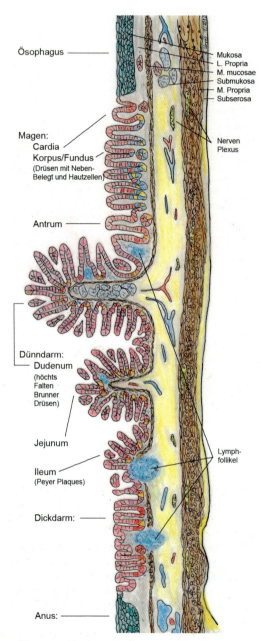

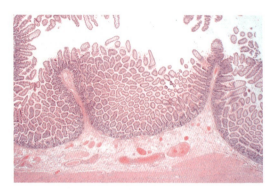

Abb. 4.67 Dünndarmquerschnitt mit Ringfalten, langen Zotten und hier flachen Krypten, darunter die Tela submukosa mit Blutgefäßen und der innere Anteil der Tela muscularis propria. (HE).

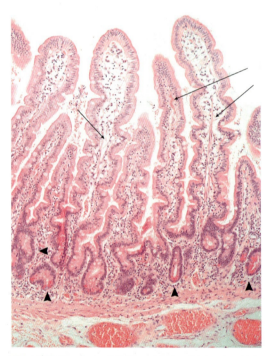

Abb. 4.68 Dünndarm mit Zotten und flachen Krypten, besetzt mit Becherzellen, Enterozyten und basal Paneth-Körnerzellen (▶). Im Stroma eingelagert Lymphozyten, Kapillaren in den Zotten (→) und in der Tela submucosa, unterhalb der Tela muscularis mucosae. (HE).

Abb. 4.66 Schleimhauttypen des Magen-Darm-Trakts.

An der Basis der Krypten liegen spezifische sekretorische Zellen, die **Paneth-Körnerzellen,** die mit granulär eosinopilem Zytoplasma imponieren.

Das Zytoplasma enthält u. a. Lysozym. Dieses Enzym spaltet das Murein von Bakterienwänden auf. Die Paneth-Körnerzellen spielen eine wichtige Rolle bei der Bekämpfung von Mikroorganismen im Darm.

▸ 4.5 Magen-Darm-Trakt ▸ 4.5.4 Dünndarm

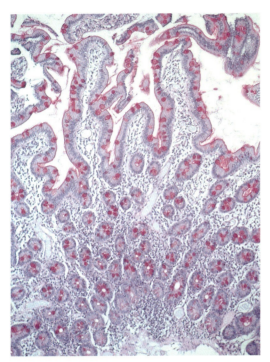

Abb. 4.69 Die PAS-Färbung hebt die schleimbildenden Becherzellen in der Dünndarmschleimhaut hervor. (PAS).

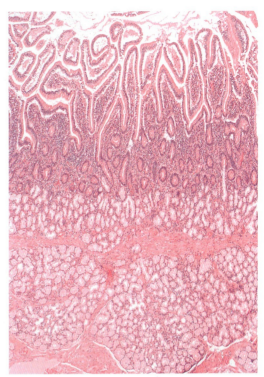

Abb. 4.70 Duodenum mit typischem Schleimhautaufbau der Dünndarmschleimhaut und unterliegend mukösen Brunnerschen Drüsen. (HE).

Die Regeneration des Dünndarmepithels erfolgt durch Proliferation von **Stammzellen** im unteren Drittel der Krypten. Hier findet man deshalb häufig Mitosen. Die neu gebildeten Zellen wandern Richtung Darmlumen, wo sie am Ende ihres Lebenszyklus von den Zotten abschilfern.

Einzeln zwischen den Epithelzellen und dicht in der Lamina propria, zentral in den Zotten und um die Krypten, findet man Lymphozyten, meist T-Zellen, sowie Plasmazellen, einzelne eosinophile Granulozyten und Makrophagen. Diese Zellen dienen der Infektabwehr bzw. dem Aufspüren von Antigenen.

In den Zotten liegen kleine Blutgefäße zum Abtransport der resorbierten Nahrungsbestandteile.

> Die Kapillaren hier weisen große Areale mit Fenestrationen auf, die nur durch fein filiäres Material abgedeckt sind. Durch diese Lücken können Wasser und die gelösten Stoffe leicht hindurchtreten. Diesen Kapillartyp findet man auch im Dickdarm sowie an anderen Stellen des Körpers, an denen Stoffe an das Blut abgegeben werden (Niere, endokrine Organe).

Ferner liegen in den Zotten glatte Muskelzellen, mit denen sich die Zotten verkürzen und wieder verlängern können, was einen Pumpeffekt hat (Zottenpumpe).

Die ersten ca. 15 cm des Dünndarmes, das Duodenum, haben die höchsten Ringfalten und Zotten. Falten und Zotten verringern sich in Höhe und Anzahl im weiteren Verlauf des Dünndarmes, bis im terminalem Ileum nur noch niedrige Falten und Zotten zu finden sind.

> Eine Besonderheit des Duodenums sind die mukösen, sich in der HE-Färbung auffallend hell darstellenden **Brunner-Drüsen** (▸ Abb. 4.70) in der Tela submucosa. Die Drüsen sezernieren ein alkalisches, schleimhaltiges Sekret, um den sauren Magensaft zu neutralisieren.

Eine Besonderheit des terminalen Ileums sind die lympatischen Formationen der **Peyer-Plaques** (siehe ▸ Kap. 4.1.7.3).

Mikroskopische Anatomie

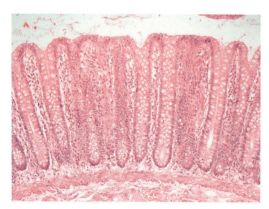

Abb. 4.71 Kolonschleimhaut mit reichlich Becherzellen und tiefen Krypten, ohne Zotten. Unter der Lamina propria die Lamina muscularis mucosa. (HE).

4.5.5 Dickdarm

Der Dickdarm ist etwa einen Meter lang. In ihm werden Wasser und Kochsalz aus dem eingedickten Darminhalt resorbiert. Er beginnt am terminalen Ileum und gliedert sich konsekutiv in die Abschnitte **Caecum** mit **Appendix vermiformis, Colon ascendens, C. transversum** (Querkolon), **C. descendens, C. sigmoideum** (Sigma) und **Rektum** und endet am Anus. Die Längsmuskulatur ist außerhalb von 3 Bündeln im Bereich der Tänien nur schwach entwickelt.

> Auf der Kolonschleimhaut (▶ Abb. 4.71) fehlen die Zotten und Ringfalten. Die tiefen Krypten sind mit **hochprismatischen resorbierenden Zellen** und zahlreichen **Becherzellen** besetzt. Paneth-Körnerzellen fehlen weitgehend. Wie im Dünndarm erfolgt auch die Regeneration des Dickdarmepithels durch Proliferation von Stammzellen an der Basis der Krypten.

Klinik

Bei der weit verbreiteten Divertikulose (▶ Abb. 4.72) des Dickdarms kommt es zu einer Ausstülpung von Dickdarmschleimhaut durch die Tela muscularis propria (eigentlich Pseudodivertikulose, da keine echten Divertikel mit Ausstülpung aller Wandschichten vorliegen). Komplikation einer Divertikulose kann eine Entzündung der Divertikel, die Divertikulitis sein, die zu einer Peritonitis (Entzündung des Bauchfells) und Perforation führen kann.

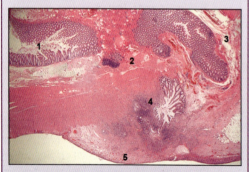

Abb. 4.72 Divertikulose des Dickdarms, mit regelhafter Schleimhaut vom Kolontyp **(1)**, die sich durch die Tunica muscularis propria **(2)** in die Subserosa ausstülpt **(3)**. Eines der Divertikel mit entzündlicher Zerstörung der Schleimhaut **(4)** und Entzündungsausbreitung bis auf das Peritoneum **(5)**. (HE).

Klinik

Bei chronisch entzündlichen Darmerkrankungen (Colitis ulcerosa [▶ Abb. 4.73], M. Crohn) kommt es zu wiederkehrenden oder kontinuierlichen Entzündungsreaktionen des Darmes mit Schädigung der Schleimhaut.

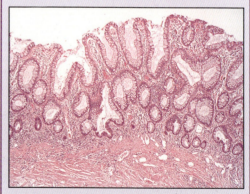

Abb. 4.73 Darm bei chronisch entzündlicher Darmerkrankung (hier Colitis ulcerosa) im entzündungsfreiem Intervall aber mit erheblicher Störung der Schleimhautarchitektur, einem Schleimhautumbau mit unregelmäßig tiefen und verzweigten Krypten. (HE).

▶ 4.5 Magen-Darm-Trakt ▶ 4.5.5 Dickdarm

Klinik

Benigne Tumoren der Kolonschleimhaut, nach ihrer Form Polypen genannt, sind recht häufig (▶ Abb. 4.74). (Polypen im eigentlichen Sinne sind Entwicklungsstadien von Nesseltieren. Der Begriff ist jedoch allgemein üblich für die Bezeichnung von sowohl vorwölbenden als auch eher flachen Schleimhautläsionen. Neben den neoplastischen Polypen gibt es auch hyperplastische, anlagebedingte und postentzündliche Polypen.) Bei diesen Adenomen der Kolonschleimhaut handelt es sich um Neoplasien, die mit einer vermehrten Bildung von Darmepithelien einhergehen, die sich dann häufig in das Lumen vorstülpen, was die polypöse Form der Läsion bedingt. In der Läsion zeigt die Schleimhaut in der Regel Atypien der Architektur und der einzelnen Zellen. Klinisch wichtig sind die Adenome vor allem, weil sie in Karzinome übergehen können.

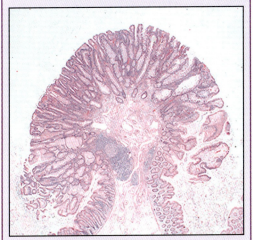

Abb. 4.74 Kolonschleimhautadenom mit polypöser Verwölbung in das Lumen und in diesem Bereich erkennbar unregelmäßigen Krypten. (HE).

zelln. Ringfalten und Zotten werden im Verlauf des Dünndarms immer flacher und die Krypten tiefer. Im Dickdarm gibt es nur noch tiefe Krypten, keine Ringfalten oder Zotten mehr.

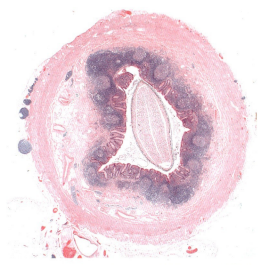

Abb. 4.75 Appendix vermiformis mit reichlich sek. Lymphfollikeln und einem pflanzlichen Nahrungsbestandteil im Lumen. (HE).

Lerntipp

Die wichtigsten Fakten fürs Physikum:
Der **Dünndarm** hat **Zotten und Krypten**, das **Kolon** nur **Krypten**.
Die Regeneration des Darmepithels erfolgt aus **Stammzellen**, die in den **Krypten** liegen.
Paneth-Zellen erkennen (s. u.), diese liegen auch in der Tiefe der Krypten und produzieren Lysozym:

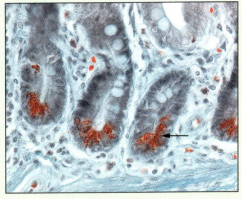

[T407]

4.5.5.1 Appendix

Die Appendix vermiformis (Wurmfortsatz, Blinddarm) (▶ Abb. 4.75) hängt dem Caecum an. Neben dem kolontypischen Schleimhautaufbau kommen hier vermehrt lymphoide Zellen vor, die besonders bei entzündlicher Reizung sekundäre Lymphfollikel ausbilden.

Merke

Im Dünndarm herrschen zwei Zelltypen vor (Enterozyten und Becherzellen), im Dickdarm überwiegen die Becher-

Mikroskopische Anatomie

Tab. 4.5 Histologische Differenzialdiagnose der Schleimhäute

Organ	Schleimhaut-Architektur	Epitheltyp	Besonderheiten
Ösophagus	Flach, eventuell sekundär durch Muskelkontraktion aufgefaltet	Mehrschichtig unverhorntes Plattenepithel	Im oberen Bereich Anteile von Skelettmuskulatur
Magen: Cardia	Foveolae und Drüsenschläuche	Foveolarepithel und schleimbildende Drüsenzellen	
Magen: Corpus/Fundus	Flache Foveolae und Drüsenschläuche	Foveolarepithel, Nebenzellen, Hauptzellen und Belegzellen	
Magen: Antrum	Foveolae und Drüsenschläuche	Foveolarepithel und schleimbildende Drüsenzellen	
Dünndarm	Ringfalten, Zotten, Krypten	Enterozyten, Becherzellen, basal Paneth-Körnerzellen	Duodenum: Brunner-Drüsen Ileum: Peyer-Plaques
Colon	Krypten	Überwiegend Becherzellen	
Anus		Kolonschleimhaut und flaches Plattenepithel	
Mundschleimhaut	Flach	Mehrschichtig, teils leichte parakeratotische Verhornung	
Nasenhölenschleimhaut	Flach, eventuell polypös	Hochprismatisch, zilientragende Zellen und Becherzellen	Seromuköse Drüsen, je nach Lage Knorpel und Knochenanteile
Trachea und Bronchien	Flach, eventuell sekundär durch Muskelkontraktion aufgefaltet	Respiratorische Epithelien mit Zilien und Becherzellen	Knorpel- und Drüsenformationen am Rand
Gallenblase	Falten	Hochprismatisch, nur ein Zelltyp, jedoch häufig Metaplasien	
Gallenwege	Flach	Iso- bis hochprismatisch, nur ein Zelltyp	
Harnwege	Flach	Mehrreihiges Urothel mit Schirmzellen	
Tube	Gefaltet oder flach	Iso- bis hochprismatisch, Zilien	
Endometrium	Drüsenschläuche, je nach Zyklusphase	Hochprismatisch, je nach Zyklusphase sekretorische Aktivität	Zytogenes Stroma, darunter Myometrium
Endocervikalepithel	Oberflächlich flach in der Tiefe teils zystische Drüsenformationen	Hochprismatisch schleimbildend	Direkt unter dem Epithel Faser- und Muskelschichten
Portio- und Vaginaepithel	Flach	Mehrschichtiges unverhorntes Plattenepithel	Direkt unter dem Epithel Faser- und Muskelschichten
Samenstrang	Flach, englumig	Hochprismatisch, Zielentragend	Muskuläre Wand mit Dreischichtaufbau

4.5.6 Anus

Der Analkanal (Canalis analis) markiert das Ende des Verdauungstrakts. In der Zona columnaris (Zona transitionalis) geht die Kolonschleimhaut in **Plattenepithel** über. In der Tela submucosa liegt das Schwellkörpersystem **(Corpus cavernosum recti)** zum dichten Verschluss des Analkanals.
Die Zona intermedia (Zwischenzone) trägt mehrschichtiges unverhorntes Plattenepithel. Hautanhangsgebilde fehlen. Diese treten erst in der Zona cutanea hervor, deren Aufbau dem der Haut gleicht.

Klinik

Bei starker Erweiterung des Corpus cavernosum recti (▶ Abb. 4.76) kommt es zu einer Vorwölbung der Analschleimhaut, die recht schmerzhaft sein kann und gelegentlich zu Blutungen und Thrombosen führt (Hämorrhoidalknoten).

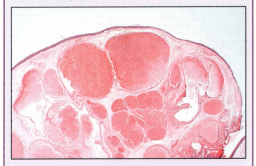

Abb. 4.76 Stark erweitertes und prall blutgefülltes Corpus cavernosum recti bei Hämorrhoidalleiden. Überliegend das regelhafte Plattenepithel der Zona intermedia (ohne Hautanhangsgebilde). (HE).

4.6 Große Drüsen des Verdauungstrakts
Andreas Kreft

IMPP-Hits

Von 8/2007 bis 11/2012 wurden 15 Fragen zu den Themen dieses Kapitels gestellt. Schwerpunkt war die Leber und hier besonders der Aufbau der Portalfelder der Leberzellplatten mit Gallenwegen und Sinusoiden. Beim Pankreas ging es um die Histomorphologie und die Bikarbonatsekretion der Epithelien von Schaltstücken und interlobären Ausführungsgängen. Zur Gallenblase und den extrahepatischen Gallenwegen wurde in diesem Zeitraum nichts gefragt.

4.6.1 Leber

4.6.1.1 Einleitung

Die Leber (Hepar) (▶ Abb. 4.77) liegt unter dem Zwerchfell, vorwiegend im rechten Oberbauch und wiegt etwa 1,5 kg. Als exokrine Drüse bildet sie die Galle und erhält als Stoffwechselorgan über die Pfortader die im Darm resorbierten Nahrungsbestandteile (mit Ausnahme komplexer Lipide, die hauptsächlich in den Lymphgefäßen transportiert werden). Daneben produziert die Leber Plasmaproteine wie Albumin und Fibrinogen.

Das Organ ist von einer Kapsel (**Glisson-Kapsel**) umschlossen, die überwiegend gleichzeitig Peritoneum ist. Es ist in 4 ungleichgroße Lappen und insgesamt 8 Segmente unterteilt. Diese gliedern sich in zahllose 1 bis 2 mm große **Leberläppchen**. Die Leber verfügt über eine doppelte Gefäßversorgung, zum einen über die **Pfortader** (¾ der Blutzufuhr), zum anderen über die **Leberarterie** (restliches ¼ der Blutzufuhr). Das Leberparenchym besteht aus den Leberzellen und den Gefäß- und Bindegewebsstrukturen, wobei Letztere vorwiegend in den Portalfeldern liegen.

4.6.1.2 Leberzellen

Die **Leberzellen** (Hepatozyten) (▶ Abb. 4.78) machen den größten Teil des Organparenchyms aus. Sie sind polygonale, recht große Zellen mit ein bis zwei runden Zellkernen und in etwa der Hälfte der Zellen einem polyploiden Chromosomensatz. Das Zytoplasma ist aufgrund seines hohen Gehalts an Mitochondrien eosinophil. Es enthält zur **Synthese** reichlich raues und glattes Endoplasmatisches Retikulum, ferner freie Ribosomen und einen gut entwickelten Golgi-Apparat. Die Zellen der Leber funktionieren auch als **Glykogenspeicher** und weisen abhängig von Tageszeit und Ernährungszustand einen unterschiedlichen Gehalt von Glykogen auf.
Die Leberzellen sind einschichtig ohne Basalmembran in sog. **Leberzellplatten** angeordnet. Die Zellen besitzen zu den **Sinusoiden,** die meist zu zwei Seiten an ihnen vorbeiführen, jeweils einen recht breiten **Blutpol.**

Mikroskopische Anatomie

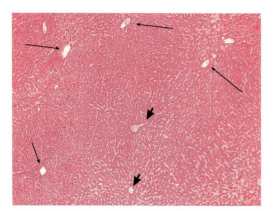

Abb. 4.77 Menschliche Leber in der Übersicht. Die Struktur der Lobuli ist erkennbar, aber in der Regel deutlich unregelmäßiger als in den Schemata. Hier sieht man 4 Portalfelder (→) locker um 2 Zentralvenen (▶) gruppiert. (HE).

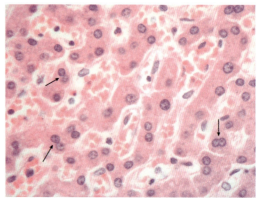

Abb. 4.79 Leberzellplatten in einschichtiger Anordnung mit rundlichen, unterschiedlich großen Kernen der Leberzellen. Zweikernige Zellen kommen vor (→). Darum der Disse-Raum, der durch eine Endothelschicht (Endothelzellkern) von den Sinus abgegrenzt wird. Auf den Endothelien sitzen die Von-Kupffer-Zellen, in den Sinus sieht man die Blutzellen, vor allem Erythrozyten. (HE).

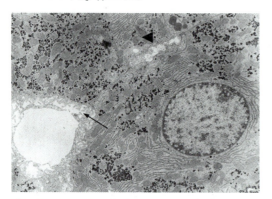

Abb. 4.78 Leberzelle mit rundlichem Kern. Im Zytoplasma Glykogen (dunkel), endoplasmatisches Retikulum und Mitochondrien. Zum Blutpol hin der Disse-Raum (→) und das gefensterte Sinusendothel. Seitlich ein Galle-Caniculi (▶) [T407].

Apikal des Blutpols liegt der **parasinusoidale Raum (Disse-Raum)**. In diesem Raum kommen die **Perisinusoidalzellen** (**Ito-Zellen** oder hepatische Sternzellen), die als modifizierte Fibroblasten Kollagen produzieren können und in deren Zytoplasma sich reichlich Vitamin A-haltige Fetttropfen befinden, vor. In den gängigen histologischen Färbungen sind die Ito-Zellen kaum auszumachen. Gestützt wird die Anordnung von Leberzellplatten und Sinussystem von retikulären Fasern (▶ Abb. 3.04, ▶ Abb. 3.05). Das Sinusendothel ist fenestriert: es weist interzelluläre Lücken und intrazelluläre Poren auf, die nicht durch ein Diaphragma verschlossen sind und es fehlt die Basalmembran, was den Stoffaustausch erleichtert. Darüber fließt das Blut in den Sinusgefäßen.

Von den Leberzellen gebildete Serumproteine (v. a. Albumin und Fibrinogen) werden in den Disse-Raum abgegeben; Blutbestandteile werden von hier aus in die Leberzellen aufgenommen. Spezialisierte Makrophagen, die **Von-Kupffer-Zellen,** liegen dem Endothel auf und durchsetzen es mit ihren Fortsätzen. Sie phagozytieren Partikel und Mikroorganismen, die über die Pfortader in den Sinus gelangt sind. Sie bauen auch überalterte Erythrozyten ab (▶ Abb. 4.79, ▶ Abb. 4.80).

4.6.1.3 Gallestoffwechsel

Aus dem roten Blutfarbstoff, dem Hämoglobin, das bei der Phagozytose der überalterten Erythrozyten in Leber und Milz anfällt und aus dem Abbau anderer hepatischer- und Hämoproteine wird über Zwischenschritte das **Bilirubin** in den Leberzellen gebildet. Für den Transport wird das wasserunlösliche Bilirubin an Albumin gebunden. Von den Leberzellen wird es mit Glucuronsäure konjugiert und in die Galle abgegeben. Auch Gifte und Arzneistoffe sowie Steroidhormone (z. B. Östrogen) werden durch die Verbindung mit Glucuronsäure wasserlöslich gemacht und können so leichter ausgeschieden werden.

An den Zellgrenzen zwischen den Hepatozyten am Gallepol verbleiben ca. 1 µm große, rinnenförmige Einsenkungen zur Aufnahme der von den Leberzellen sezernierten Galle, die Gallenkänalchen (Cananiculi biliferi, Gallenkapilla-

▶ 4.6 Große Drüsen des Verdauungstrakts   ▶ 4.6.1 Leber

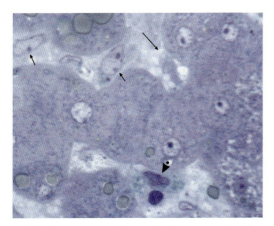

Abb. 4.80 Leber mit einschichtigem Aufbau der Leberplatte, Ito-Zelle mit durch Fettvakuolen eingedrücktem Kern (→), Zellkerne der Sinusendothelien (kurze →) sowie Von-Kupffer-Zelle mit Phagozytoseprodukten (▶). Fokal in den Leberzellen Fetttropfen. (Dünnschnitt, Methylenblau).

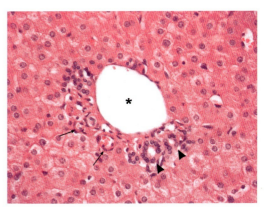

Abb. 4.81 Portalfeld: zentral der große Portalvenenast (Stern). Umgeben von spärlichem Bindegewebe, einzelne dickwandige Arteriole (→) und Gallegänge (▶) mit isoprismatischer Epithelauskleidung. (HE).

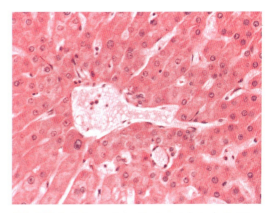

Abb. 4.82 Zentralvene mit sternförmig darauf zulaufenden Sinus und Trabekeln, keine weiteren Gefäß- oder Gangstrukturen. (HE).

ren). Sie besitzen sonst keine eigene Wandung und sind durch Tight junctions zwischen den Leberzellen abgedichtet. Die Galle fließt in Richtung der Portalfelder. Kurz vorher mündet sie in kurze Schaltstücke, die **Hering-Kanälchen,** die ein flaches bis kubisches Epithel aufweisen. Hering-Kanälchen findet man daher nur in der periportalen Randzone.

Hier liegen auch die **Ovalzellen,** die Stammzellen, von denen nach einer Leberschädigung die Regeneration des Organs ausgeht. In den Portalfeldern wird die Galle in den dort liegenden Gallengängen abtransportiert, wobei die kleinen Gallengänge in die immer größeren Gänge und schließlich in die Ducti hepatici dexter und sinister münden, die aus der Leber herausführen.

4.6.1.4 Portalfelder der Leber

Die **Portalfelder** (▶ Abb. 4.81) der Leber sind nach der größten darin vorkommenden Gefäßstruktur, dem Ast der V. portae, benannt. Es handelt sich bei dem Venenast um eine relativ weitlumige und dünnwandige **Venole,** die in eine bindegewebige Formation eingebettet ist. Begleitet wird sie von ein bis zwei kleineren **Arteriolen,** die Verzweigungen der Leberarterie sind, und eine deutlich dickere Wandung als der Portalvenenast aufweisen. Im Portalfeld finden sich ferner **Gallengänge,** die von isoprismatischem Epithel ausgekleidet werden und etwa den gleichen Durchmesser wie die Arteriolen haben. Zusammen machen diese Strukturen die sog. **Glisson-Trias** aus.

Gelegentlich kann man noch kleinere dünnwandige Lymphspalten erkennen.

Aus den portalen Venolen zweigen sich kleinere Venolen ab, die interlobulär an der Peripherie der Leberläppchen entlanglaufen und nährstoffreiches Blut (aus dem Bereich des Darms, Pankreas und der Milz) in das Sinussystem abgeben. Das Blut fließt dann die radiär zur Zentralvene gestellten Sinus entlang und gelangt auch in die perisinusoidalen Räume. Die Arteriolen verzweigen sich ebenfalls interlobulär und münden in verschiedenen Abständen vom Portalfeld in das Sinussystem und versorgen es mit sauerstoffreichem Blut. Die Sinus münden schließlich in der **Zentralvene** (▶ Abb. 4.82), einem dünnwandigen Gefäß, das wiederum in größere venöse Gefäße und schließlich in die untere Hohlvene einmündet.

Mikroskopische Anatomie

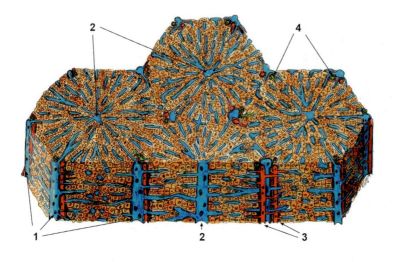

Abb. 4.83 Funktioneller Aufbau der Leber mit Portalfeldern und Gliederung des Gefäßsystems
1 Portalvenen
2 Zentralvenen
3 Arteriolen
4 Gallengänge.

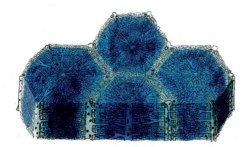

Abb. 4.84 Die polygonalen **klassischen Leberläppchen** orientieren sich am Einzugsgebiet der Zentralvene und weisen zentral die efferente Zentralvene auf. An den Ecken liegen die Portalfelder und an den Rändern die angrenzenden Leberläppchen.

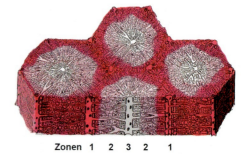

Abb. 4.86 Der **Leberazinus** bezieht sich auf den Blutfluss und die Versorgung der Hepatozyten mit Sauerstoff. Seine zentrale Achse sind die Interlobärgefäße. Es hat eine mehr oder weniger rautenförmige Gestalt, dessen Eckpunkte zwei benachbarte Portalfelder und zwei gegenüberliegende Zentralvenen bilden. Es wird weiter unterteilt in drei Zonen, von denen die Zone 1 (hier dunkel gezeichnet) den sehr gut mit Nährstoffen und Sauerstoff versorgten periportalen Bereich umfasst. Hier kommen auch Toxine in ersten Kontakt mit den Leberzellen. Zone 3 (hell im Bild) zeigt die Region um die Zentralvene, die vom durchströmenden Blut als letzte erreicht wird. Aus dem Blut ist dann schon ein Großteil von Nährstoffen und vor allem Sauerstoff entnommen, was bei einer reduzierten Stoffwechsellage unter Umständen nicht mehr ausreicht, um die physiologische Funktion der Leberzellen in dieser Zone aufrecht zu erhalten. Zone 2 liegt anatomisch und physiologisch zwischen Zone 1 und Zone 3.

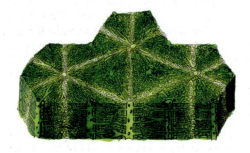

Abb. 4.85 Das **Portalvenenläppchen** richtet sich am Gallefluss aus und hat als Zentrum das Portalfeld. Ihm gehören die Anteile von drei benachbarten klassischen Leberläppchen an. Es hat idealerweise eine dreieckige Form, die Endpunkte bilden jeweils die Zentralvenen.

Merke

Portalfelder der Leber bestehen aus einem in Bindegewebe eingelagertem Ast der Portalvene sowie je 1–2 (gelegentlich auch mal mehr) Ästen der Leberarterie und Gallengängen. Durch das Parenchym führt ein Sinussystem mit subsinusoidalem Raum. Die Leber wird in die Funktionseinheiten klassisches Leberläppchen, Portalvenenläppchen und Leberazinus gegliedert (▶ Abb. 4.83, ▶ Abb. 4.84, ▶ Abb. 4.85, ▶ Abb. 4.86).

Klinik

Langanhaltende und wiederkehrende Schädigungen der Leber, wie Virushepatitis oder toxische Belastung (z. B. durch Alkohol) können neben anderen Ursachen zu einem fibrotischen Umbau der Leber, der Leberzirrhose führen (▶ Abb. 4.87). Die kollagenen Fasern werden durch die Ito-Zellen produziert. Die Folgen der Leberzirrhose sind zum einen eine mangelnde Funktion der Leber bei metabolischen Prozessen und bei der Produktion von Proteinen, zum anderen aber auch ein durch die Störung der Gefäßarchitektur bedingter höherer Gefäßwiderstand der Leber für das Blut aus der Portalvene, was zu einem Bluthochdruck im Portalsystem führt.

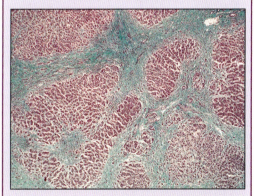

Abb. 4.87 Komplette Leberzirrhose mit Ausbildung breiter fibrotischer Bänder um unregelmäßige Leberläppchen. Bei gestörtem Galleabfluss reaktive Proliferation von Gallengängen in den Fibrosezonen. (Goldner).

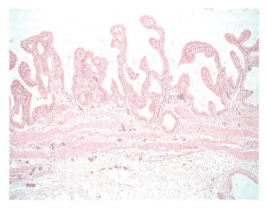

Abb. 4.88 Gallenblasenwand mit aufgefaltetem hochprismatischem Epithel, lockerem Bindegeweben und Schicht aus glatten Muskelzellen.

4.6.2 Gallenwege und Gallenblase

4.6.2.1 Extrahepatische Gallengänge

Die Gallengänge der Portalfelder münden in immer größere Gallenwege und dann in die Ducti hepatici dexter und sinister, die sich außerhalb der Leber in den Ductus hepaticus communis vereinigen. Das extrahepatische Gallengangsystem weist eine Abzweigung zur Gallenblase, den Ductuc cysticus auf und mündet schließlich als Ductus choledochus meist gemeinsam mit dem Ductus pankreaticus in der Duodenalpapille.

Die größeren und extrahepatischen Gallengänge besitzen ein dicht schließendes hochprismatisches Epithel und darunter teils glatte Muskelzellen sowie elastische Fasern.

4.6.2.2 Gallenblase

Die **Gallenblase** (Vesica fellea) ist ein Speicherorgan für die Galle, in dem diese durch Wasserentzug konzentriert wird. Ihre Schleimhautauskleidung ist gefaltet, um sich unterschiedlichen Füllungszuständen des Organs anpassen zu können (▶ Abb. 4.88). Das Epithel ist, wie in den größeren Gallengängen, hochprismatisch. Im Halsbereich kommen muköse Drüsen vor.

Unter dem Epithel, das durch eine Basalmembran abgegrenzt wird, liegt – getrennt durch eine Schicht lockeren Bindegewebes – eine Schicht glatter Muskulatur, die dazu dient, die Gallenblase bei Bedarf zu kontrahieren. Auf die Muskelschicht folgt eine weitere lockere Bindegewebsschicht, die zur Bauchhöhle von Serosa, im Bereich des Gallenblasenbettes von Lebergewebe begrenzt wird.

Mikroskopische Anatomie

> **Klinik**
>
> Gallensteine entstehen besonders bei Stase oder abnormaler Zusammensetzung der Galle (▶ Abb. 4.89).

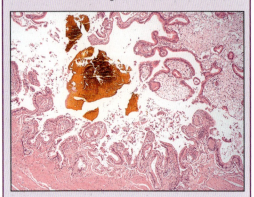

Abb. 4.89 Hier sieht man einen kleinen sich dunkel anfärbenden Gallenstein über einer gering entzündlich veränderter Gallenblasenschleimhaut. Häufig enthalten die Gallensteine Cholesterin. Auch hier sieht man besonders rechts oben im Bild eine vermehrte Fettablagerung in subepithelialen Schaumzellen (sog. Cholesteatose), eine häufige Veränderung, die pathogenetisch jedoch nicht mit Gallensteinen assoziiert ist. (HE).

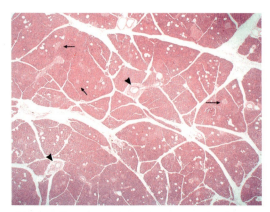

Abb. 4.90 Übersicht Pankreashistologie mit gut erkennbarer läppchenartiger Struktur des Organs, unterschiedlich großen Ausführungsgängen (▶) und Inselorganen (→), die sich als helle Flecken in den Läppchen abgrenzen. Noch heller erscheinen eingelagerte Fettzellen. (HE).

4.6.3 Pankreas

4.6.3.1 Einleitung

Das Pankreas (Bauchspeicheldrüse) ist ein leicht gebogenes, etwa 15 cm langes Organ, das im Retroperitoneum zwischen Duodenum und Milz liegt. Es besteht aus einem **exokrinen Anteil,** der Verdauungssekret in den Dünndarm abgibt und einem **endokrinen Anteil,** dem Inselorgan. Das Pankreas wird von einer dünnen bindegewebigen Kapsel umgeben, die ventral in die Serosa der Bauchhöhle mündet. Längs im Organ verläuft ein großer Ausführungsgang, der Ductus pancreaticus, der die kleineren Zuflüsse aufnimmt. Das Organ ist in Läppchen gegliedert, die durch dünne bindegewebige Septen voneinander abgegrenzt werden (▶ Abb. 4.90).

4.6.3.2 Exokrines Pankreas

Das **exokrine Pankreas** ist eine rein seröse Drüse. Die Azini (▶ Abb. 4.91, ▶ Abb. 4.92) werden von dicht gelagerten kubischen bis pyramidenförmigen Zellen gebildet, deren Kerne basal orientiert sind und deren basophiles Zytoplasma reichlich Prosekretgranula, die **Zymogengranula,** aufweist. Die Azinuszellen gruppieren sich um die organtypischen

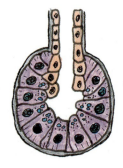

Abb. 4.91 Schema Azinus des exokrinen Pankreas mit Azinuszellen (violett) mit apikal Zymogengranula (blau) zentroazinären Zellen (braun) und angrenzendem Schaltstück des Ausführungsganges (ebenfalls braun).

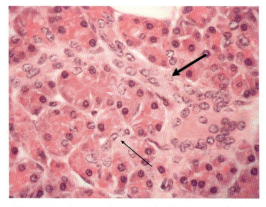

Abb. 4.92 Exokrines Pankreas mit kubischen bis pyramidenförmigen azinären Zellen sowie fokal erkennbar zentroazinären Zellen (→), die in die Schaltstücke (dicker →) übergehen. (HE).

zentroazinären Zellen, die in die **Schaltstücke** übergehen. Die relativ langen Schaltstücke besitzen ein einschichtiges flaches bis isoprismatisches Epithel und keine Myoepithelschicht. Sie münden direkt in die **Ausführungsgänge.** Diese weisen ein isoprismatisches Epithel auf.

> Von den Schaltstücken und interlobären Ausführungsgängen werden Bikarbonat-Ionen in das Pankreassekret abgegeben, das dadurch einen leicht alkalischen pH-Wert von etwa 8 erhält.

Die Ausführungsgänge vereinigen sich zu immer größeren Gängen und münden schließlich im Ductus pancreaticus.

Das Pankreas sezerniert täglich bis zu 2 Liter Flüssigkeit in das Duodenum. Dieses Pankreassekret enthält reichlich Bikarbonat-Ionen und Verdauungsenzyme (Proteasen, Lipasen, Nukleasen, α-Amylase). Die Proteasen waren zuvor in den Zymogengranula gespeichert und werden nach der Sekretion durch Trypsin, das in seiner Vorform, dem Trypsinogen in dem Zymogengranula enthalten ist, aktiviert.

Klinik

Bei der akuten Pankreatitis werden die Verdauungsenzyme zu früh aktiviert. Insbesondere wird Trypsinogen in aktives Trypsin umgewandelt und aktiviert nun seinerseits weitere proteo- und lipolythische Enzyme. Diese bewirken eine Selbstverdauung des Pankreas und des umgebenden Gewebes. Gelangen die Lipasen in das peripankreatische Fettgewebe, so setzten sie, ähnlich wie bei der Seifenherstellung, die Fettsäuren frei, was zu einer typischen amorphen Nekrose des Fettgewebes führt (▶ Abb. 4.93).

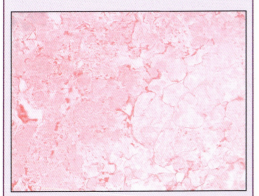

Abb. 4.93 „Tryptische" Fettgewebsnekrose bei akuter Pankreatitis mit amorpher Nekrose des Fettgewebes. Diese Läsionen können sekundär verkalken und sind dann im Röntgenbild als sogen. Kalkspritzernekrosen sichtbar. (HE).

4.6.3.3 Endokrines Pankreas

Das endokrine Pankreas besteht aus dem Inselorgan mit etwa einer Million **Langerhans-Inseln,** die schon in der Übersichtsvergrößerung der HE-Färbung als hellere, gut umschriebene „Inseln" im dunkleren exokrinen Pankreas imponieren (▶ Abb. 4.94). In den Langerhans-Inseln liegen die verschiedenen endokrinen Zelltypen, die Peptidhormone produzieren und histomorphologisch ohne Spezialfärbungen (Immunhistochemie) nicht voneinander zu unterscheiden sind:

- α-Zellen, ca. 20 % der Zellen im Inselorgan produzieren Glukagon
- β-Zellen, ca. 70 % der Zellen erzeugen Insulin
- δ- oder DD-Zellen, 5–10 % der Zellen stellen Somatostatin her
- F- oder PP-Zellen, wenige Zellen im Inselorgan, die pankreatisches Polypeptid synthetisieren.

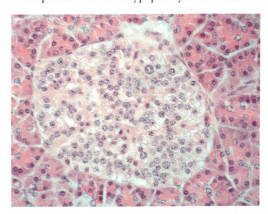

Abb. 4.94 Inselorgan des Pankreas mit den helleren endokrinen Zellen, im Gegensatz zu den umgebenden Azini des exokrinen Pankreas. (HE).

Merke

Das exokrine Pankreas ist eine rein seröse Drüse mit einem Ausführungssystem der Gänge in den Dünndarm. Das endokrine Pankreas ist in das exokrine Pankreas in Form von multiplen Inseln eingebettet. In den Inseln werden im Wesentlichen von vier Zelltypen jeweils Glukagon, Insulin, Somatostatin und pankreatisches Polypeptid produziert.

Klinik

Bei langandauerndem Diabetes mellitus akkumuliert im Bereich der insulinproduzierenden Inselzellen ein

Mikroskopische Anatomie

atypisches Protein, das Amyloid, das mit speziellen Färbetechniken sichtbar gemacht werden kann (▶ Abb. 4.95).

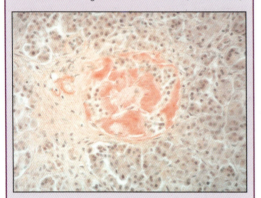

Abb. 4.95 Amyloidablagerungen (orange-rot) mit Atrophie der Inselzellen bei lange bestehendem Diabetes mellitus Typ II.

Lerntipp

Neu im Programm: **Immunfluorezenz-Bilder**. Hierfür eignet sich hervorragend das Pankreas mit seinen Langerhans-Inseln. Werden also irgendwo **mehr als ein Hormon** angefärbt, kann es **Pankreas, Hypophyse, Nebenniere** oder auch **Schilddrüse** sein.

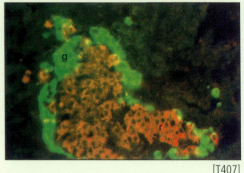

[T407]

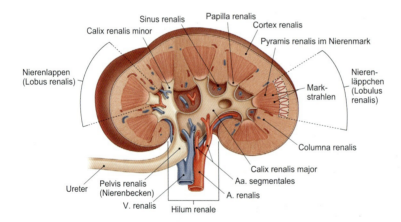

Abb. 4.96 Makroskopischer Aufbau der Niere [E364].

4.7 Niere und ableitende Harnwege
Henrik Holtmann

IMPP-Hits

Seit 2009 wurden nur zwei Fragen zu diesem Kapitel gestellt (zu Macula densa und Ureter).

Während die Niere den Harn bildet, sorgen Ureter, Harnblase und Harnröhre für die Ableitung des Harns. Die Niere hat darüber hinaus weitere Funktionen inne:

- Mitsteuerung des Säure-Base-Haushaltes durch regulierte Ausscheidung von Wasser, Salzen und stickstoffhaltigen Eiweißabbauprodukten
- Mitsteuerung des Blutdruckes (Renin-Sekretion)
- Endokrine Funktion (Produktion und Inkretion von Erythropoetin)

4.7.1 Niere

4.7.1.1 Makroskopische Gliederung
Die Niere (**Nephros, Ren**) ist an ihrer Außenfläche von einer straffen kollagenen Bindegewebskapsel umgeben, die wiederum von einer Fettgewebskapsel überzogen ist. Das Nierenparenchym unterteilt sich in **Nierenrinde** und **Nierenmark**. Die Rinde

▶ 4.7 Niere und ableitende Harnwege   ▶ 4.7.1 Niere

befindet sich als bis zu 1 cm breiter dunkler Streifen an der äußeren lateralen, kranialen und kaudalen Oberfläche der Niere. Teile der Rinde strahlen als sog. **Columnae renales** (Nierensäulen) in das Innere der Niere ein. Dazwischen befindet sich das hellere Mark, das pro Niere in Form von sieben bis neun **Markpyramiden** vorliegt, deren Basis zur Rinde zeigt. Das Mark gliedert sich in:
- **Markstrahlen:** ziehen fingerförmig in die Rinde. Zwischen den Strahlen liegt das **Rindenlabyrinth.**
- **Äußeres Mark:** mit **Außen- und Innenstreifen.**
- **Inneres Mark:** mündet nach medial über jeweils eine Papille in die Kelche des Nierenbeckens **(Pelvis renalis).**

Eine Markpyramide mit umliegender Rinde wird als **Lobus renalis** bezeichnet. Das Nierenbecken ist das Sammelbecken für den Urin aus den einzelnen Sammelrohren. Es verjüngt sich medial zum **Ureter** (Harnleiter), der den Harn zur Harnblase ableitet. Die Gesamtheit aus Nierenbecken, Kelchen,

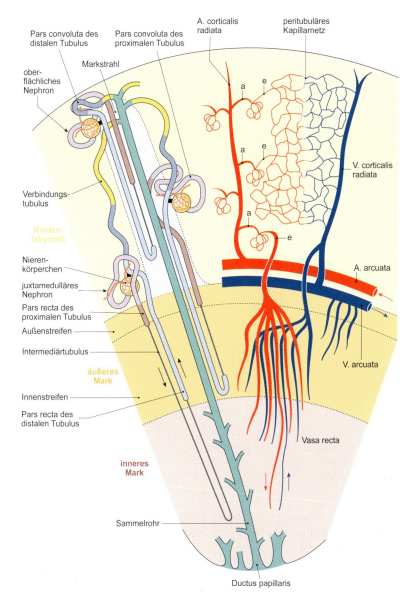

Abb. 4.97 Lage einzelner Nephronabschnitte und Gefäßarchitektur der Niere [L141].
a Vas afferens
e Vas efferens.

Mikroskopische Anatomie

das Becken umziehendem Fettgewebe, Gefäßen und Nerven bildet den **Sinus renalis** (Nierenbucht); dieser verjüngt sich zum **Nierenhilum** (Nierenpforte), wo Nierenarterie und -vene sowie Ureter ein- bzw. austreten (▶ Abb. 4.96).

4.7.1.2 Histomorphologie des Nephrons

Histologisch lässt sich die Niere in Nephrone und Interstitium einteilen. **Nephrone** sind die Funktionseinheiten der Niere und setzen sich aus den Nierenkörperchen, den **Glomeruli renales (Malpighi-Körperchen)** und den Nierenkanälchen (**Tubuli renales**) zusammen. Die Lage einzelner Nephronabschnitte im Vergleich zu den Abschnitten des Nierenparenchyms verdeutlicht ▶ Abb. 4.97 und ▶ Tab. 4.6.

Tab. 4.6 Lage einzelner Nephronabschnitte im Bezug zur Nierenarchitektur.

Nieren-abschnitt	Zu erwartende Nephronabschnitte auf histologischen Schnitten durch diesen Nierenabschnitt
Rindenlabyrinth	Nephrone, Pars convoluta proximaler und distaler Tubuli, Verbindungstubuli
Markstrahl	Pars recta proximaler und distaler Tubuli, Intermediärtubuli, Sammelrohre
Außenstreifen des äußeren Marks	Pars recta proximaler und distaler Tubuli, Sammelrohre
Innenstreifen des äußeren Marks	Pars recta distaler Tubuli, Intermediärtubuli, Sammelrohre
Inneres Mark	Intermediärtubuli, Sammelrohre

Nierenkörperchen   Jede Niere enthält ca. 1,5 Mio. Nierenkörperchen (▶ Abb. 4.98 oben). Diese bestehen aus einem **Blutkapillarknäuel**, das einen **Glomerulus** im eigentlichen Sinne darstellt, der **Bowman-Kapsel** und dem **Mesangium**. Letzteres besteht aus **Mesangiumzellen**, die durch Gap junctions verbunden sind, und extrazellulärer Matrix.
Das Mesangium liegt teils inmitten des Blutkapillarknäuels (**intraglomerulär**), teils außerhalb (**extraglomerulär**). Zu seinen Aufgaben zählt die Bildung von extrazellulärer Matrix und Bestandteilen der glomerulären Basalmembran (s. u.). Daneben sind Mesangiumzellen phagozytotisch aktiv und in der Lage zu kontrahieren, was der Stabilität und dem Zusammenhalt der Blutkapillarwände dient.
Die **Bowman-Kapsel** besteht aus einem **äußeren parietalen Blatt** aus einschichtig flachem Epithel, das auf einer Basallamina liegt sowie einem **inneren viszeralen Blatt** aus **Podozyten**, das dem Glomerulus anliegt. Inneres und äußeres Blatt der Kapsel gehen am **Gefäßpol** ineinander über. Zwischen beiden Blättern liegt der **Kapselraum**, in den der **Primärharn** abfiltriert wird. 170 l entstehen täglich. Der Primärharn geht am **Harnpol,** der dem Gefäßpol gegenüberliegt, in den proximalen Tubulus über.
Die etwa 30 Kapillarschlingen jedes Glomerulus sind untereinander durch Anastomosen verbunden. Diese Schlingen werden aus einem **Vas afferens (afferente Arteriole)** gespeist, über welches Blut in das Nierenkörperchen eintritt. Das Blut aus den Schlingen verlässt das Körperchen wieder über ein **Vas efferens (efferente Arteriole)**.

Blut-Harn-Schranke   Kapillaren (innen) sowie Podozyten und intraglomeruläres Mesangium (beide außen) bilden gemeinsam die **Blut-Harn-Schranke**. Diese besteht aus drei Schichten (▶ Abb. 4.98 unten):
- **Fenestriertes Kapillarendothel ohne Diaphragma.** Es ist von einer stark anionischen Glykokalix zur Blutseite hin überzogen. Die Fenster sind bis zu 100 nm weit.
- **Glomeruläre Basalmembran (GBM):** Sie setzt sich aus drei Laminae zusammen:
  - Lamina rara interna: zeigt zum Endothel
  - Lamina densa
  - Lamina rara externa: Sie zeigt zu den Podozyten und dem intraglomerulären Mesangium.
- **Podozytenfüßen und intraglomerulärem Mesangium:** Die Podozytenfüße werden ebenfalls von einer stark anionischen Glykokalix – hier in Richtung Harn – überzogen. Die Räume zwischen den Podozytenfüßen, die ca. 40 nm weiten Filtrationsporen, werden von einem **Schlitzdiaphragma,** das überwiegend aus dem Protein **Nephrin** besteht, überbrückt.

Die Blut-Harn-Schranke lässt Moleküle mit einem Durchmesser von bis zu 4 nm ungehindert durch. Grund hierfür ist die größenselektive Lamina densa der GBM. Daneben lassen sich aufgrund der anionischen Ladungen der Glykokalices besonders neutrale und kationische Moleküle filtrieren. Aufrechterhalten wird die Filtration durch das Druckverhältnis zwischen Kapillaren (55 mmHg) und Kapselraum (15 mmHg).

▶ 4.7 Niere und ableitende Harnwege ▶ 4.7.1 Niere

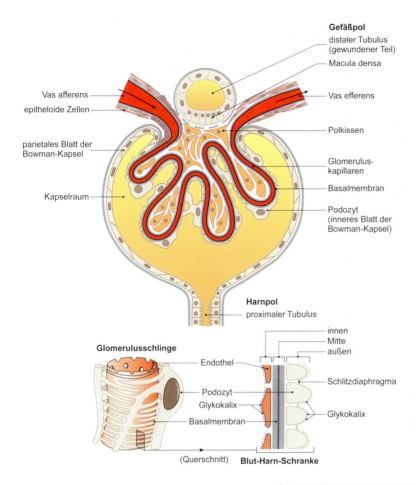

Abb. 4.98 Nierenkörperchen (oben) und Blut-Harn-Schranke (unten) [L141, R279].

Merke

Nierenkörperchen finden sich ausschließlich in der Nierenrinde. Anhand der Lage der Glomeruli unterscheidet man:
- **Kortikale** Nephrone: mit kapselnahen Nierenkörperchen
- **Mediokortikale** Nephrone: mit Nierenkörperchen in der mittleren Rinde
- **Juxtamedulläre** Nephrone: mit Nierenkörperchen in Marknähe.

Klinik

Glomerulonephritiden, Erkrankungen der Nierenkörperchen, sind zumeist durch eine Immunreaktion gegen die GBM hervorgerufen. Mikroskopisch kommt es zu einer Ablagerung von Antigen-Antikörper-Komplement-Komplexen. Diese wiederum locken Granulozyten an, deren lysosomale Enzyme die GBM durchlöchern und somit durchgängiger auch für großmolekulare Proteine und Erythrozyten machen. Klinisches Zeichen ist daher häufig eine (Makro-)Proteinurie und (Mikro-)Hämaturie. Dauert eine Glomerulonephritis über mehrere Monate bis Jahre an, ist histologisch eine Verdickung der GBM mit Vermehrung der intraglomerulären Mesangiumzellen zu erkennen.

Proximaler Tubulus Die Nierenkanälchen beginnen mit dem **proximalen Tubulus,** der sich in zwei Teile gliedert, die proximale gewundene **Pars contorta** und die distal gelegene gerade **Pars recta** (▶ Abb. 4.99). Das den proximalen Tubulus auskleidende isoprismatische Epithel besitzt einen dichten Bürstensaum. Das Zytoplasma ist aufgrund des Mitochondrienreichtums azidophil und die Zellgrenzen erscheinen unter dem Lichtmikroskop verwaschen (▶ Tab. 4.7). Unter dem

Mikroskopische Anatomie

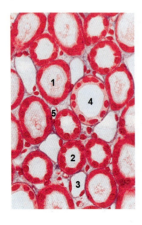

Abb. 4.99 Außenstreifen im äußeren Mark der Niere, Azan, hohe Vergrößerung
1 proximaler Tubulus
2 distaler Tubulus
3 Henle-Schleife
4 Sammelrohr
5 Kapillaren [T407].

EM ist die starke Faltung der basalen Zellmembran mit hochkant gestellten Mitochondrien zu erkennen. Entsprechend der vergrößerten Membranfläche enthält die Zellmembran eine große Menge an Na^+/K^+-ATPasen. Durch die Faltung mit den in den Falten liegenden azidophilen Mitochondrien hat der untere Teil des Zellleibs eine basale, azidophile Streifung und wird auch als **basales Labyrinth** (▶ Kap. 2.5) bezeichnet. Daneben findet sich das ultrastrukturelle Korrelat für den Bürstensaum (lange, dicht stehende Mikrovilli). Die einzelnen Epithelzellen sind durch Tight junctions und Zonulae adhaerentes fest miteinander verbunden. Außerdem lassen sich reichlich Endozytosevesikel, Lysosomen und Peroxisomen als Hinweis auf die Transportaktivität des Epithels sichern.

Im proximalen Tubulus werden dem Primärharn ca. 80 % des Wassers parazellulär und transzellulär v. a. über Aquaporine entzogen. Daneben werden über einen Na^+-Symport Glukose und Aminosäuren, Elektrolyte und Harnstoff aus dem Primärharn zurückgeholt. Im proximalen Tubulus wird außerdem unter Einfluss von Parathormon Calcidiol zu **Calcitriol** umgebaut.

Intermediärtubulus Auf die Pars recta des proximalen Tubulus folgt der **Intermediärtubulus.** Seine Epithelzellen sind schlank und flach. Endozytosevesikel, Lysosomen und Mikrovilli finden sich dort kaum (▶ Tab. 4.7). Der Intermediärtubulus dient der weiteren Wasserresorption einerseits sowohl parazellulär als auch transzellulär über Aquaporine. Andererseits wird NaCl rückresorbiert über einen luminal und basolateral lokalisierten $Na^+/K^+/2Cl^-$-Kotransporter. Diesem wiederum folgt passiv Wasser. Die Energie für diesen Kotransporter liefern in die basolaterale Membran dieser Zellen eingelagerte Na^+/K^+-ATPasen.

Distaler Tubulus Dem Intermediärtubulus schließt sich die **Pars recta** und dieser wiederum die **Pars contorta** des distalen Tubulus an (▶ Abb. 4.99). Am Übergang beider Abschnitte findet sich die **Macula densa** (▶ Abb. 4.100) des distalen Tubulus, die sich dem extraglomerulären Mesangium der Glomeruli anlagert. Das Epithel des distalen Tubulus ist isoprismatisch, wenngleich etwas flacher als im proximalen Tubulus. Es zeigt ultrastrukturell nur wenige Mikrovilli und kaum Lysosomen. Dafür hat es eine höhere Na^+/K^+-ATPase-Dichte, mehr Tight junctions und ein ausgeprägteres basales Labyrinth im Vergleich zum proximalen Tubulus. Im distalen Tubulus wird zwar NaCl, aber kaum Wasser resorbiert.

> **Merke**
>
> Der Intermediärtubulus und die beiden geraden Anteile des proximalen und distalen Tubulus werden gemeinsam als **Henle-Schleife** bezeichnet (▶ Abb. 4.99).

> **Klinik**
>
> Schleifendiuretika wie Furosemid oder Torasemid hemmen den $Na^+/K^+/2Cl^-$-Kotransporter in der Henle-Schleife – insbesondere jedoch im Intermediärtubulus – und damit die NaCl-Rückresorption. Dies führt passiv dann zu einer vermehrten Wasserausscheidung.

Verbindungstubulus Er verbindet die Pars recta des distalen Tubulus mit dem Sammelrohr. Das ihn bedeckende Epithel gleicht dem der Sammelrohre (▶ Tab. 4.7).

Sammelrohr Das Sammelrohrepithel besteht aus **Haupt-** und **Schaltzellen,** die mittels Tight junctions fest verbunden sind. Die Hauptzellen sind isoprismatisch, ihr Zytoplasma ist hell (▶ Tab. 4.7). Vermittelt durch das Proteohormon **ADH,** das in den Ncll. supraopticus und paraventricularis gebildet und im Hypophysenhinterlappen gespeichert wird (▶ Kap. 4.12), resorbieren die Hauptzellen vermehrt Wasser aus dem Primärharn zurück, die Diurese sinkt. ADH bindet an zelluläre Rezeptoren in den Hauptzellen. Hierdurch werden vermehrt Membranvesikel mit in ihnen enthaltenen transzellulären Wasser-Kanalproteinen, den **Aquaporinen,** in die Zellmembran verlagert. Sinkt der ADH-Spiegel, werden die Aquaporine in Form der Vesikel zurück ins Zytoplasma verlagert. ADH-abhängig holen sie mithilfe von Aquaporinen transzellulär Wasser aus dem Harn zurück. Aldosteron steigert den Einbau von H^+/K^+-ATPasen in die basolaterale Membran und von Na^+-Kanälen in die apikale Membran der Hauptzellen. Hierdurch steigt die Na^+-Resorption und damit indirekt auch die Wasserresorption.

Die etwas dunkleren ebenfalls isoprismatischen Schaltzellen, vom Typ A wie vom Typ B, dienen der H^+- und K^+-Feinregulation. Sie sind mit Mikroplicae besetzt, besitzen viele Mitochondrien und haben in den Membranen eine hohe Dichte an H^+- und H^+/K^+-ATPasen.

Mehrere Sammelrohre vereinigen sich zu immer größeren Sammelrohren und münden über den **Ductus papillaris** in das Nierenbecken. Durch die Konzentration innerhalb des genannten Tubulussystems entstehen so aus dem Primärharn 1,5 l Endharn.

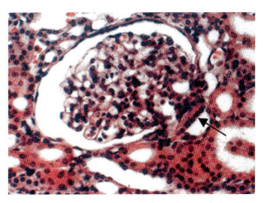

Abb. 4.100 Nierenkörperchen mit anliegender Macula densa (←; HE, hohe Vergrößerung) [T407].

Tab. 4.7 Charakteristika einzelner Nierenkanälchenabschnitte im HE-Schnitt.

Abschnitt	Eigenschaften
Proximaler Tubulus	Isoprismatisches Epithel mit dichtem Bürstensaum; Eosinophilie, verwaschen erscheinende Zellgrenzen
Intermediärer Tubulus	Platte und schlanke Epithelzellen; Im Gegensatz zu Kapillaren buchten sich hier die Kerne in das Lumen stärker vor, das Lumen ist größer als bei Kapillaren und es finden sich physiologischerweise keine Erythrozyten im Lumen
Distaler Tubulus	Isoprismatisches Epithel, flacher als im proximalen Tubulus und im Gegensatz hierzu nur mit einzelnen Mikrovilli, jedoch ohne Bürstensaum; ausgeprägte Eosinophilie
Verbindungstubulus	Epithel gleicht dem der Sammelrohre
Sammelrohr	Isoprismatische helle Haupt- und dunklere Schaltzellen

Juxtaglomerulärer Apparat Er umfasst folgende Zellen:
- **Juxtaglomeruläre Zellen:** epitheloide Zellen zwischen dem Endothel und der Media des Vas afferens
- Palisadenförmige Zellen der **Macula densa**
- **Goormaghtigh-Zellen:** extraglomeruläre Mesangiumzellen, die zwischen den juxtaglomerulären und den Zellen der Macula densa liegen.

Der juxtaglomeruläre Apparat reguliert die NaCl-Konzentration (lokal) und den Blutdruck (systemisch). Die Zellen der Macula densa messen die Na^+-Konzentration: Ist diese zu hoch, werden die Mediamyozyten des Vas afferens zur Vasokonstriktion stimuliert. Die juxtaglomerulären Zellen sezernieren bei Druckabfall oder Aktivierung durch den Sympathikus im Vas afferens das Enzym **Renin**, das wiederum das hepatische **Angiotensinogen** in **Angiotensin I** spaltet. Letzteres wird durch das Angiotensinkonversionsenzym (**ACE**) in **Angiotensin II** gespalten, das die **Aldosteronsekretion** in der Nebennierenrinde erhöht und eine Vasokonstriktion an allen Arterien des Körpers bewirkt. Aus beidem resultiert eine Blutdruckerhöhung.

4.7.1.3 Niereninterstitium

Neben Bindegewebe und freien Bindegewebszellen beinhaltet das Interstitium der Niere Nerven, Gefäße und hormonproduzierende Zellen wie die peritubulären Fibroblasten der Rinde, die bei Hypoxie **Erythropoetin** sezernieren.

Die Gefäßversorgung jeder Niere erfolgt über eine **A. renalis**, die sich in **Aa. interlobares** gliedert, aus denen **Aa. arcuatae** hervorgehen, die parallel zur Rinden-Mark-Grenze verlaufen. Aus diesen ziehen **Aa. corticales radiatae** zur konvexen Oberfläche der Niere empor, aus denen die **Vasa afferentia** entspringen, die zusammen mit den intraglomerulären Kapillaren das **1. Kapillarbett** bilden. Die postglo-

Mikroskopische Anatomie

merulären **Vasa efferentia** drainieren zum einen direkt über **Vv. corticales radiatae** und zum anderen über lange, in das Mark ziehende **Vasa recta**, die ein 2. Kapillarbett mit fenestriertem Endothel bilden, in **Vv. arcuatae**. Diese münden dann über **Vv. interlobares** in die **V. renalis** (▶ Abb. 4.96, ▶ Abb. 4.97).

> **Klinik**
>
> **Gefäßerkrankungen und Nierenfolgen**
>
> Wichtige, den Blutdruck des gesamten Körpers beeinflussende Erkrankungen (Arteriosklerose, arterielle Hypertonie, Diabetes mellitus), hinterlassen auch Folgen am Gefäßbett der Nieren mit der Folge einer **chronischen Niereninsuffizienz**. Nebeneffekt ist dann häufig eine **renale Anämie** durch die gleichzeitige Minderproduktion von Erythropoetin.
>
> **Pyelonephritis**
>
> Die **Pyelonephritis** bezeichnet die (zumeist) bakteriell bedingte Entzündung von Nierenbecken und angrenzendem Nierenparenchym. Zumeist entsteht sie durch Aszension der Keime aus den unteren Harnwegen. Klinisch zeigt sich der Harn verfärbt (durch enthaltenes Eiweiß, Leukozyten und ggf. Erythrozyten) und die Patienten beklagen einen Nierenklopfschmerz.

4.7.2 Ableitende Harnwege

> **Merke**
>
> Die Wandung der ableitenden Harnwege ist grundsätzlich dreischichtig:
> - Tunica mucosa mit Übergangsepithel und Lamina propria
> - Tunica muscularis
> - Tunica adventitia, mit Ausnahme des Blasendachs, das eine Serosa trägt.

4.7.2.1 Histomorphologie des Urothels

Die Tunica mucosa besteht aus **Urothel**, einem Übergangsepithel (▶ Kap. 3.1, ▶ Abb. 4.101 unten) das sich den verschiedenen Füllungszuständen anpassen kann. Außerdem dient es als Permeabilitätsbarriere zwischen hypertonem Harn und umliegendem Gewebe.
Urothel findet sich nicht in den gesamten Harnwegen. Es beginnt in den Kelchen des Nierenbeckens und endet im Anfangsteil der Harnröhre. Die oberste Zelllage des Urothels bilden die eosinophilen **Deckzellen (Umbrella cells, Schirmchenzellen)**, die häufig mehrere Zellkerne besitzen und wohl mit einem Füßchen bis zur Basallamina reichen. Benachbarte Deckzellen sind untereinander durch Haftkomplexe (▶ Kap. 3.1) verbunden und bilden damit eine Schranke gegen den aggressiven Harn.
Sich selbst schützen sie vor dem Harn durch sog. **Uroplakine**, bei denen es sich um transmembranäre Glykoproteine der zum Lumen hin gerichteten Lipiddoppelschicht der Plasmamembran handelt. Je nach Füllungszustand verlagern die Deckzellen Teile der apikalen Zytoplasmamembran einschließlich der Uroplakine in Form kleiner Vesikel in das apikale Zytoplasma. Dieses erscheint dadurch im Vergleich zum restlichen Zytoplasma lichtmikroskopisch azidophiler und wird häufig als **Crusta** bezeichnet.

> **Klinik**
>
> Vom Übergangsepithel der ableitenden Harnwege gehen **Urothelkarzinome** aus. Am häufigsten treten sie in der Harnblase (90 %), seltener im Nierenbecken und Ureter auf. Risikofaktoren für die Entstehung derartiger Karzinome sind v. a. das Zigarettenrauchen, daneben chronische Entzündungen, Anilinexposition in der chemischen Industrie und langjähriger Missbrauch von Analgetika wie Phenacetin. Klinisches Leitsymptom, das oft früh auftritt, ist die schmerzlose **Hämaturie** (Blut im Urin).

4.7.2.2 Histomorphologie des Nierenbeckens

Hier ist die Tunica muscularis am Übergang zum Harnleiter sphinkterartig verdickt.

4.7.2.3 Histomorphologie des Ureters

Seine Besonderheit ist das sternförmig aussehende Lumen, welches im entleerten Zustand durch die längs verlaufende Mukosa entsteht (▶ Abb. 4.101 oben). Die Muskularis besteht aus spiralig verlaufenden Muskelzellen in Gestalt einer Ringmuskelschicht, die von einer inneren und äußeren Längsmuskelschicht umgeben ist (dreischichtige Muskularis). Sie ist von reichlich Bindegewebe durchsetzt.

> **Praxistipp**
>
> Eine wichtige histologische Differentialdiagnose zum Ureter ist der Ductus deferens (Samenleiter). Dieser besitzt allerdings ein engeres Lumen, zweireihiges Epithel mit Stereozilien und eine deutlich muskelreichere und bindegewebsärmere Muskularis.

▶ 4.8 Männliche Geschlechtsorgane ▶ 4.8.1 Histogenese

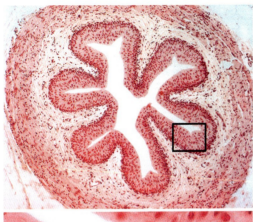

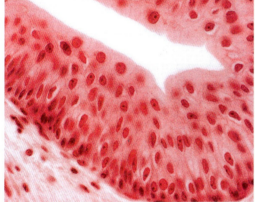

Abb. 4.101 Ureter im Querschnitt (oben) und Urothel im Detail (unten; HE, schwach angefärbt) [T407].

4.7.2.4 Histomorphologie der Harnblase
Im entleerten Zustand bildet die Schleimhaut der Harnblase Falten aus, die im gefüllten Zustand verstreichen. Die Muskularis der Harnblase besteht aus einer inneren und äußeren Längsmuskelschicht und einer dazwischen verlaufenden Ringmuskelschicht. Wobei die Schichten allerdings stark miteinander verflochten sind. Die gesamte Muskularis wird auch als **M. detrusor vesicae** bezeichnet (▶ Abb. 4.102).

4.7.2.5 Histomorphologie der Harnröhre
Männliche Harnröhre Sie hat eine Länge von ca. 20–25 cm und wird unterteilt in:
- **Pars prostatica:** 3–4 cm lang
- **Pars membranacea:** 1 cm lang
- **Pars spongiosa:** ca. 15 cm lang.

Der erste Teil der männlichen Harnröhre, die Pars prostatica, ist mit Urothel ausgekleidet und von der

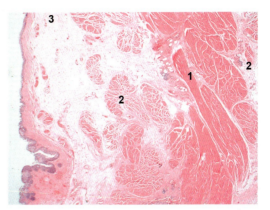

Abb. 4.102 Harnblasenwand in der Übersicht (HE, geringe Vergrößerung)
1 Ringmuskelschicht
2 Längsmuskelschicht
3 Tunica mucosa (Urothel mit unterliegender Lamina propria).

Prostata umgeben. Die Pars membranacea und die Pars spongiosa besitzen mehrreihiges, an einigen Stellen auch mehrschichtiges hochprismatisches Epithel. An der **Fossa navicularis,** einer ca. 2 cm großen Erweiterung vor der Mündung der Harnröhre in das Ostium der Penisspitze, geht dieses Epithel in mehrschichtiges unverhorntes Plattenepithel über.

Weibliche Harnröhre Sie hat eine Länge von etwa 3–5 cm und ist am Anfang mit Urothel ausgekleidet, das im weiteren Verlauf in mehrschichtiges unverhorntes Plattenepithel übergeht. Die Mukosa, in deren Lamina propria sich die mukösen **Gll. urethrales** finden, ist in Falten aufgeworfen, sodass das Lumen der weiblichen Harnröhre eine sternartige Form zeigt.

4.8 Männliche Geschlechtsorgane
Sven Bastian Wilhelm

> **IMPP-Hits**
> Zu diesem Thema wurde in den letzten Jahren nur eine Bildfrage gestellt.

4.8.1 Histogenese
Der Hoden entwickelt sich aus der **Urogenitalleiste.** Zunächst entstehen **Keimstränge.** Ein Teil der Keimstränge entwickelt sich durch Einwanderung

Mikroskopische Anatomie

von Urkeimzellen aus dem Epiblasten etwa ab der 6. EW zu den späteren Samenkanälchen, die auch die somatischen **Sertoli-Zellen** hervorbringen. Ein anderer Teil entwickelt sich zu den **Tubuli recti** und dem **Rete testis.** Das die Keimstränge umgebende Mesenchym bringt die **Leydig-Zellen** hervor. Für die Entwicklung des Hodens ist der **TDF (Testis-determining factor)** entscheidend, dessen Expression vom SRY-Gen des Y-Chromosoms gesteuert wird. Das von den Sertoli-Zellen gebildete **AMH (Anti-Müller-Hormon)** bewirkt die Rückbildung der Müller-Gänge im männlichen Fetus. Unter dem Einfluss des Testosterons der Leydig-Zellen entwickeln sich in Nähe der Hodenanlage Urnierenkanälchen zu den Ductuli efferentes, die wiederum in den **Wolff-Gang (Urnierengang)** einmünden. Dieser bringt Ductus epididymidis, Ductus deferens, Gl. vesiculosa und Ductus ejaculatorius hervor. Darüber hinaus bewirkt das Testosteron den Deszensus des Hodens in den Hodensack und die Entwicklung der äußeren männlichen Geschlechtsorgane. Als Leitschiene für den Deszensus dient dem Hoden das **Gubernaculum testis.** Der Deszensus ist um die Geburt abgeschlossen. Die Prostata entsteht als **entodermale Ausstülpung** der prostatischen Harnröhre. Äußere männliche Geschlechtsorgane (▶ Abb. 4.103) entstehen im Einzelnen aus Ektoderm, unterfüttert mit Mesodermproliferaten:

- Eine Urethralrinne, die die männliche Harnröhre hervorbringt
- Paarige Urethralfalten (Geschlechtsfalten), aus denen das Corpus spongiosum entsteht
- Ein Genitalhöcker, aus dem sich die Corpora cavernosa und die Glans penis entwickeln
- Paarige Labioskrotalwülste, aus denen sich der Hodensack differenziert

Die Verschmelzungszone der paarigen Anlagen ist u. a. als **Raphe penis** am Glied und als **Raphe scroti** am Hodensack zu erkennen.

4.8.2 Hoden

4.8.2.1 Funktion

Die Hoden (**Testes**) sind paarig angelegt und befinden sich außerhalb der Bauchhöhle im Hodensack (**Skrotum**). Sie dienen als **exokrine Drüse** der Produktion von Samenzellen und als **endokrine Drüse** der Produktion des Geschlechtshormons **Testosteron**.

4.8.2.2 Histomorphologie

Der Hoden ist von einer bindegewebigen Kapsel, der **Tunica albuginea,** umgeben. Diese enthält viele glatte Muskelzellen und gibt bindegewebige Septen ab, die den Hoden in Läppchen unterteilen und einzelne Lymphgefäße enthalten. In jedem dieser Läppchen finden sich mehrere Samenkanälchen (Hodenkanälchen, **Tubuli seminiferi contorti**) (▶ Abb. 4.104), in denen die Spermien produziert werden. Die Samenkanälchen haben in entwundener Form eine Länge von 20–70 cm. Im Hoden liegen sie jedoch in gewundener Form vor, ihre Länge beträgt dann nur noch 2–3 cm, und sie haben einen Durchmesser von 150–250 µm. Das Epithel (Keim-

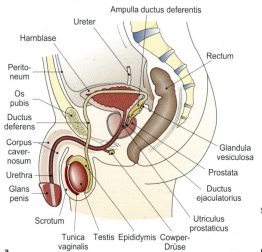
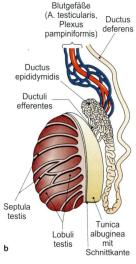

Abb. 4.103 Schema der männlichen Geschlechtsorgane [L141, R279].
a) männliche Geschlechtsorgane im Querschnitt
b) Hoden und Nebenhoden

epithel) der Samenkanälchen ist etwa 80 μm dick und setzt sich aus **Sertoli-Zellen** sowie **Keimzellen** zusammen. Aus den Keimzellen, die sich im Epithel vermehren und die Meiose durchlaufen, entstehen die Samenzellen.

> Die Sertoli-Zellen dienen als Stützzellen für die sich im Epithel der Samenkanälchen entwickelnden Samenzellen. Daneben sind sie als Ammenzellen für die Proliferation und Differenzierung der Samenzellen verantwortlich. Eine weitere Aufgabe besteht in der Produktion der **androgenbindenden Proteine (ABP)**, die das Testosteron aus den **Leydig-Zellen** binden und damit die Testosteronkonzentration erhöhen.

Des Weiteren setzen die Sertoli-Zellen **Inhibin** (Peptidhormon) frei, das eine negative Wirkung auf die Ausschüttung von FSH (follikelstimulierendes Hormon) hat. Untereinander sind die Sertoli-Zellen durch Tight junctions verbunden und bilden so die Blut-Hoden-Schranke aus. Diese teilt das Keimepithel in ein basales und ein adluminales Kompartiment unterhalb/oberhalb der Blut-Hoden-Schranke. Sie verhindert die Bildung von Autoantikörpern gegen **Spermatozyten,** da diese während ihrer Entwicklung als Antigene wirken können.

In den Keimzellen der Samenkanälchen findet die **Spermatogenese** in 3 Phasen statt:

- Die **Vermehrungsphase (Spermatozytogenese)** findet im basalen Kompartiment des Keimepithels statt. Aus den Spermatogonien (Samenstammzellen) entwickeln sich durch Mitose die **Spermatogonien Typ A (2n2C) und Typ B,** welche diploid und durch zytoplasmatische Brücken miteinander verbunden sind. Dadurch entstehen Klone, die alle Stadien der Entwicklung gemeinsam durchlaufen. Das Spermatogonium Typ A vermehrt sich durch mitotische Teilung. Dabei entwickelt sich eine Tochterzelle wiederum zum Spermatogonium Typ A (sitzt der Basallamina auf), die andere dagegen durch weitere mitotische Teilungen zum Spermatogonium Typ B. Das Spermatogonium Typ B geht in die Reifungsphase über.
- Die **Reifungsphase** findet im adluminalen Kompartiment des Keimepithels statt. Sie stellt die Phase der Meiose dar. Die 1. Reifeteilung beginnt mit der Entwicklung des diploiden Spermatogoniums Typ B zum **Spermatozyten I (2n4C).** Aus einem Spermatozyten I entwickeln sich wiederum zwei haploide (entweder X- oder Y-Chromosom) **Spermatozyten II (1n2C).** Damit endet die 1. Reifeteilung, und es beginnt die **2. Reifeteilung** mit der Entwicklung des Spermatozyten II zu 2 **Spermatiden (1n1C)** (n = Zahl der Chromosomensätze und C = Zahl der Chromatiden pro Chromosomenpaar bzw. bei n=1 der Chromosomen).
- Die **Differenzierungsphase (Spermiogenese)** findet wie die Reifungsphase im adluminalen Kompartiment des Keimepithels statt. Während dieser Phase wandeln sich die Spermatiden in die **Spermatozoen** um, ohne dass Teilungen stattfinden. Dabei entwickelt sich innerhalb der Spermatiden aus dem Golgi-Apparat das **Akrosom,** das wie eine Kappe über dem Kern liegt. Es ist angefüllt mit hydrolytischen Enzymen wie z.B. dem Akrosin, das dem späteren Spermium beim Durchtritt durch die Zona pellucida hilft. Daneben kommt es zur Kernkondensation und ein Schwanz wird ausgebildet. Die Entwicklung ist abgeschlossen, wenn es zur Freisetzung in das Lumen der Samenkanälchen gekommen ist **(Spermiation).** Jetzt spricht man nicht mehr von Spermatiden, sondern von **Spermatozoen.**

Die Entwicklung zum **Spermatozoon** dauert im Mittel 74 Tage. Reife Spermatozoen setzen sich aus einem ca. 4–5 μm langen und 2–3 μm breiten Kopf sowie einem ca. 60 μm langen Schwanz zusammen. Im Kopf finden sich das Akrosom und der Kern. Der Schwanz besteht aus einem kurzen Halsstück, einem Mittelstück, einem Hauptstück und einem Endstück. Im Zentrum des Schwanzes befindet sich das **Axonema,** welches aus Mikrotubuli mit

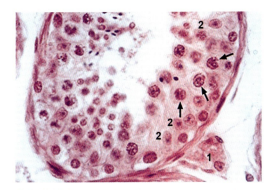

Abb. 4.104 Querschnitt durch ein Hodenkanälchen (Tubulus seminiferus) mit den verschiedenen Stadien der Spermienentwicklung. (HE) [T407].
1 Leydig-Zelle
2 Sertoli-Zelle
→ Spermatozyt.

Mikroskopische Anatomie

einer 9×2+2-Struktur besteht und der Fortbewegung des Spermiums dient. Als **Sperma** wird die Zusammensetzung aus Spermatozoen und den Sekreten aus Bulbourethraldrüsen, Prostata sowie Samenblase bezeichnet, und erst hier sind die Spermatozoen beweglich. Die Spermatozoen verlassen die schleifenartigen Samenkanälchen und münden über kurze, gerade verlaufende Verbindungsstücke, die **Tubuli recti**, in das **Rete testis**. Dieses ist ein aus einschichtig flachem bis kubischem Epithel ausgekleidetes Gangsystem, das in den **Ductus epididymidis** mündet.

Im Interstitium zwischen den Samenkanälchen befinden sich Bindegewebe, zahlreiche Blutgefäße (mit kontinuierlichem Endothel) und die endokrin aktiven Leydig-Zellen (Interstitialzellen, Zwischenzellen). Diese in Gruppen liegenden azidophilen Zellen dienen der Produktion des androgenen Hormons Testosteron. Da es sich dabei um ein Steroidhormon handelt, zeigen die Leydig-Zellen die charakteristischen Strukturen steroidhormonbildender Zellen wie gER, Lipidtropfen und tubuläre Mitochondrien. Daneben enthalten sie auch Lipofuszingranula und die **Reinke-Kristalle** (kristalline Proteinaggregate, Funktion unbekannt). Die Leydig-Zellen werden durch LH stimuliert und setzen Testosteron frei, das Einflüsse auf die Spermatogenese und die Differenzierung der inneren und äußeren Geschlechtsorgane hat. Daneben hemmt es die Freisetzung von LH, FSH und GnRH (negatives Feedback).

> **Klinik**
>
> Von den Keimzellen des Hodens können maligne Tumoren ausgehen (z. B. **Chorionkarzinome, embryonale Karzinome, Seminome**). Risikofaktor für die Entstehung maligner Keimzelltumoren ist der **Kryptorchismus** (Störung des Descensus testis), welches durch die erhöhte Temperatur im Körperinneren bedingt ist. Diese Tumoren finden sich häufig bei Männern zwischen dem 20. und 40. Lebensjahr. Häufiges Erstsymptom ist eine einseitige schmerzlose Hodenschwellung.

4.8.3 Samenwege

4.8.3.1 Histomorphologie und Funktion

Im Nebenhoden, welcher dem Hoden folgt, werden die Spermatozoen zwischengespeichert, reifen zu Spermien heran und werden weitergeleitet. Der Nebenhoden setzt sich aus dem **Caput**, in dem die **Ductuli efferentes** liegen, dem **Corpus** und der **Cauda** zusammen. In Corpus und Cauda liegt der **Ductus epididymidis (Nebenhodengang)**. Zusätzlich enthält die Cauda den Anfang des **Ductus deferens (Samenleiter)**, der bei der Ejakulation die Spermien aus dem Nebenhoden in die Urethra transportiert:

- Aus dem Rete testis gehen die 12–20 Ductuli efferentes ab, die in den Ductus epididymidis münden. Die **Ductuli efferentes** sind mit einem einschichtig kubischen oder primatischen, teilweise sogar mehrreihig prismatischen Epithel ausgekleidet, welches auf der Oberfläche entweder Kinozilien oder Mikrovilli trägt. Aufgrund des heteromorphen Epithels zeigt sich im Querschnitt ein wellenförmiges Lumen. Die Kinozilien dienen dem Spermientransport, während die Mikrovilli resorptive Funktion haben.
- Der Ductus epididymidis hat eine Länge von 6 cm und liegt im Nebenhoden stark aufgeknäuelt vor. Er ist mit einem zweireihigen, hochprismatischen, stereozilientragenden Epithel ausgekleidet. Die Stereozilien haben sekretorische und resorptive Eigenschaften, wodurch die Samenflüssigkeit modifiziert wird. Die Spermien reifen aus und werden hier bis zur Ejakulation gespeichert. Unter der Basallamina finden sich Myofibroblasten und glatte Muskelzellen, die dem Transport der Spermien dienen. Der Transport durch den ganzen Ductus epididymidis dauert ca. 12 Tage.
- Der paarige **Ductus deferens** (▶ Abb. 4.105) (DD: Ureter) beginnt im Nebenhodenschwanz und geht am Eintritt in die Prostata in den **Ductus ejaculatorius** über. Auf dem **Colliculus seminalis** mündet er in die Urethra. Er verlässt mit dem **Samenstrang (Funiculus spermaticus)** den Hodensack, durchzieht den Leistenkanal und taucht dann in das kleine Becken ein. Kurz vor Eintritt in die Prostata mündet die Samenblase in ihn, und er erweitert sich zur **Ampulla ductus deferentis**. Die Wand des 30 cm langen Ductus deferens setzt sich aus Tunica mucosa und Tunica muscularis zusammen. Die Tunica mucosa besteht aus einem mehrreihigen Zylinderepithel mit Stereozilien, die Richtung Prostata an Menge abnehmen. Unter dem Epithel findet sich die Lamina propria, die die Tunica mucosa von der Tunica muscularis abgrenzt. Die kräftige Tunica muscularis besteht aus 3 Schichten: einer äußeren und inneren Längs- sowie der dazwischen liegenden Ringmuskelschicht. Die Tunica muscularis nimmt vor der Prostata an Stärke ab und

▶ 4.8 Männliche Geschlechtsorgane   ▶ 4.8.4 Akzessorische

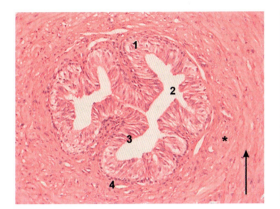

Abb. 4.105 Ductus deferens (HE)
1 zwei- mehrreihiges Zylinderepithel
2 Lumen
3 Stereozilien
* Tunica muscularis (Längsmuskelschicht)
→ Tunica muscularis (Ringmuskelschicht).

ist im Ductus ejaculatorius nur noch spärlich ausgeprägt. Die Muskelschicht wird durch noradrenerge Nervenzellen innerviert und dient dem raschen Transport der Spermien in die Urethra (**Emission**).

Merke

Im histologischen Querschnitt durch den Samenstrang finden sich Skelettmuskulatur (**M. cremaster**), mehrere Arterien (**A. ductus deferentis, Aa. testiculares**), weitlumige Venen mit relativ kräftiger Wand (**Teile des Plexus pampiniformis**), Lymphgefäße, Nerven (Anschnitte des R. genitalis des **N. genitofemoralis** etc.) und natürlich der Ductus deferens.

Klinik

Eine häufige Operation beim Mann mit abgeschlossener Familienplanung ist die **Vasektomie**, bei der wenige Zentimeter des Ductus deferens auf Skrotalhöhe reseziert werden. Nach Entleerung der noch weiter distal vorhandenen Spermiendepots kommt es meist wenige Wochen nach dem Eingriff zur gewollten **Sterilität (Unfruchtbarkeit)** des Manns.

4.8.4 Akzessorische Geschlechtsdrüsen

4.8.4.1 Funktion

Die paarigen Bläschendrüsen (**Gll. vesiculosae, Vesiculae seminales**) produzieren durch Stimula-

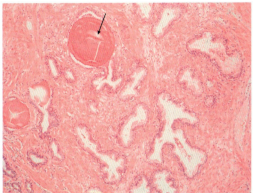

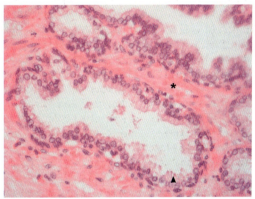

Abb. 4.106 Prostata bei geringer und hoher Vergrößerung (HE)
→ Prostatastein
* Bindegewebsseptum mit glatten Muskelzellen
▶ einschichtig, mehrreihiges Epithel.

tion von Testosteron ein fruktosereiches Sekret (pH 7,4), welches die Bewegungsaktivität der Spermien steigert. Das Sekret stellt mit ca. 70 % den Hauptanteil der Samenflüssigkeit dar. DD: Gallenblasenwand (Faltenbild gröber und das Epithel ist einschichtig hochprismatisch).

Die **Prostata (Vorsteherdrüse)** (▶ Abb. 4.106) produziert 30 % der Spermienflüssigkeit. Ihr dünnflüssiges, farbloses Sekret hat einen pH von 6,4 und enthält Immunglobuline, Prostaglandine, saure Phosphatasen, **Spermin, Spermidin** und das ebenso wichtige prostataspezifische Antigen (PSA). DD: laktierende Mamma (glatte Muskelzellen fehlen).

Die **Gll. bulbourethrales** produzieren ein Sekret, das beim Koitus als Gleitmittel dient.

4.8.4.2 Histomorphologie

Die Bläschendrüse mündet mit ihrem Ductus excretorius kurz vor der Prostata in den Ductus defe-

Mikroskopische Anatomie

rens. Sie liegt als ein stark geknäuelter Schlauch vor und ist mit einem ein- bis zweireihigen prismatischen Epithel ausgekleidet, welches Falten bildet. Nach **McNeal** wird die Prostata in **4 Zonen** eingeteilt: eine hintere und seitliche periphere Zone (70 % des Organs), eine zentrale Zone (25 % der Organmasse), eine transitionale Zone zu beiden Seiten der Urethra und eine periurethrale Zone. Sie setzt sich aus 30–50 tubuloalveolären Einzeldrüsen zusammen, die über 15–30 Ausführungsgänge in die Urethra münden. Zwischen den einzelnen Drüsen befinden sich Bindegewebe und glatte Muskelzellen. Die Einzeldrüsen sind mit zweireihigem Epithel ausgekleidet, welches abhängig vom Aktivitätsgrad kubisch (wenig aktiv) oder zylindrisch (aktiv) ist. Im Lumen der Einzeldrüsen finden sich gelegentlich azidophile Prostatasteine (**Corpora amylacea**), die aus dem Drüsensekret entstehen. Die paarigen mukösen Gll. bulbourethrales (**Cowper-Drüsen**) bestehen aus tubuloalveolären Einzeldrüsen und besitzen kubische Epithelzellen.

> **Klinik**
>
> Die in der Transitionalzone bei nahezu jedem über 70-jährigen Mann nachweisbare **benigne Prostatahyperplasie** ist durch eine Proliferation von Drüsenepithel und Stroma charakterisiert. Sie kann die Urethra komprimieren. Über die Stauung der Harnwege kann es neben dem Harnverhalt auch zu Nierenschäden bis hin zur terminalen Niereninsuffizienz kommen. Das in der peripheren Zone entstehende **Prostatakarzinom** (häufigstes Malignom des Mannes) geht vom Drüsenepithel aus. Sein Wachstum wird durch Dihydrotestosteron unterhalten. Harnstauungszeichen gehören **nicht** zu den Frühsymptomen. Einen ersten Hinweis auf dieses bei älteren Männern häufige Malignom gibt ein erhöhter PSA-Spiegel (prostataspezifisches Antigen) im Blut.

4.8.5 Penis

4.8.5.1 Funktion

Der Penis lässt sich in Radix, Corpus und Glans unterteilen. Im Inneren trägt der Penis die Schwellkörper, die seiner Erektion und damit der Beischlaffähigkeit des Manns dienen.

4.8.5.2 Histomorphologie

An der Oberfläche trägt der Penis die dünne und verschiebliche Penishaut, die ein mehrschichtig verhorntes Plattenepithel trägt und im Bereich der Glans penis eine Duplikatur, das **Preputium (Vorhaut)**, bildet. Darunter befindet sich die bindegewebige **Fascia penis** (superficialis et profunda), die die paarigen **Corpora cavernosa** (Penisschwellkörper) und das **Corpus spongiosum** (Harnröhrenschwellkörper) umhüllt. Die Corpora cavernosa bestehen aus mit Endothel ausgekleideten Hohlräumen, den sog. Kavernen. Zwischen den Kavernen befinden sich die Trabekel, die aus Bindegewebe und glatten Muskelzellen bestehen und mit der **Tunica albuginea,** welche die Corpora cavernosa nach außen umkleidet, verbunden sind. In die Kavernen münden Aa. Helicinae (Äste der A. profunda penis). Beide Penisschwellkörper werden durch das sagittale Septum penis unvollständig in zwei Hälften getrennt. Das **Corpus spongiosum** zeigt einen ähnlichen Aufbau. Es wird jedoch über Äste der A. urethralis versorgt und bildet den dominierenden Teil an Schwellkörpergewebe in der Glans penis.

> **Klinik**
>
> Für die Erektion ist die Freisetzung von NO aus den Endothelien der zuführenden Arterien und parasympathischen Nervenendigungen entscheidend. Dadurch kommt es in den Muskelzellen der zuführenden Arterien und der Trabekel zu einem Anstieg von cGMP, was zu einer **Erschlaffung glatter Muskelzellen** führt. Die Folge ist ein ungehinderter Bluteinstrom in die Schwellkörper bei zu geringem Ausstrom. Dadurch kommt es zur Erektion. Die Erektion wird durch die Spaltung des cGMP durch die Phosphodiesterase 5 (**PDE-5**) beendet. Diese Spaltung kann durch die in der Klinik bei erektiler Dysfunktion eingesetzten PDE-5-Hemmer (z. B. Sildenafil [Viagra®], Tadalafil, Vardenafil) blockiert werden.

4.9 Weibliche Geschlechtsorgane
Sven Bastian Wilhelm

> **IMPP-Hits**
>
> Die Fragen zu diesem Kapitel beschränken sich auf die Superfizialzellen im Vaginalepithel und auf den weiblichen Zyklus.

Die weiblichen Geschlechtsorgane werden in äußere und innere Organe gegliedert. Zu den inneren Geschlechtsorganen werden die Ovarien (Eierstöcke), die Tubae uterinae (Eileiter), der Uterus (Gebärmutter) und die Vagina (Scheide) gezählt. Das äußere Geschlechtsorgan wird durch die Vulva (Scheidenvorhof) gebildet, die sich weiter in Klitoris, Labia pudenda (Schamlippen) und Gll. vestibulares (Vorhofdrüsen) untergliedern lässt.

4.9.1 Histogenese

Genau wie bei den männlichen Geschlechtsorganen (siehe ▶ Kapitel 4.8) beginnt die Entwicklung mit einem **Indifferenzstadium.** Die weiblichen Keimdrüsenanlagen (die Ovarien) entwickeln sich bei Fehlen des TDF (testes determining factor). In ihnen entstehen primäre Keimstränge, aus denen anschließend sekundäre Keimstränge und schließlich **Eiballen** hervorgehen. Eiballen bestehen aus Urkeimzellen entwickelnden **Oogonien,** die von einem einschichtigen Follikelepithel umgeben sind (weitere Entwicklungsschritte siehe Oogenese und Follikulogenese). Anschließend deszendiert die weibliche Keimdrüsenanlage in das kleine Becken. Die weiblichen Geschlechtsgänge (**Tubae uterinae, Uterus und Vagina**) entwickeln sich aus den epithelialen **Müller-Gängen** und deren umgebendem Mesoderm. Die Wolff-Gänge bilden sich zurück. Abschließend entwickeln sich bei Fehlen von Testosteron die äußeren Geschlechtsorgane in die weibliche Richtung. Aus dem kaudalen Sinus urogenitalis entsteht das **Vestibulum vaginae,** aus Geschlechts- und Urethralfalten die Labia minora (kleine Schamlippen), aus den paarigen Genitalhöckern die Klitoris und aus den Labioskrotalwülsten die Labia majora (große Schamlippen).

4.9.2 Ovar

Das Ovar ist paarig angelegt und 3×2×1 cm groß. Die Ovarien befinden sich intraperitoneal und sind durch Bänder und das Mesovar im kleinen Becken befestigt.

4.9.2.1 Histomorphologie

Das Ovar besteht an seiner Oberfläche aus flachem bis prismatischem Peritonealepithel (**Müller-Epithel**), welches bei jungen Frauen meist kubisch ist. Dem Epithel folgt die **Tunica albuginea,** eine Schicht aus straffem Bindegewebe. Unter dieser befindet sich die Rinde, welche aus spinozellulärem Bindegewebe besteht. Die Rinde ist zellreich und beherbergt die Follikel, **Corpus luteum (Gelbkörper)** und atretische Follikel. Das Mark des Ovars besteht aus lockerem Bindegewebe und ist reich an Blutgefäßen, die aus Ästen der A. ovarica und dem R. ovaricus der A. uterina gespeist werden (▶ Abb. 4.107).

4.9.2.2 Funktion

Die zentrale Aufgabe des Ovars liegt in der Synthese der weiblichen Geschlechtshormone (Östrogene, Gestagene und in geringem Maße Testosteron) und der damit eng verzahnten Follikulogenese. Als Follikel wird die Gesamtheit aus Oozyte und Follikelepithel (somatische Begleitzellen) bezeichnet.

- **Oogenese:** In der 5. Embryonalwoche wandern Urkeimzellen in die Genitalleiste ein, wo sie sich durch mitotische Teilung vermehren und zu **Oogonien (2n2C)** (22 Autosomen und 2 Gonosomen) differenzieren. Mit Beginn der 1. Reifeteilung (Meiose) differenzieren sich die Oogonien vor der Geburt zu **primären Oozyten (2n4C)** (44 Autosomen und 2 Gonosomen). Ihre Entwicklung verharrt im Diplotän der Prophase I für 12–50 Jahre in einem Ruhestadium. Dieses Stadium wird auch als **Diktyotän** bezeichnet. Diese primären Oozyten erhalten einen Überzug aus einschichtig flachen Epithelzellen und werden jetzt als **Primordialfollikel** bezeichnet. Kurz vor der Ovulation wird die 1. Reifeteilung beendet; dabei entstehen aus der ruhenden primären Oozyte eine große dotterreiche **sekundäre Oozyte (1n2C)** (22 Autosomen und 1 Gonosom) und ein **kleines Polkörperchen** (22 Autosomen und 1 Gonosom). Während der Ovulation beginnt die sekundäre Oozyte mit der 2. Reifeteilung. In der Metaphase der 2. Reifeteilung wird die Oozyte in eine Ruhephase versetzt und nur unter der Bedingung der Befruchtung, also dem Eindringen eines Spermatozoons in die Zelle, beendet. Dabei entstehen das große dotterhaltige **Ovum (1n1C)** (Eizelle, 11 Autosomen und 1 Gonosom) und ein **kleines Polkörperchen** (11 Autosomen und 1 Gonosom). Wird die sekundäre Oozyte nicht innerhalb von 24 h befruchtet, stirbt sie ab. Das 1. Polkörperchen durchläuft ebenfalls eine Teilung, sodass am Ende der Oogenese insgesamt 3 Polkörperchen vorliegen, die jedoch für die Fortpflanzung unwichtig sind.

> **Merke**
>
> Im 5. Fetalmonat beträgt die Keimzellzahl in beiden Ovarien etwa 6–7 Millionen. Diese Zahl reduziert sich bis zur Geburt auf 2 Millionen und bis zum Beginn der Pubertät auf ca. 400.000.

Mikroskopische Anatomie

- **Follikulogenese:** Die Reifung der Follikel aus dem Vorrat der **Primordialfollikel** findet zuerst gonadotropinunabhängig und dann gonadotropinabhängig statt. Die gonadotropinunabhängige Reifung besteht in einer Oozytenvergrößerung und einer Proliferation des Follikelepithels. Aus den Primordialfollikeln werden ständig **Primär- und Sekundärfollikel** gebildet. Das Epithel der Primärfollikel besteht aus einschichtig kubischen bis zylindrischen Zellen. Der Primärfollikel hat einen Durchmesser von ca. 100 µm. Der Sekundärfollikel mit einem Durchmesser von ca. 200 µm hat ein mehrschichtiges Epithel.
  Die Epithelzellschicht kann jetzt auch als Stratum granulosum bezeichnet werden, die einzelnen Epithelzellen folgerichtig als Granulosazellen. Zwischen Oozyte und Epithel wird die **Zona pellucida** deutlich sichtbarer. Ab dem Zeitpunkt der Bildung der Zona pellucida kann der Follikel auch als Ovarialfollikel bezeichnet werden.
- Die in der Umgebung des Sekundärfollikels befindlichen Stromazellen ordnen sich zur **Theca folliculi** an.
  - Der **Tertiärfollikel** (= antraler Follikel, Bläschenfollikel) hat einen Durchmesser von 2–5 mm. Der DNA-Gehalt des Tertiärfollikels setzt sich zusammen aus 2 Chromosomen mit jeweils 2 Chromatiden, was insgesamt 4 Chromatiden ergibt.
- Zwischen den Epithelzellen des Sekundärfollikels entsteht das mit **Liquor follicularis** gefüllte Antrum folliculi, wodurch der Sekundär- zum Tertiärfollikel wird. Der Liquor ist reich an Proteoglykanen und Hyaluronsäure. Von der Zona pellucida umgeben, bleibt die Oozyte an einem Pol des Follikels liegen, dem sog. **Cumulus oophorus (Eihügel).** Weiter bleibt sie von Epithelzellen umgeben, die die **Corona radiata** bilden. Die Theca folliculi differenziert sich in die **Theca interna** (innere, androgenproduzierende Schicht, bestehend aus mehrschichtigen epitheloiden Zellen) und die **Theca externa** (äußere Schicht, bestehend aus konzentrisch geordneten Myofibroblasten). Die Reifung der Primärfollikel zum Tertiärfollikel dauert etwa 6 Monate (▶ Abb. 4.107). Der Tertiärfollikel wird nun entweder in den Zyklus einbezogen, oder er vernarbt und wird als atretischer Follikel bezeichnet.
- Die gonadotropinabhängige Reifung der Tertiärfollikel steht unter dem Einfluss der hypophysären Hormone follikelstimulierendes Hormon **(FSH)** und luteinisierendes Hormon **(LH).** Unter dem Einfluss von FSH wird zunächst eine Kohorte von 10–20 Tertiärfollikeln für einen weiblichen Zyklus ausgewählt, die rasch an Größe zunehmen und innerhalb einer Woche auf jeweils 8 mm anwachsen. Das LH befähigt die Theca-interna-Zellen zur Synthese von Androgenen. Die Androgene werden in den **Granulosazellen** zu Östrogen (insbesondere **Estradiol**) umgewandelt. Die produzierten Östrogene wirken proliferativ auf Uterus und Brustdrüse. Das FSH, das die Expression des Enzyms Aromatase induziert, befähigt die Granulosazellen dieser Follikel dazu. In der ersten Woche des weiblichen Zyklus synthetisieren alle Follikel einer Kohorte Östrogene; das führt über eine negative Rückkopplung zu einem Abfall des FSH-Spiegels. Nur der am weitesten fortgeschrittene Follikel, in dem die Empfindlichkeit der FSH-Rezeptoren maximal gesteigert ist, produziert Östrogene in großen Mengen, was die negative Rückkopplung auf den FSH-Spiegel weiter steigert. Dieser Effekt wird durch **Inhibin,** ein im fortgeschrittenen Follikel produziertes Peptid noch

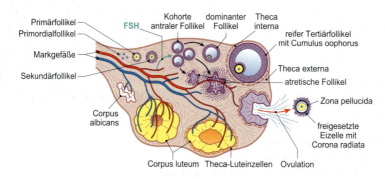

Abb. 4.107 Aufbau des Ovars [L141, R279].

verstärkt. Durch die mangelnde Stimulation bilden sich in der 2. Zykluswoche alle bis auf den hochempfindlichen Follikel zurück (dominanter Follikel). Die zurückgebildeten Follikel werden atretische Follikel genannt. Während in ihnen Oozyte und Granulosazellen durch Apoptose untergehen, bleibt ihre Theca interna länger lebensfähig. Ihre Zellen hypertrophieren und entwickeln sich zum sog. **Thekaorgan.** Sie sind in der Lage, Androgene zu produzieren, die umgebenden vitalen Tertiärfollikeln zur Östrogensynthese zur Verfügung stehen. In ihnen kollabiert das **Antrum folliculi,** und die ehemalige Basalmembran zwischen Theca interna und untergegangenen Granulosazellen erscheint verdickt und geschlängelt (**Slavjanski-Membran**).

- Der dominante Follikel hingegen steigert bis zum Ende der 2. Zykluswoche seine Östrogensynthese maximal und wächst zum sprungreifen, ca. 15–25 mm großen Follikel (▶ Abb. 4.108) (**Graaf-Follikel**) heran. Die bisher genannten Vorgänge werden gemeinsam als Follikelphase des ovariellen Zyklus bezeichnet.
- **Ovulation:** Der exorbitante Anstieg des Östrogenspiegels durch den dominanten Follikel bedingt am Ende der 2. Zykluswoche einen raschen Anstieg des LH-Spiegels (**LH-Peak**). Dieser führt nach ca. 24 h zu den Vorgängen, die gemeinsam als **Ovulation** bezeichnet werden. Zunächst beendet die Oozyte die 1. Reifeteilung und beginnt mit der 2. Reifeteilung. Im sprungreifen Follikel, der direkt unter der **Tunica albuginea** zu liegen kommt, zerfällt der **Cumulus oophorus,** und die Oozyte schwimmt mit ihrer Corona radiata frei im Liquor follicularis. Durch den LH-Peak kommt es präovulatorisch zu einem Anstieg der Progesteronkonzentration, der in einer Synthese proteolytischer Enzyme resultiert. Diese führen zusammen mit Prostaglandinen, der Tätigkeit der Myofibroblasten der Theca externa und dem Druck des Liquor follicularis zur Zerreißung der Follikelwand und dann der Tunica albuginea sowie des Oberflächenepithels des Ovars. Die freigesetzte **Oozyte** mit ihrer **Corona radiata** wird chemotaktisch gelenkt von der Tuba uterina aufgenommen.
- **Lutealphase:** Diese im Zyklus 2 Wochen dauernde Periode ist durch einen hohen LH-Spiegel gekennzeichnet. Das LH führt innerhalb weniger Tage zur Luteinisierung der im Ovar zurückbleibenden Follikelreste, an deren Ende die Bildung des **Corpus luteum** steht. In die beim Sprung der Oozyte zunächst eingeblutete Follikelhöhle (**Corpus haemorrhagicum oder rubrum**) sprossen Blutgefäße ein, und die Granulosazellen exprimieren verstärkt LH-Rezeptoren an ihrer Oberfläche. Diese jetzt als Granulosa-Luteinzellen bezeichneten Zellen sind in der Lage, nicht mehr nur Östrogene zu produzieren, sondern auch selbstständig Progesteron aus Cholesterin zu bilden. Sie lagern Lipidtröpfchen an, was die makroskopische Gelbfärbung und die Namensgebung bedingt. Diese Zellen machen die Hauptmasse des Corpus luteum aus. Um diese großen **Granulosa-Luteinzellen** entwickeln sich die kleinen **Theca-Luteinzellen,** die Nachfolger der Theca-interna-Zellen. Im Zentrum der Granulosa-Luteinzellen, dem ehemaligen Antrum folliculi, dominieren in den ersten

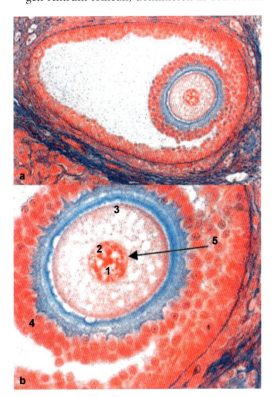

Abb. 4.108 Sprungreifer Follikel (Azan) in kleiner (**a**) und großer (**b**) Vergrößerung [T407].
1 Nukleolus
2 Nukleus
3 Zona pellucida
4 Corona radiata
5 Cumulus oophorus

Mikroskopische Anatomie

Tagen nach der Ovulation Blutreste, die abgebaut und durch Bindegewebe ersetzt werden. Das **Corpus luteum menstruationis** entsteht. Nimmt die LH-Stimulation ab Mitte der 2. Zyklushälfte allmählich ab, geht das Corpus luteum unter (▶ Abb. 4.109). Über 8 Wochen bildet es sich zu einer bindegewebigen Narbe (**Corpus albicans**) zurück. Aufgrund der langen Rückbildungsdauer lassen sich häufig mehrere Corpora albicantia gleichzeitig histologisch im Ovar nachweisen. Übernimmt in der Frühschwangerschaft das LH-ähnliche **HCG (humanes Choriongonadotropin)** die weitere Stimulation, bildet sich das Corous luteum nicht zurück und es bildet sich das ca. 30 mm große **Corpus luteum graviditatis.** Sein Progesteron sorgt für die Ruhigstellung des Uterus und damit für die Aufrechterhaltung der Frühschwangerschaft.

Klinik

Bösartige Tumoren des Ovars nehmen ihren Ausgang von unterschiedlichen Geweben: Vom Müller-Epithel des Ovars gehen die primären epithelialen Ovarialtumoren aus (Ovarialkarzinome). Am häufigsten sind seröse vor muzinösen, endometrioiden und klarzelligen Karzinomen. Weniger häufig als die primären epithelialen Tumoren sind die sekundären epithelialen Tumoren (Metastasen von z. B. Magen- und Mammakarzinomen), Keimzelltumoren, die vom Keimepithel ihren Ursprung nehmen und Keimstrang-Stroma-Tumoren (z. B. Ovarialfibrome, Thekome).

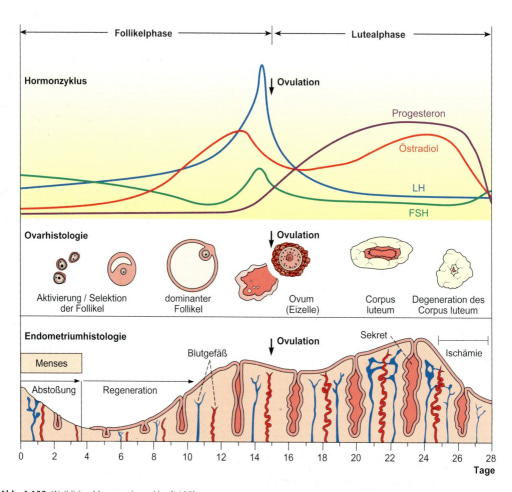

Abb. 4.109 Weiblicher Menstruationszyklus [L106].

4.9.3 Tuba uterina

4.9.3.1 Funktion

Die intraperitoneal gelegene Tuba uterina (**Salpinx, Eileiter**) gliedert sich in 4 Abschnitte: Infundibulum, Ampulla, Isthmus und Pars uterina. Sie ist ein ca. 12–15 cm langer Muskelschlauch, dessen Enden in den Uterus (**Pars uterina**) und das Infundibulum tubae uterinae über Fimbrien (**Fimbriae tubae uterinae**) mit dem Ovar verbunden sind. Die Aufgabe der Tubae uterinae besteht in der Aufnahme der Eizelle aus dem Ovar und deren Transport in den Uterus. Die **Pars ampullaris** ist darüber hinaus der häufigste Ort der Eizellbefruchtung.

4.9.3.2 Histomorphologie

Jede Tube besteht aus 4 Wandschichten (Tunica mucosa, Tunica muscularis, Tela subserosa und Tunica serosa):

- Die **Tunica mucosa** ist in longitudinale Falten aufgeworfen, die im Bereich der Ampullae am stärksten ausgebildet sind und im Querschnitt fast das ganze Lumen einnehmen. Die Schleimhaut besteht aus einem einschichtig prismatischen Epithel, das sich sowohl aus kinozilientragenden Flimmerzellen (Transport der Eizelle Richtung Uterus) als auch aus mikrovillibesetzten sekretorischen Zellen (Ernährung der Eizelle) zusammensetzt. Abgestorbene sekretorische Zellen bleiben als helle **Stiftchenzellen** zurück. Die Lamina propria aus lockerem Bindegewebe bildet das Gerüst der Schleimhautfalten.
- Die **Tunica muscularis** besteht aus 3 Schichten glatter Muskelzellen: innen Längs- und Ringmuskelschicht (verantwortlich für den Eizelltransport), in der Mitte lockere Muskulatur und außen spiralförmig angeordnete Muskelschicht (verantwortlich für die Beweglichkeit der Fimbrien).
- Die **Tela subserosa** besteht aus lockerem Bindegewebe und enthält viele Blutgefäße (Venenplexus) sowie Reste der Urnierenkanälchen (**Epoophoron bzw. Paroophoron**), die als Parovarialzysten imponieren können.
- Die **Tunica serosa** ist eine Bindegewebsschicht mit peritonealem Epithelüberzug (▶ Abb. 4.110).

Klinik

Eine Entzündung des Eileiters wird als **Salpingitis** bezeichnet. Sie entsteht meist im Rahmen aufsteigender Infektion und betrifft häufiger junge Frauen. Komplikationen der Entzündung können ein **Tuboovarialabszess** (abgekapselter Entzündungsherd in Tube und/oder Ovar) oder eine **Peritonitis** (Bauchhöhlenentzündung) sein. Viel häufiger heilt die Erkrankung ohne Komplikationen aus, hinterlässt jedoch Schleimhautverwachsungen, die den Eitransport behindern, die Spermienwanderung jedoch kaum beeinflussen und dadurch zu einer **extrauterinen Gravidität (Tubargravidität)** führen können. Mit dem Wachstum der Frucht an der unphysiologischen Implantationsstelle steigt das Risiko einer aufgrund starker Blutungen lebensgefährlichen Tubarruptur. Obliterieren die Tuben auf beiden Seiten hingegen vollständig, können auch keine Spermien mehr passieren. Es resultiert eine Sterilität.

4.9.4 Uterus

4.9.4.1 Funktion

Der 7,5 cm lange Uterus (Gebärmutter) wird in **Corpus uteri** (Gebärmutterkörper) mit **Fundus und Cervix uteri** (Gebärmutterhals) sowie den dazwischen liegenden Isthmus gegliedert. Die Cervix uteri geht in das hintere Scheidengewölbe (**Portio vaginalis cervicis**) über. Der Uterus hat die Aufgabe, die Eizelle aus der Tube aufzunehmen, als Fruchthalter zu dienen sowie durch rhythmische Kontraktionen (Wehen) während der Geburt das Kind auszutreiben.

4.9.4.2 Histomorphologie

Die Wand des Corpus uteri besteht aus 3 Schichten: Innen findet sich das **Endometrium** (Tunica mucosa), in der Mitte das **Myometrium** (Tunica mus-

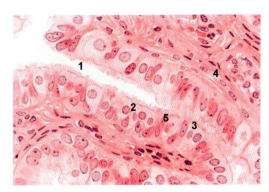

Abb. 4.110 Tuba uterina (HE) [T407].
1 Gang
2 Kinozilien
3 einschichtig hochprismatisches Epithel
4 glatte Muskulatur
5 Stiftchenzelle.

Mikroskopische Anatomie

cularis) und außen das **Perimetrium** (Tunica serosa und Tela subserosa). Das Endometrium besteht aus einschichtig prismatischem Epithel mit vereinzelten kinozilientragenden Zellen und tubulösen Drüsen, eingebettet in ein Stroma aus mesenchymalem Bindegewebe. Im Hinblick auf den Menstruationszyklus ist es wichtig, das Endometrium in 2 Bereiche zu unterteilen: Das **Stratum basale (Basalis)** und das **Stratum functionale (Functionalis)**. Die Basalis befindet sich über dem Myometrium und hat eine Dicke von ca. 1 mm. Sie wird während des Menstruatioszyklus nicht abgestoßen und dient der Regeneration der Uterusschleimhaut. Die Functionalis, bestehend aus einer Pars spongiosa und einer Pars compacta, ist die oberflächliche, 5–8 mm dicke Schicht, die sich während des Zyklus verändert und bei der Menstruation abgestoßen wird.

Die zyklischen Veränderungen des **Endometriums** (Menstruationszyklus) haben eine Dauer von ca. 28 Tagen. Sie gliedern sich in drei Phasen: **Desquamationsphase** (Blutung, 1.–3. Tag), **Proliferationsphase** (4.–14. Tag) und **Sekretionsphase** (15.–28. Tag).

Die **Desquamationsphase (Menstruationsphase)** wird durch den Abfall des Östrogen- und Progesteronspiegels eingeleitet. Die Functionalis wird aufgrund einer Minderdurchblutung (durch die Spiralarterien) ischämisch, und proteolytische Enzyme desintegrieren sie. Sie wird abgestoßen, und aus ihren rupturierten Blutgefäßen fängt es an zu bluten (Menstruation). Das Myometrium unterstützt durch Kontraktionen die Ausstoßung der Functionalis.

Die **Proliferationsphase** beginnt während der Blutung durch Anstieg des Östrogenspiegels. Die Regeneration der Functionalis geht von der Basalis aus. Durch mitotische Teilungen der Drüsen, des Oberflächenepithels und der Stromazellen wird die Functionalis wieder neu aufgebaut. Die Drüsen haben zunächst einen gestreckten Verlauf, da sie aber schneller wachsen als das sie umgebende Stroma, zeigen sie in der späteren Proliferationsphase einen geschlängelten Verlauf (▶ Abb. 4.111).

Die **Sekretionsphase** wird durch die luteale Phase des ovariellen Zyklus beeinflusst. Das im Corpus luteum sezernierte Progesteron beeinflusst die Glykogen- und Glykoproteinbildung in den Drüsenzellen des **Stratum functionale** (▶ Abb. 4.112). In den Zellen des Drüsenepithels finden sich nun retronukleäre Glykogenvakuolen, die das basal liegende Zytoplasma in Standardfärbungen blass erscheinen lässt. Die Vakuolenbildung erreicht am 4. Tag nach der Ovulation ihr Maximum und nimmt dann ab. Die Drüsen nehmen allmählich eine **sägeblattartige** Form an, ihr Lumen vergrößert sich und enthält Sekret (v. a. die im Drüsenepithel produzierten Glykoproteine).

Das Drüsenepithel ist in Falten aufgeworfen. Im Interstitium des Stratum functionale entwickelt sich ein interstitielles Ödem, und die Stromazellen häufen Glykogen und Lipide für eine möglicherweise anstehende Schwangerschaft an, was sie aufgedunsen erscheinen lässt (**Pseudodezidualzellen**). Aus den Pseudodezidualzellen werden im Verlauf die Dezidualzellen, welche klassisch für die Sekretionsphase sind.

Die Arterien, die aufgrund ihres spiraligen Verlaufs als Spiralarterien bezeichnet werden, wachsen hormonabhängig von basal in das Stratum functionale ein. Zum Ende der Sekretionsphase kontrahieren die Spiralarterien aufgrund abfallender Hormonspiegel und können die Functionalis nicht mehr mit Blut versorgen. Die Desquamationsphase beginnt.

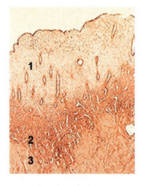

Abb. 4.111 Uterus in der Proliferationsphase (HE) → Schnitt durch eine Spiralarterie
1 Endometrium
2 Myometrium
3 Perimetrium [T407].

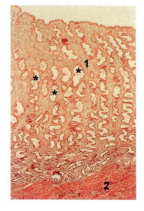

Abb. 4.112 Uterus in der frühen Sekretionsphase (HE) mit hoch aufgebautem Stratum functionale mit zahlreichen stark geschlängelten oder gezackt verlaufenden tubulösen Gll. Uterinae (*)
1 Endometrium
2 Myometrium [T407].

Das **Myometrium** stellt eine 1,5–2 cm dicke Schicht aus longitudinal, schräg und zirkulär verlaufenden glatten Muskelzellen dar. Die im nichtschwangeren Uterus 20–50 μm langen Muskelzellen verändern sich im schwangeren Uterus durch Hyperplasie und Hypertrophie und erreichen eine Länge von 600–800 μm. Untereinander sind die Muskelzellen durch Gap junctions verbunden, die in der Schwangerschaft an Zahl zunehmen und Grundlage der Erregungsausbreitung der durch **Oxytocin** gesteuerten Wehentätigkeit sind. Zwischen den Muskelzellen finden sich viele Blutgefäße. Das Myometrium gliedert sich in 3 Schichten: das **Stratum subvasculosum**, das **Stratum supravasculosum** sowie das zwischen beiden liegende **Stratum vasculosum**, das besonders gefäßreich ist.

Das **Perimetrium** besteht aus einer Serosa und einer schmalen Bindegewebsschicht. Seitlich geht das Perimetrium in die **Ligg. lata** über. Am kaudalen Pol geht das Corpus uteri in den Isthmus uteri über, dessen Endometrium kaum am Zyklus beteiligt ist. Das Myometrium enthält weniger Gefäße. Am inneren (histologischen) Muttermund geht der Isthmus in die **Cervix uteri (Zervix)** über. Die Schleimhaut der Zervix ist in Falten (**Plicae palmatae**) aufgeworfen, dazwischen finden sich tubulöse Drüsen. Sie ist von hochprismatischem Epithel überzogen, das schleimbildende Zellen enthält. Erstere produzieren ein gegen Infektionen schützendes alkalisches Sekret, welches viskös ist. Während der Ovulation wird dieser Schleim dünnflüssig sowie fadenziehend („spinnbar") und begünstigt den Durchtritt der Spermien. Das Endometrium der Zervix ändert im Gegensatz zu jenem im Corpus uteri während des Menstruationszyklus sein Aussehen kaum. Die **Portio vaginalis cervicis** (Portio) ist der in die Vagina hineinhängende Bereich der Zervix. In ihrem Zentrum mündet mit dem äußeren Muttermund der Zervikalkanal. Vor der Pubertät und nach der Menopause ist sie ausschließlich von mehrschichtig unverhorntem Plattenepithel (wie auch die Vagina) überzogen. Unter dem Einfluss der ovariellen Hormone reicht das Zervixepithel während der reproduktiven Phase bis auf die Portiooberfläche und die scharfe Grenze zum Plattenepithel wandert nach kaudolateral. Im sog. ektropionierten Bereich der Zervixschleimhaut kann es zu Plattenepithelmetaplasien kommen. Er wird deshalb als Umwandlungszone bezeichnet.

> **Klinik**
>
> Der Verschluss ektropionierter Zervixdrüsen durch die Plattenepithelmetaplasie der Umwandlungszone kann zu einem Sekretstau führen, wodurch die Drüsen zu Retentionszysten anschwellen, die als **Ovula Nabothi** bezeichnet werden. Mit etwa 15/100.000 Neuerkrankungen pro Jahr ist das **Zervixkarzinom** eine häufige Erkrankung der Umwandlungszone. Es handelt sich meist um ein Plattenepithelkarzinom, dessen Auslöser in der Mehrzahl der Fälle eine Infektion mit **Papillomaviren** ist (v. a. durch die Typen 16, 18, 31 und 33). Vorstufe ist eine Epitheldysplasie, die in den zytologischen Vorsorgeuntersuchungen erfasst werden kann. Gegen einen Teil der auslösenden Viren steht eine Impfung zur Verfügung.

4.9.5 Vagina

4.9.5.1 Funktion

Die Vagina (**Kolpos, Scheide**) ist ein ca. 8–12 cm langer muskulärer Schlauch. Sie stellt das weibliche Beischlaforgan dar, dient als Geburtskanal und schützt mit ihrem sauren Milieu vor aufsteigenden Infektionen.

4.9.5.2 Histomorphologie

Die Wand der Vagina setzt sich aus 3 Schichten zusammen: **Mukosa, Muskularis und Adventitia**. Die Mukosa besteht aus mehrschichtig unverhorntem Plattenepithel und einer Lamina propria aus lockerem Bindegewebe. Das mehrschichtige unverhornte Plattenepithel ist aus 4 Schichten aufgebaut: **Stratum basale, Stratum parabasale, Stratum intermedium und Stratum superficiale**.

- Die Mukosa enthält keine Drüsen, ist aber auf ihrer Oberfläche von Schleim bedeckt, welcher entweder aus dem Gebärmutterhals oder als Transsudat aus dem Epithel stammt.
- In der lutealen Phase des ovariellen Zyklus werden die oberflächlichen Zellen (Superfizialzellen) des präovulatorischen Vaginalepithels abgeschilfert. Das Glykogen dieser Zellen dient den **Döderlein-Bakterien** zur Herstellung von Milchsäure, die der Vagina ihr saures Milieu (pH 4–5) verleiht.

> **Klinik**
>
> Als **Kolpitis** wird eine Entzündung der Scheide bezeichnet. Sie geht häufig mit **Fluor** (Ausfluss) einher. Häufige Auslöser sind Hefepilze wie **Candida albicans**.

Mikroskopische Anatomie

4.9.6 Vulva

4.9.6.1 Histomorphologie und Funktion

Die Vulva (äußeres Genitale) besteht aus der **Klitoris**, den **Labia majora pudendi** und den **Labia minora pudendi** (große und kleine Schamlippen). Die Klitoris liegt zwischen den kleinen Schamlippen über der Urethralöffnung. Sie ist dem Penis homolog und enthält wie dieser einen Schwellkörper (entspricht dem **Corpus cavernosum**). Die Labia majora pudendi sind pigmentierte, fettzellreiche, außen behaarte Hautwülste, die **ekkrine und apokrine** Schweiß- sowie Talgdrüsen enthalten. Die Labia minora pudendi sind im Gegensatz zu den Labia majora pudendi fettgewebsfrei und unbehaart. Sie besitzen einen Schwellkörper, der dem **Corpus spongiosum** des Penis homolog ist. Innen besitzen sie ein mehrschichtig unverhorntes Plattenepithel und außen ein schwach verhorntes Plattenepithel. Auf den Labia minora pudendi münden die tubuloalveolär verzweigten **Bartholin-Drüsen.** Sie entsprechen den Bulbourethraldrüsen des Mannes, und der von ihnen produzierte Schleim dient als Gleitmittel beim Geschlechtsverkehr.

> **Klinik**
>
> Das **Vulvakarzinom** ist ein Malignom des hohen Lebensalters (60.–80. Lebensjahr). Es handelt sich meist um ein (verhornendes) Plattenepithelkarzinom mit besonders schlechter Prognose.

4.10 Von der Befruchtung der Eizelle bis zur reifen Plazenta
Sven Bastian Wilhelm

> **IMPP-Hits**
>
> In diesem Kapitel sind besonders die Plazenta und die Implantation wichtig.

4.10.1 Entwicklungsschritte bis zur reifen Plazenta und Histogenese

Die Befruchtung der Eizelle (**Fertilisation, Konzeption**) findet i. d. R. in der Ampulle der Tuba uterina statt. Die dazu nötigen Spermien steigen durch Uterus und Tube auf und machen im Milieu des weiblichen Genitaltrakts Veränderungen durch, die es ihnen erlauben, in die Oozyte einzudringen (**Kapazitation**). Dort angekommen vollzieht sich dann die **Imprägnation** (Eindringen) des schnellsten Spermiums in die Oozyte mit folgenden Schritten:
- Durchdringen der Corona radiata und Bindung an Glykoproteine der Zona pellucida
- Auslösung der **Akrosomreaktion** mit Freisetzung akrosomaler Enzyme
- Penetration und Passieren der Zona pellucida
- Fusion der Plasmamembran des sich nun im **perivitellinen Spalt** befindlichen Spermiums mit der Oozyte und Einsinken des Spermieninhalts in die Oozyte
- Freisetzung der **Rindengranula** der Oozyte, deren Inhaltsstoffe die Zona pellucida so verändern, dass kein zweites Spermium passieren kann (**Polyspermieblock**)

In der Oozyte wird jetzt die 2. Reifeteilung abgeschlossen. Alle Inhaltsstoffe des Spermiums außer dem Chromatin werden enzymatisch aufgelöst, ein haploider mütterlicher und väterlicher **Vorkern** werden gebildet, die eine gemeinsame Mitosespindel formen und das Zentrum der **diploiden Zygote** darstellen. Die Zygote wandert (noch umgeben von Corona radiata und Zona pellucida) zum Uterus und macht dabei erste mitotische Teilungen (**Furchungen**) durch, bei denen die Tochterzellen (**Blastomeren**) immer kleiner werden.

> Bis zum 8-Zell-Stadium sind alle Zellen **totipotent** (das sind Zellen, die sich zu einem Individuum entwickeln können). Etwa nach 4 Tagen, im 16-Zell-Stadium, bezeichnet man die befruchtete Eizelle als Morula. Das 16-Zell-Stadium wird bereits in der Tuba uterina erreicht.

Ein Teil der Blastomeren differenziert sich in den **Trophoblasten,** der andere in den **Embryoblasten.** Etwa 1 Tag später verliert der Zellhaufen Corona und Zona, und in seinem Zentrum entsteht ein flüssigkeitsgefüllter Spaltraum, die **Blastozystenhöhle,** deren äußere Begrenzung der Trophoblast ist. Der Zellhaufen, der den **pluripotenten Embryoblasten** darstellt, klebt nun an der Innenseite des Trophoblasten.

> Etwa am 6. Tag nach der Befruchtung kommt es zur **Implantation** des Keimlings in die Uterusschleimhaut. Es handelt sich dabei um eine interstitielle Implantation, da der embryonale Komplex ganz in das stark durchblutete mütterliche Gewebe eindringt

Der Trophoblast gliedert sich jetzt in einen **Synzytiotrophoblasten** und einen **Zytotrophoblasten** (liefert Zellnachschub für den Synzytiotrophoblasten). Der Synzytiotrophoblast wächst durch das Epi-

▶ 4.10 Von der Befruchtung ▶ 4.10.2 Plazenta und Nabelschnur

thel in das Stroma der Schleimhaut vor. In ihm entstehen **Lakunen** (Spalträume des späteren intervillösen Raums), und er eröffnet mütterliche Gefäße. Stromazellen der Functionalis entwickeln sich als Reaktion auf die Implantation zu glykogen- und lipidreichen **Deziduazellen,** deren Inhaltsstoffe dem jungen Keim als Nahrung dienen. Die Functionalis wird jetzt auch als **Dezidua** bezeichnet. Parallel dazu entwickeln sich in der 2. Woche nach Konzeption aus dem Embryoblasten **Epiblast und Hypoblast** (zweiblättrige Keimscheibe). Ein über dem Epiblasten entstehender Spaltraum wird durch Zellen aus diesem umkleidet. Es entsteht die **Amnionhöhle.** Der Hypoblast bringt das **Dottersackepithel** hervor, das während der 2. Woche die Blastozystenhöhle epithelial auskleidet. Durch die Umkleidung wird daraus der **Dottersack.** Außerdem geht aus ihm sowie zu einem geringen Teil auch aus dem Epiblasten, das extraembryonale Mesoderm hervor, das innerhalb vom Zytotrophoblasten die gesamte Keimscheibe umwächst und das Dottersackepithel unterfüttert. Die im extraembryonalen Mesoderm durch Spaltbildung entstehende **Chorionhöhle** trennt das Mesoderm in ein parietales Blatt, das zusammen mit den beiden Teilen des Trophoblasten das **Chorion** (embryonaler Teil der späteren Plazenta) bildet, und ein viszerales Blatt, das Keimscheibe und Amnionhöhle überzieht. Beide sind über den **Haftstiel** (die spätere Nabelschnur) verbunden.

In der 3. Woche nach Konzeption entstehen aus dem Epiblasten die 3 Keimblätter (**Ektoderm, Mesoderm und Entoderm**) sowie die **Urkeimzellen** (**Gastrulation**). Parallel zur Entwicklung der Keimscheibe zum **Embryo** (4.–8. EW) und **Fetus** (9.–38. EW) entwickelt sich auch dessen Lebensraum. In die mit mütterlichem Blut gefüllten Lakunen wachsen die **Chorionzotten** ein. Zunächst bestehen die Zotten nur aus Trophoblastenanteilen (**Primärzotten**), in die dann extraembryonales Bindegewebe (**Sekundärzotten**) und schließlich Blutgefäße einwachsen, die über den Haftstiel Anschluss an intraembryonale Blutgefäße bekommen (**Tertiärzotten,** ▶ Abb. 4.114). Die Zotten verzweigen sich immer weiter. Zunächst entstehen **Stammzotten** (später Intermediär- und schließlich Terminalzotten). Sog. Haftzotten sind primär durch Zytotrophoblastzellen begrenzt und sind am mütterlichen Gewebe, der Basalplatte, befestigt. In diese Basalplatte dominieren die Dezidualzellen. Dieser Teil des Trophoblasten wird als **extravillöser Trophoblast** bezeichnet. Er bildet die **Zytotrophoblastenschale.**

Sie stellt die basale Begrenzung der embryonalen Plazenta (▶ Abb. 4.113) dar und lässt nur mütterliche Spiralarterien und abführende Venen passieren, die vom Synzytiotrophoblasten ausgekleidet sind. Während die Zotten am Embryonalpol wachsen (**Chorion frondosum, Chorionplatte**), bilden sie sich in allen übrigen Bereichen zurück (**Chorion laeve**). Die unter dem Chorion frondosum liegende **Decidua basalis** bildet den mütterlichen Anteil der Plazenta. Zusammen mit der Zytotrophoblastenschale formt sie die **Basalplatte.** Die Übergangszone zwischen Decidua basalis und Zytotrophoblastenschale wird als **fetomaternale Durchdringungszone** bezeichnet. Andere Deziduabereiche (**Deciduae capsularis und parietalis**) sind nicht an der Plazentabildung beteiligt. Parallel dazu vergrößert sich die mit Fruchtwasser gefüllte **Amnionhöhle,** umwächst den Embryo, lässt die Chorionhöhle obliterieren und legt sich außen dem Haftstiel an (jetzt als **Nabelschnur** bezeichnet). Betrachtet man nun die Reihenfolge der Schichten von Seiten des Embryo aus, so bildet das Amnion die innerste Eihaut, daran schließt sich das Chorion an und als äußere der 3 Schichten die Dezidua.

4.10.2 Plazenta und Nabelschnur

4.10.2.1 Histomorphologie

Die reife Plazenta (Mutterkuchen) ist ein 15–20 cm großes und ca. 500 g schweres scheibenförmiges Organ. Sie hat sich bis zur 13. SSW vollständig entwickelt (definitive Plazenta) und besteht aus der zum Embryo gehörenden Chorionplatte, der überwiegend mütterlichen Basalplatte und dem intervillösen Raum, der ca. 150 ml mütterliches Blut enthält. Die aus der Basalplatte emporragenden Plazentasepten unterteilen die Plazenta unvollständig in mehrere Bereiche (**Kotyledonen**). Dabei sind die Basalplatte, die Chorionplatte und das Zottensystem an der Oberfläche mit Synzytiotrophoblasten ausgekleidet. Die Chorionplatte ist an ihrer embryonalen Seite mit einschichtig isoprismatischem Amnionepithel und zum intervillösen Raum vom Trophoblasten umkleidet. Sie enthält Äste der zwei **Aa. umbilicales** und der **V. umbilicalis** sowie extraembryonales Mesenchym. Die von der Chorionplatte ausgehenden Zotten haben eine Gesamtoberfläche von 10–14 m². Die **Terminalzotten** sind im ersten Drittel der Schwangerschaft von einem zweischichtigen Epithel bedeckt. Die zum intervillösen Raum gerichtete Schicht ist der mikrovillibesetzte, stark ba-

Mikroskopische Anatomie

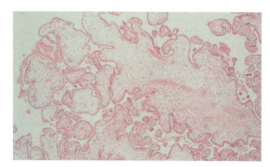

Abb. 4.113 Plazenta bei geringer Vergrößerung (HE).

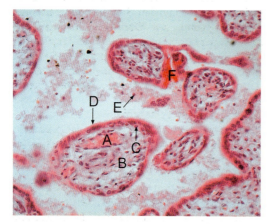

Abb. 4.114 Tertiäre Plazentazotte bei hoher Vergrößerung (HE).
A fetales Blutgefäß im Zottenstroma
B mesenchymales Zottenstroma
C Zytotrophoblastzellen
D Synzytiotrophoblast
E mütterliche Zellen im intervillösen Raum
F Fibrinoid [T407].

Merke

Die Plazentaschranke besteht aus Synzytiotrophoblast, Zytotrophoblastzellen (in der Frühschwangerschaft), Basallamina des Trophoblasten, Bindegewebe der Zotten, Basallamina der fetalen Kapillare und kontinuierlichem Endothel der Zottenkapillaren.

Die 50–60 cm lange Nabelschnur besteht aus gallertigem Bindegewebe (**Wharton-Sulze**), enthält die 2 Aa. umbilicales sowie die V. umbilicalis und hat eine Oberfläche aus Amnionepithel.

4.10.2.2 Funktion

Die Plazenta dient dem Stoffaustausch zwischen mütterlichem und fetalem Blut, der Ernährung und dem Wachstum des Embryos bzw. des Fetus. Daneben produziert ihr Synzytiotrophoblast Hormone, die für den Fortgang der Schwangerschaft wichtig sind (**Chorionsomatomammotropin** bzw. HPL [humanes plazentares Laktogen], **HCG, Östrogene, Progesteron**). Die Nabelschnur stellt die Verbindung des embryonalen/fetalen Kreislaufs mit der Plazenta her.

Lerntipp

Dieses Bild ist ein bischen tricky, kam aber schon einige Male im Physikum:

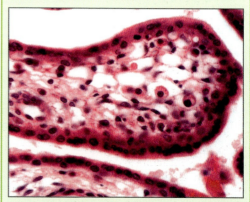

[T407].
Schnitt durch eine Plazenta: längs angeschnittene Zotte mit Rand aus Synzytiotrophoblastenzelle und mesenchymalem Bindegewebe. Wegweisend sind die verschmolzenen Trophoblastenzellen. Die Zotten einer Plazenta enthalten Hofbauer-Zellen (fetale Makrophagen).

sophile Synzytiotrophoblast mit darunter liegenden helleren Zytotrophoblastzellen (hier als **Langerhanszellen** bezeichnet). Letztere verbrauchen sich im Laufe der Schwangerschaft und es entstehen Lücken im Epithel, die durch Serumfibrin aus dem mütterlichen Blut aufgefüllt werden (**Langhans- oder Rohr-Fibrinoid**). Sie sollen die Plazentaschranke aufrechterhalten. Unter dem Epithel findet sich extraembryonales Mesenchym, in dem die sog. **Hofbauer-Zellen** (Makrophagen) vorkommen. Zwischen dem mütterlichen Blut und dem fetalen Blut in den Zotten befindet sich die Plazentaschranke. Am Ende der Schwangerschaft besteht die Plazentaschranke nur noch aus Synzytiotrophoblast, Kapillarendothel und den dazwischen liegenden Basallaminae. Sie ist zu diesem Zeitpunkt ca. 3,5 µm weit.

▸ 4.11 Haut mit Rezeptoren ▸ 4.11.2 Haut und Hautrezeptoren

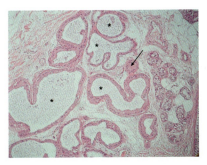 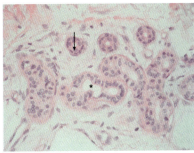

Abb. 4.115 Apokrine und ekkrine Schweißdrüsen (HE). * Endstücke → Ausführungsgang.

Klinik

Einige Infektionserreger (z. B. Rötelnviren) können bei einer Primärinfektion der Mutter die Plazentaschranke passieren und schwere **Embryo- und Fetopathien** auslösen. Diese können zu Fehlbildungen bis hin zum Tod des Ungeborenen führen.

4.11 Haut mit Rezeptoren und Anhangsgebilden
Sven Bastian Wilhelm

IMPP-Hits

Die Fragen des IMPP zielen im besonderen auf die Schichten der Haut ab mit den jeweiligen typischen Zellen.

4.11.1 Histogenese

Die Keratinozyten der Epidermis sind ektodermaler Herkunft. In der Epidermis liegende Melanozyten und Merkel-Zellen entstammen der Neuralleiste, Langerhanszellen sind mesodermaler Herkunft und leiten sich von Blutstammzellen ab. Dermis und Subkutis entstammen dem Mesoderm und im Kopfbereich der ektodermalen Neuralleiste. Haare und Nägel sind ektodermale Produkte, ebenso die Milch-, Schweiß- und Talgdrüsen, die als ektodermale Knospen in die Tiefe wachsen.

4.11.2 Haut und Hautrezeptoren

4.11.2.1 Funktion

Die Haut bietet dem Körper Schutz vor chemisch-toxischen, mechanischen und thermischen Schäden und fungiert als Diffusionsbarriere gegen den ungehinderten Durchtritt von Wasser. Daneben wirkt sie bei der Abwehr von Krankheitserregern und zusammen mit den Schweißdrüsen bei der Thermoregulation mit. Durch Druck-, Schmerz- und Temperaturrezeptoren dient sie der Sinneswahrnehmung. Des Weiteren ist sie ein Energiespeicher. Unter dem Einfluss des Sonnenlichts ist es ihr sogar möglich, Vitamin D zu synthetisieren.

4.11.2.2 Histomorphologie

Die Haut ist das größte Organ des menschlichen Organismus. Sie bietet eine Gesamtoberfläche von ca. **1,7–2 m²** und ist bis zu 5 kg schwer. Man unterscheidet:

- **Felderhaut** bedeckt den größten Teil des Körpers und bildet in der Aufsicht viele polygonale (vieleckige) Felder. Sie besitzt Haare, ekkrine und z. T. auch apokrine Schweißdrüsen sowie Talgdrüsen (▸ Abb. 4.115).
  - **Leistenhaut** findet sich nur auf den Palmar- und Plantarflächen. Sie ist durch genetisch determinierte längs und quer verlaufende Rinnen gekennzeichnet, die bei jedem Individuum verschieden sind (Fingerbeere → Fingerabdruck). In der Leistenhaut sind weder Haare noch Talg- und apokrine Schweißdrüsen zu finden. Ekkrine Schweißdrüsen sowie Meissner-Körperchen sind in hoher Zahl vorhanden. Dafür ist nur in der Leistenhaut ein sogenanntes Stratum lucidum zu finden.

Abgesehen davon besitzt die Haut folgenden allgemeinen Feinaufbau:
- **Kutis:** Sie setzt sich aus der oberflächlich gelegenen epithelialen Epidermis (▸ Abb. 4.116) und der darunter gelegenen bindegewebigen Dermis zusammen. Die Epidermis (Oberhaut) besitzt in der Felderhaut eine Dicke von 50–100 μm, an der plantaren Leistenhaut kann sie sogar bis zu 1 mm dick sein. Sie weist ein epitheliales Grundgerüst auf, das 90 % der Epidermis ausmacht. Dieses besteht aus sog. Keratinozyten, die ein mehr-

Mikroskopische Anatomie

schichtig verhornendes Plattenepithel ausbilden. Die Zellen sind untereinander durch Gap junctions und Desmosomen verbunden. An den Desmosomen inserieren intrazellulär reichlich **Tonofilamente (Zytokeratinfilamente).** Sie produzieren eine Reihe antimikrobieller Wirkstoffe (z. B. β-Defensine), Hormone (z. B. α-MSH) und Zytokine (z. B. TNF-α). Die Epidermis weist folgende Schichtung auf:

- **Stratum basale (Basalzellschicht):** Bei der untersten Schicht der Epidermis handelt es sich um eine Lage kubischer Zellen, die einer Basalmembran aufliegen. Hier finden sich die Melanozyten, die Stammzellen und hier vollzieht sich die mitotische Vermehrung der Keratinozyten.
- **Stratum spinosum (Stachelzellschicht):** Diese eosinophile Schicht besteht aus ca. 3–5 Zelllagen. Aufgrund von Schrumpfungsprozessen der Zellen, aber weiterhin bestehen bleiben der desmosomalen interzellulären Kontakte, erscheinen die Zellen stachelig. Von basal nach apikal werden die Zellen der einzelnen Zelllagen immer flacher.
- **Stratum granulosum (Körnerzellschicht):** Dieser etwa dreischichtige stark basophile Bereich ist gekennzeichnet durch das Vorhandensein von sog. **Keratohyalingranula** und das ultrastrukturelle Vorliegen von **Odland-Körperchen** (Lamellenkörper), in denen polare Lipide gespeichert werden, die durch Exozytose in den Extrazellulärraum abgegeben werden und ihn abdichten. Die Keratinozyten sind hier durch Gap junctions, Desmosomen und Tight Junctions miteinander verbunden. Des Weiteren sind die Zellen noch platter als im Stratum spinosum.
- **Stratum corneum (Hornzellschicht):** Durch Abgabe von Zellkern und Organellen entstehen die hier liegenden toten, stark eosinophilen und besonders flachen **Hornzellen.** Diese Schicht besteht in der Felderhaut aus bis zu 25 und in der Leistenhaut aus bis zu 100 Zelllagen. In Letzterer existiert außerdem noch ein **Stratum lucidum** zwischen Stratum granulosum und Stratum corneum. Hierbei handelt es sich um eine stark eosinophile Übergangsschicht zwischen Keratinozyten und Hornzellen.

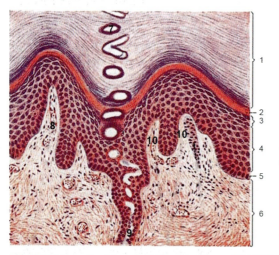 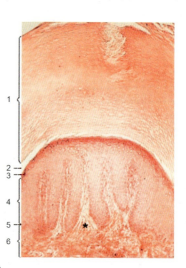

Abb. 4.116 Gegenüberstellung der Epidermis in Skizze und LM Bild [T407].
1 Stratum corneum
2 Stratum lucidum
3 Stratum granulosum
4 Stratum spinosum
5 Stratum basale
* retikuläre Dermis
6 Dermis
7 Ausführungsgang Schweißdrüsen
8 Dermispapille
9 Epidermale Reteleiste
10 Meißner-Tastkörperchen

▶ 4.11 Haut mit Rezeptoren ▶ 4.11.2 Haut und Hautrezeptoren

Vom **Stratum basale** bis zum **Stratum corneum** machen die Zellen eine ca. 4 Wochen dauernde Wanderung und Differenzierung durch, bis sie als Hornzellen abgeschilfert werden. Die Verhornung beginnt im oberen Stratum spinosum/unteren Stratum granulosum. Intrazellulär bilden sich große Proteinkonglomerate, die mit den Tonofilamenten verkleben. Die dabei entstehenden Komplexe erscheinen lichtmikroskopisch als Keratohyalingranula. Durch weitere Aggregation der Proteinkomplexe mit den Tonofilamenten entsteht schließlich das Keratin, das der Epidermisoberfläche Schutz gegen mechanische und chemische (v. a. Säuren) Stressoren verleiht und gemeinsam mit den polaren Lipiden und den Tight Junctions als Diffusionsbarriere wirkt. Neben den Keratinozyten finden sich in der Epidermis weitere Zelltypen:

- **Melanozyten** finden sich innerhalb der Basalzellschicht, direkt oberhalb der Basalmembran und sind über Hemidesmosomen miteinander verbunden. Sie synthetisieren in **Melanosomen** (spezielle Zellorganellen) zwei verschiedene Melanintypen **(Eumelanin und Phäomelanin)**. Beide werden von den Zellen exozytiert und durch eine Art Phagozytose in die Keratinozyten der Epidermis und der Haarfollikel aufgenommen. Da das Melanin UV-Strahlen absorbiert, schützt es die sich teilenden basalen Keratinozyten vor UV-Schäden und wirkt einer malignen Entartung der Zellen entgegen. Durch verzweigte Ausläufer steht ein Melanozyt mit durchschnittlich 30 Keratinozyten im Melaninaustausch und bildet die **epidermale Melanineinheit**. Melanozyten werden durch Hormone wie **ACTH** und **α-MSH** aus dem Hypophysenmittellappen und gemeinsam mit Zytokinen wie **TNF-α** aus benachbarten Keratinozyten zur gesteigerten Melaninsynthese stimuliert (z. B. bei erhöhter Sonnenbestrahlung).
- **Merkel-Zellen** finden sich, durch Desmosomen verbunden, mit den Keratinozyten innerhalb der Basalmembran im Stratum basale (nur in der Leistenhaut). Basal stehen sie mit einem dendritischen Axon in synaptischem Kontakt. Sie dienen der **Mechanorezeption** (v. a. Druck) und enthalten elektronendichte neurosekretorische Granula. Sie werden dem DNES zugerechnet.
- **Langerhanszellen** finden sich im Stratum spinosum der Epidermis und in der äußeren epithelialen Wurzelscheide des Haarfollikels. Es handelt sich um antigenpräsentierende Zellen zwischen Keratinozyten, die von Monozyten abstammen. Ultrastrukturell weisen sie sog. **Birbeck-Granula** auf. Werden sie von Antigenen stimuliert, verlassen sie die Epidermis, wandern in die nächstgelegenen Lymphknoten und stimulieren dort T-Lymphozyten.

Die Basalzellschicht mit der aufliegenden Epidermis ist mit der darunter gelegenen Dermis durch eine Basalmembran (**dermoepidermale Junktionszone**) fest verbunden. Die an Hyaluronsäure und Proteoglykanen reiche **Dermis (Korium, Lederhaut)** besteht aus zwei Bereichen.

- Die oberste ist die **papilläre Dermis (Stratum papillare)**, die aus lockerem Bindegewebe besteht (mit Kollagen-Typ-I- und -III-Fibrillen und elastischen Fasern). Hier finden sich reichlich freie Bindegewebszellen (z. B. Mastzellen [höchste Mastzelldichte] und Plasmazellen) und der Plexus superficialis des Hautblutgefäßsystems sowie erste Lymphkapillaren. Die Epidermis bildet in die Tiefe reichende Zapfen zur papillären Dermis aus (**epidermale Reteleisten**). Dazwischen finden sich die **Dermispapillen**. Beide dienen der Verzahnung. In den Dermispapillen der Leistenhaut finden sich weiter sog. **Meissner-Tastkörperchen**, die sich aus einem zentralen dendritischen Axon und umgebenden Schwann-Zellen sowie einer bindegewebigen Perineuralkapsel zusammensetzen und Berührungsreize vermitteln.

Darunter schließt sich die aus straffem Bindegewebe bestehende **retikuläre Dermis** an (mit vielen Kollagen-Typ-I-Fibrillen und elastischen Fasern). Sie enthält den Plexus profundus des Hautblutgefäßsystems, der sich aus Gefäßen der Subkutis speist und mit dem oberflächlichen Plexus in Kontakt steht. Ebenso enthält sie **Ruffini-Körperchen**, die Druck registrieren und einen ähnlichen Aufbau wie Meissner-Tastkörperchen zeigen.

- Die **Subkutis (Unterhaut)** besteht aus lockerem Bindegewebe, das viele Fettzellen enthält, welche als Energiespeicher, Druckpolster und Wärmeisolator wirken. Sie wird von Strängen aus straffem Bindegewebe (**Retinacula cutis**) durchzogen, die die Dermis mit unter der Subkutis liegenden Faszien oder dem Periost verbinden. Hier finden sich des Weiteren viele Nerven, die mit den o. g. Rezeptoren in Kontakt stehen, Blutgefäße, die die o. g. Plexus speisen und die **Vater-Pacini-Lamellenkörperchen**, die Vibrationen registrieren. Sie gleichen einer quergeschnittenen Zwiebel.

Mikroskopische Anatomie

> **Merke**
>
> Kutis und Subkutis werden gemeinsam als Hautdecke (Integumentum commune) bezeichnet.

> **Klinik**
>
> Eine von den Keratinozyten ausgehende bösartige Erkrankung ist das **Spinaliom** (Spinalzellkarzinom). Von den Melanozyten geht das bösartige **Melanom** (schwarzer Hautkrebs) aus (▶ Abb. 4.117), (▶ Abb. 4.118). Ein anderes Krankheitsbild nach dem bereits in früheren Physika gefragt wurde, ist das der Epidermolysis Bullosa. Dabei handelt es sich um eine autosomal dominant vererbte Hautkrankheit, bei welcher sich nach mechanischen Traumen nichtentzündliche Blasen mit begleitender Hyperkeratose bilden.

4.11.3 Hautdrüsen, Haare und Nägel

4.11.3.1 Histomorphologie und Funktion

In der Haut finden sich zwei verschiedene Drüsentypen, die Schweiß- und Talgdrüsen. Die **Schweißdrüsen (Gll. sudoriferae merocrinae)** sind unverzweigte schlauchförmige Drüsen, die aus einem aufgeknäuelten Endstück und einem geraden, auf der Hautoberfläche mündenden Ausführungsgang bestehen. Es werden zwei Arten von Schweißdrüsen unterschieden. Die **ekkrinen Schweißdrüsen** kommen überall in der Haut vor, am dichtesten an der Stirn sowie an den Plantar- und Palmarflächen. Das Endstück, der sekretorische Teil, befindet sich in der Dermis. Der Ausführungsgang steigt in die Epidermis auf. Er besteht in der Dermis aus zweischichtig kubischem Epithel, das dunkler ist als das der Endstücke, und wird in der Epidermis lediglich von Spalträumen zwischen den Keratinozyten gebildet. Das Epithel des englumigen Endstücks enthält drei Zellarten:

- **Dunkle Zellen (muköse Zellen):** Sie enthalten viele Sekretgranula, ihre Funktion ist unklar.
- Die **hellen Zellen** besitzen Glykogen, das sie hell erscheinen lässt. Sie bilden eine isotone NaCl-Lösung (Primärschweiß). Unterscheidung nur ultrastrukturell möglich.

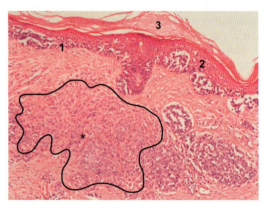

Abb. 4.118 Melanom der Haut mit lymphozytärer Infiltration (HE)
1 Stratum basale
2 Stratum spinosum
3 Stratum corneum
* Melanom.

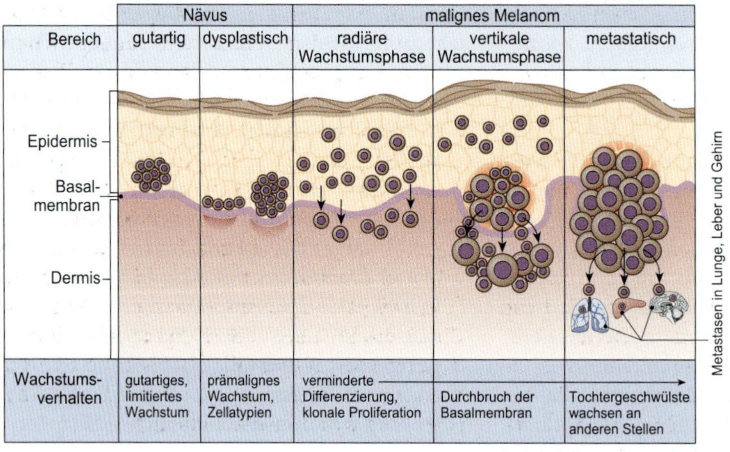

Abb. 4.117 Skizze zur Melanomentstehung [L141, R279].

Unter beiden Zelltypen liegen **Myoepithelzellen.** Im Anfangssegment des Ausführungsgangs findet die Na$^+$-Reabsorption statt, sodass der Endschweiß hypoton ist. Täglich werden durchschnittlich 200 ml Schweiß gebildet, welcher der Thermoregulation dient. Schweiß ist primär geruchlos, erst durch bakterielle Einwirkung kommt ein Geruch zustande. Für die Schweißsekretion ist der Sympathikus (Neurotransmitter ist Acetylcholin) verantwortlich. In den Achseln, der Perimamillar- und der Anogenitalregion befinden sich die **apokrinen Schweißdrüsen (Duftdrüsen),** die ihre Arbeit in der Pubertät aufnehmen. Ihre Ausführungsgänge münden in einen Haartrichter. Sie produzieren in ihren weitlumigen Endstücken ein Sekret, dessen Funktion unklar ist. Die **Talgdrüsen** können wie die apokrinen Schweißdrüsen in einen Haartrichter münden, man findet sie aber auch als freie Talgdrüsen im Lippenrot, an der Brustwarze und am äußeren Genitale. Als **Meibom-Drüsen** kommen sie im Augenlid vor. Das Endstück der Talgdrüsen befindet sich in der Dermis und besteht aus Epithelzellen, die traubenförmige Azini bilden. Die Zellen sind, je näher sie dem kurzen Ausführungsgang kommen, mehr und mehr mit Fetttropfen gefüllt, und ihr Zellkern wird pyknotisch. Nach dem Absterben gelangen die Talgdrüsenzellen in den Ausführungsgang und werden zum Sekret (**holokrine Sekretion**), dem Talg. Dieser dient der Einfettung von Haut und Haaren. Talgdrüsen werden durch **Androgene** zu gesteigerter Sekretion stimuliert.

Die Haare bestehen aus dem **Haarschaft,** der aus der Haut herausragt, der **Haarwurzel,** die unter der Haut liegt und dem unter der Haut gelegenen **Haarfollikel,** der sich aus den bindegewebigen und epithelialen Wurzelscheiden des Haares zusammensetzt. In ihm enden freie Nervenendigungen, Meissner-Tastkörperchen, Merkel- und Vater-Pacini-Lamellenkörperchen.

Der tiefste Bereich der Haarwurzel ist zur **Haarzwiebel** aufgetrieben. Hier liegen wie im Stratum basale der Epidermis die sich teilenden Zellen (**Matrixzellen**) und Melanozyten. Am Übergang von der Wurzel in den Schaft findet sich die **keratogene Zone,** an der sich die kontinuierliche Verhornung vollzieht. Der Schaft gliedert sich in das aus Hornzellen und Lufteinschlüssen zusammengesetzte, innen liegende **Mark** und die aus dicht gepackten pigmentierten Hornzellen aufgebaute **Rinde.** Dieser liegen außen dachziegelartig angeordnete Hornzellen auf. Das Verhältnis aus Lufteinschlüssen und Pigmentierung bestimmt die Haarfarbe. Der **Haarkutikula** folgt außen die **innere epitheliale Wurzelscheide,** die auf Höhe des Talgdrüsenausführungsgangs und damit der eingesenkten Mündung des Haares auf der Hautoberfläche (**Haartrichter**) endet. Darauf folgt die **äußere epitheliale Wurzelscheide,** die zum einen in die Epidermis und zum anderen in den Ausführungsgang der Talgdrüse übergeht. Kurz unterhalb der Talgdrüse befindet sich in ihr der Wulst, der Stammzellen enthält, von denen nach Ausfall des Haares neue Matrixzellen und damit letztlich neue Haare ausgehen. Hier setzt auch der glatte, sympathisch innervierte **M. errector pili** an, der das Haar aufrichtet und die Talgdrüse auspresst. Die äußere epitheliale Wurzelscheide schließt nach außen mit einer Glashaut zur bindegewebigen Wurzelscheide (**Haarbalg**) ab, die an der Haarwurzel in die **Haarpapille** übergeht, deren Fibroblasten die Proliferation der Matrixzellen beeinflussen. Haare wachsen ca. 1 cm/Monat und durchlaufen einen Zyklus aus Wachstum (**Anagen**), Rückbildungsphase (**Katagen**) und Ruhephase (**Telogen**). Man unterscheidet **Vellus- bzw. fetale Lanugohaare,** die unpigmentiert, marklos, kurz und weich sind (überwiegender Teil der Haare), und **Terminalhaare,** die markhaltig, pigmentiert, lang und hart sind (z. B. Kopfhaare, Schamhaare).

Nägel bieten Fingern- und Zehenkuppen Schutz. Außerdem helfen sie bei der Vermittlung des Tastsinns. Sie bestehen aus einer **Nagelplatte,** die sich aus Hornschuppen zusammensetzt und im **Nagelbett** verankert ist. Die Platte beginnt mit einer proximalen **Nagelwurzel.** Das Nagelbett besteht aus bis zum Knochen reichendem Bindegewebe und Epithel (**Hyponychium**), das mit der Platte verschmolzen ist und nur aus Stratum basale und Stratum spinosum besteht. Proximal geht das Epithel in die **Nagelmatrix** über, von der das Nagelwachstum ausgeht (0,5 mm/Woche). Die Matrix scheint als weiße **Lunula** durch den proximalen Teil des Nagels hindurch. Die Platte ist lateral vom **Nagelfalz** und proximal von der **Nageltasche** eingefasst (eingestülpte Epidermisbereiche). Nageltasche, Bindegewebe und äußere Epidermis bilden gemeinsam den **Nagelwall,** der distal im Nagelhäutchen (**Eponychium**) endet, welches den Raum zwischen Platte und Tasche abdichtet.

Mikroskopische Anatomie

> **Klinik**
>
> Bei der **Akne vulgaris** kommt es aufgrund einer gesteigerten Talgproduktion **(Seborrhö)** mit Verlegung des Haartrichters durch Hornzellen zu einer Superinfektion der Talgdrüse durch Bakterien *(Propionibacterium acnes)*.
> Im Rahmen von Chemotherapien bei Neoplasien resultieren häufig Schädigungen der Haarmatrixzellen, Wachstumsstillstand und ein Ausfall großer Teile der Körperbehaarung.

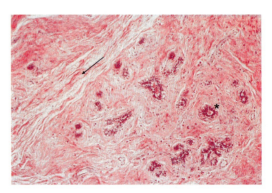

Abb. 4.119 Mamma ruhend (HE) [T407].
→ faserreiches, interlobuläres Bindegewebe
* Terminalduktus.

4.11.4 Brustdrüse

4.11.4.1 Histomorphologie und Funktion

Die Brustdrüse dient der **Laktation** (Milchbildung) und der sexuellen Stimulation. Jede Brustdrüse setzt sich aus 12–20 tubuloalveolären Einzeldrüsen **(Lobi)** zusammen, die einzeln auf der Brustwarze münden und in ein bindegewebiges Stroma eingebettet sind. Ein Lobus setzt sich aus mehreren **Lobuli** zusammen. Diese bestehen aus allen Endstücken (Azini, Alveolen), die in einen **Ductus terminalis** münden (▶ Abb. 4.119). Lobulus und Ductus terminalis bilden die **TDLU (Terminal duct lobular unit)**, die funktionelle Untereinheit der Brust, die eigene Stammzellen für den Zuwachs bei Laktation besitzt. Mehrere Ductus terminalis münden in einen **Ductus lactiferus,** der über einen **Sinus lactiferus** in einen **Ductus excretorius** auf der Brustwarze übergeht. Das Gangsystem und die Azini sind bis kurz vor der Mündung auf die Brustwarze von einem zweischichtigen Epithel bedeckt (innen kubische bis hochprismatische Zellen, nach außen Myoepithelzellen). Man unterscheidet:

- **Nichtlaktierende Brustdrüse:** Einzelne kleine Lobuli sind in lockeres, kollagenes und plasmazell- sowie blutkapillarreiches Bindegewebe eingebettet (Mantelgewebe, intralobuläres Bindegewebe). Außerhalb des Mantelgewebes findet sich viel kollagenes Bindegewebe und Gruppen von Fettzellen. In der altersatrophen Brust dominiert das Fettgewebe.
- **Laktierende Brustdrüse** (▶ Abb. 4.120): Unter dem Einfluss der Östrogene proliferieren die Gänge der Brust und unter Progesteron und Prolaktin die Azini. Das Bindegewebe tritt quantitativ in den Hintergrund, Azini und Gänge dominieren. In der in den Azini gebildeten Milch dominiert Wasser (88%), gefolgt von Lipiden

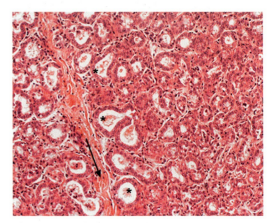

Abb. 4.120 Mamma lactans (HE) [T407].
→ Bindegewebe
* Endstücke.

(4%), Kasein, IgA und Ionen. Die Milchejektion (Reflex durch Saugen des Säuglinges) wird durch Oxytocin aus dem HHL, das auf die Myoepithelzellen wirkt, gefördert. Das Saugen führt auch zu einer Aufrechterhaltung der Laktation. Entfällt das Saugen über einen längeren Zeitraum, kommt es zur **Involution** (Rückbildung) der Drüsenepithelien. Gefüllte und gestaute Azini reißen ein und werden durch Makrophagen abgeräumt, während der Rest der überflüssigen Azini durch Apoptose untergeht.

> **Klinik**
>
> Von der TDLU geht das **Mammakarzinom** aus, ein bösartiger Tumor, der bei 10–15% aller Frauen in den Industrienationen auftritt.

4.12 Endokrine Organe
Andreas Kreft

> **IMPP-Hits**
>
> Von 8/2007 bis 11/2012 wurden zu diesem funktionell recht wichtigem Kapitel nur 4 Fragen gestellt, davon 2 zur Schilddrüse und Thyreoglobulinstoffwechsel.

4.12.1 Einleitung

Die Zellen in **endokrinen Drüsen** produzieren spezielle Moleküle, die **Hormone,** die an das Blut abgegeben werden und in entfernten Organen eine meist stimulierende, seltener hemmende Wirkung haben. Damit die Hormone besser in die Blutzirkulation gelangen werden die endokrinen Drüsen von einem dichten Netz aus fenstrierten Kapillaren durchzogen. Das unterscheidet sie von den **parakrinen Zellen,** die ihre Hormone in das Interstitium abgeben und damit über kurze Distanz auf benachbarte Zellen wirken (parakrine Sekretion). Die **juxtakrinen Zellen** geben die Hormone direkt in kleine, zu dem Erfolgsorgan führende, Gefäßverbindungen ab (juxtakrine Sekretion, z. B. Gastrin, das in der Pylorusregion produziert und von dort dem Magenfundusbreich zugeführt wird).

Die Hormone gehören unterschiedlichen chemischen Stoffgruppen an:

Proteo- und Peptidhormone sind fettunlösliche Hormone, die aus einer Eiweißstruktur, also aus verbundenen Aminosäuren bestehen. Ihre Vorläufermoleküle, die Prohormone, werden im rauen Endoplasmatischen Retikulum produziert, im Golgi-Apparat in Sekretgranula verpackt und durch Exozytose freigesetzt. Die Prohormone werden intra- oder extrazellulär in die Wirkstoffform, die eigentlichen Hormone, umgewandelt. An der Zielzelle angekommen binden sie an Membranrezeptoren und setzen einen molekularen Signalweg im Zytoplasma in Gang (Signalkaskade). Oft wird auch durch die Hormon-Rezeptor-Bindung ein zweites Molekül (ein sog. second Messanger) im Zytoplasma freigesetzt. Dabei können verschiedene Hormone die Freisetzung desselben second Messanger-Moleküls (z. B. zyklisches Guanosinmonophosphat oder Kalzium-Ionen) stimulieren. Letztlich werden durch diese Signaltransdutionswege intrazelluläre Vorgänge und die Genaktivierung gesteuert. Proteo- und Peptidhormone werden in den Zielorganen durch Proteasen abgebaut. Aminosäurederivate (sog. biogene Amine) sind enzymatisch umgebaute Aminosäuren. Auch sie sind fettunlöslich und werden in Speichergranula verpackt, durch Exozytose freigesetzt und agieren analog den Proteo- und Peptidhormonen.

Zur Ausnahme der Schilddrüsenhormone s. u.

Steroidhormone sind fettlösliche Hormone auf der Basis des Cholesterins. Sie werden im glatten Endoplasmatischen Retikulum gebildet. Die Hormone dieser Gruppe werden nicht gespeichert, sondern diffundieren – als fettlösliche Stoffe durch die Zellmembran – nach ihrer Synthese sofort ins Blut. Von dort aus diffundieren sie in die Zielzelle, wo sie sich an zytoplasmatische Rezeptormoleküle, die dann in den Kern wandern, oder direkt an nukleäre Rezeptormoleküle binden. Die Hormon-Rezeptorkomplexe binden an regulatorische DNA-Sequenzen, was entweder zu einer Hemmung oder zu einer Förderung der Transkription führt und dadurch die Zellfunktionen steuert. Der Abbau der Steroidhormone erfolgt in der Leber über chemischen Umbau und Konjugation mit Glukuronsäure.

Generell wird die Hormonfreisetzung durch meist positive, seltener negative Rückkopplungsmechanismen gesteuert. Bei einigen Hormonen geschieht dies direkt durch die hormonproduzierende Zelle, wie bei den β-Zellen des Pankreas, die je nach Blutzuckerspiegel mehr oder weniger Insulin abgeben, um den Blutzuckerspiegel konstant zu halten. Bei anderen Hormonen, wie z. B. von Nebennieren, Gonaden und Schilddrüse, erfolgt die Regelung der Hormonfreisetzung durch eine übergeordnete Drüse, die Adenohypophyse, die glandotrope Hormone ausschüttet.

Als Regel kann gelten, dass auch bei unterschiedlichen Sekretionsprodukten eines endokrinen Organs *eine Zelle immer nur ein bestimmtes Hormon produziert.* Im Gegensatz zu exokrinen Drüsen, die ihr Sekret an die Hautoberfläche oder an Hohlräume im Innern des Körpers abgeben, verfügen endokrine Drüsen über keine Ausführungsgänge. (Das Inselorgan wird zusammen mit dem exokrinen Pankreas in ▶ Kapitel 4.6.3 beschrieben.)

4.12.2 Hypophyse

Die Hypophyse, ein etwa 0,6 g schweres und 1 cm großes Organ, liegt in der Fossa hypophysialis die

Mikroskopische Anatomie

von der Sella turcica gebildet wird. Die von der Hypophyse sezernierten Hormone nehmen Einfluss auf die Funktion anderer Drüsen und das Wachstum. Die Hypophyse ist über den Hypophysenstiel mit dem Hypothalamus verbunden, der eine Steuerfunktion für die Hypophyse hat (▶ Abb. 4.121).

4.12.2.1 Hypothalamus/Hypophysenhinterlappen-System

Im Hypothalamus werden zum einen Effektorhormone (antidiuretisches Hormon [ADH] = Vasopressin, und Oxytocin) gebildet, die über die Neurohypophyse an Blut abegegeben werden. Zum anderen werden im Hypothalamus Steuerhormone (releasing [freisetzende] und inhibiting [hemmende] Hormone) synthetisiert, die in der Adenohypophyse zur Freisetzung von weiteren Hormonen führen. Dazu werden sie in den Axonen der Hypothalamuskerne zum Infundibulum transportiert und an der Eminentia mediana in fenestrierte Kapillarschlingen abgegeben. Die Kapillaren münden in ein Pfortadersystem, das zur Adenohypophyse zieht. Dort spaltet es sich wieder in ein Kapillargebiet auf, das die Hormone an die Zellen der Adenohypophyse bringt.

Als releasing Hormone werden in der Adenohypophyse gebildet:
- Thyreotropin-releasing-Hormon (TRH), zur Freisetzung von Thyreotropin = thyroidea stimulating homone (TSH) und wahrscheinlich auch von Prolaktin
- Kortikotropin-releasing-Hormon (CRH), zur Freisetung von adenokortikotropem Hormon (ACTH)
- Gonadotropin-realeasing-Hormon (GnRH), zur Freisetzung von follikelstimulierendem Hormon (FSH) und von luteinisierendem Hormon (LH)
- Somatotropin-releasing-Hormon = Growth-Hormon releasing Hormon (GHRH), zur Freisetung von Somatostatin (STH)

Als inhibiting Hormone werden gebildet:
- Somatotropin-release-inhibiting-Hormon (GH-ICH) = Somatostation, zur Reduktion von Somatotropin = somatotrophes Hormon (STH)
- Prolaktin-realealse-inhibiting Hormon (PIH) = Dopamin, zur Reduktion von Prolaktin

4.12.2.2 Neurohypophyse

Der hintere Teil der Hypophyse, die Neurohypophyse (▶ Abb. 4.122), wird aus **unmyelinisierten Axonen** von Nervenzellen gebildet, deren Perineurien im Hypothalamus liegen, die über das Infundibulum mit dem Hypothalamus verbunden sind. In den Axonen werden die im Hypothalamus gebildeten Neurohormone (Antidiuretisches Hormon ADH [wirkt an den Sammelrohren der Niere antidiuretisch durch Förderung der Wasserrückresorption] und Oxytocin [vermindert Blutdruck und Kortisonspiegel, wirkt wehenauslösend durch Stimulation der Gebährmuttermuskelkontraktion]) in **neurosekretorischen Körperchen** transportiert und über Kapillaren mit gefensterten Endothelien an das Blut abgegeben. Gelegentlich kann man angestautes Neurohormon in Form von sog. Herring-

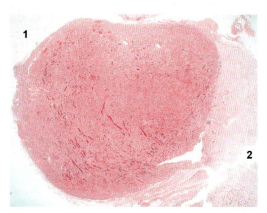

Abb. 4.121 Hypophyse mit der dunkleren, weit zellreicheren Adenohypophyse **(1)** und der Neurohypophyse **(2)** mit hohem Anteil an Nervenfasern. (HE).

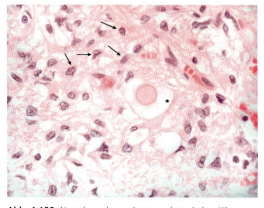

Abb. 4.122 Neurohypophyse mit neurosekretorischen Körperchen (Herring-Körper) (Stern) und die unmyelinisierenden Neuronen stützenden Gliazellen, die Pituizyten. (exemplarisch →). (HE).

▶ 4.12 Endokrine Organe   ▶ 4.12.2 Hypophyse

Körpern sehen. Zwischen den Axonen liegen stark verzweigte Gliazellen, die **Pituizyten.**

> **Klinik**
>
> Eine ungenügende Synthese oder mangelnde Freisetzung von ADH führt über ein Fehlen von dessen antidiuretischer Wirkung zum zentralbedingten Diabetes insipidus. Die Patienten trinken enorme Mengen an Flüssigkeit und scheiden einen wenig konzentrierten Urin aus. Beim seltenen renalen Diabetes insipidus liegt eine ADH-Resistenz der Nieren vor, was meist entweder durch einen fehlenden Aquaporinkanal oder durch entzündliche oder medikamentöse Schädigung der Nierentubuli verursacht ist.

4.12.2.3 Adenohypophyse

Ventral an die Neurohypophyse schließt sich die Adenohypophyse an. Sie wird in drei Teile gegliedert, die sich morphologisch jedoch kaum unterscheiden lassen.

Die **Pars distalis** ist der ventral gelegene Hauptteil, der etwa ¾ des Organs ausmacht. Der **Pars intermedia** (Mittel- oder Zwischenlappen) liegt im Grenzgebiet zur Neurohypophyse und im **Pars tuberalis** (Trichterlappen am Hypophysenstiel) finden sich trichterartig angeordnet wenige Schichten basophiler Zellen.

In der Adenohypophyse (▶ Abb. 4.123) kann man histologisch zwei Zelltypen, eine davon mit zwei Untertypen, unterscheiden.

Zum einen die **chromophilen Zellen,** die die zwei Untertypen ausbilden. Davon bilden die größte Gruppe die **azidophilen Zellen,** deren Zytoplasma Granula enthalten, die sich gut mit sauren Farbstoffen (wie z. B. Eosin) anfärben lassen. Sie produzieren als laktotrope Zellen das Hormon Prolaktin (regt Milchproduktion an, unterdrückt den Eisprung) und als somatotrophe Zellen das somatotrophe Hormon (STH, fördert das Wachstum der langen Knochen [durch Stimulation der Bildung von insulinähnlichem Wachstumsfaktor] und die Bildung von Muskelmasse, eine Überproduktion führt zu Akromegalie [siehe unten], ein Mangel zu Minderwuchs). Die kleinere Gruppe, die **basophilen Zellen,** färben sich in der HE-Färbung eher bläulich. Sie produzieren als gonadotrope Zellen das follikelstimulierende Hormon (FSH, fördert die Follikelentwicklung und Östrogense-

kretion bei der Frau und die Spermiogenese beim Mann) und das luteinisierende Hormon (LH, stimuliert die Follikelreifung und Progesteronsekretion bei der Frau und die Androgensekretion beim Mann), als kortikotrope Zellen adenokortikotropes Hormon (ACTH), als thyreoptrope Zellen Thyroidea stimulierendes Hormon (TSH) und als MSH-bildende Zellen α-MSH, das die Melanozyten stimuliert.

Die **chromophoben Zellen** (γ-Zellen) enthalten kaum Granula und haben keine endokrine Aktivität. Sie werden als degranulierte azidophile oder basophile Zellen angesehen. Folliküläre Sternzellen sind nichtsekretorische Zellen im Hypophysenvorderlappen. Sie enthalten Lipid und Glykogengranula, aber keine sekretorischen Granula. Die Sternzellen schaffen ein günstiges Mikromilieu für die sekretorischen Zellen und gelten als Stammzellen für die Zellregeneration (▶ Abb. 4.124).

> **Merke**
>
> Die Hypophyse besteht aus Neurohypophyse und Adenohypophyse.
> Die Adenohypophyse produziert mit im Wesentlichen 2 Zelltypen STH, Prolaktin, FSH, LH, TSH, ACTH und α-MSH.
> Die Neurohypophyse sezerniert im Hypthalamus gebildetes ADH und Oyxtocin.

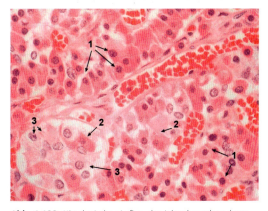

Abb. 4.123 Histologischer Aufbau der Adenohypophyse (pars distalis)
1 Azidophile Zellen
2 Basophile Zellen
3 Chromophobe Zellen. (HE).

Mikroskopische Anatomie

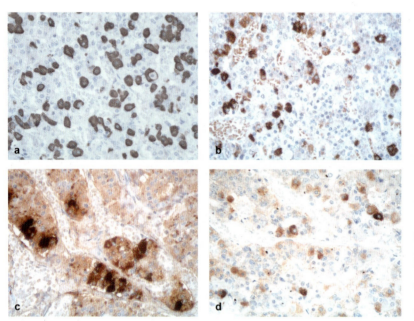

Abb. 4.124 Verteilung der endokrinen Zellen in der Adenohypophyse
a) STH-produzierende Zellen
b) FSH-produzierende Zellen
c) ACTH produzierende Zellen
d) TSH produzierende Zellen. Man sieht, dass die Zellen einer Sorte einzeln oder in kleinen Gruppen zwischen den anderen liegen. (Immunhistochemie).

Klinik

Im Rahmen einer autonomen, nicht oder nicht wirksam kontrollierten, neoplastischen Zellproliferation kann es zu einem Tumor der neuroendokrinen Zellen kommen. Dieser meist gutartige Tumor (Adenom) zeigt dann nicht mehr das histologische Bild einer gemischten endokrinen Zellpopulation sondern die weitgehende Dominanz eines Zelltyps. Ist der Tumor endokrin aktiv, kommt es zu einer vermehrten Produktion und Abgabe des jeweiligen Hormons in das Blut, woraus eine vermehrte Stimulation der peripheren Organe resultiert (▶ Abb. 4.125).

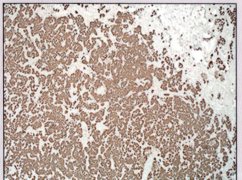

Abb. 4.125 Hypophysenadenom aus STH-produzierenden Zellen. In der immunhistochemischen Färbung sind fast nur STH-produzierende Zellen zu erkennen. Der Patient litt an einer Akromegalie mit übermäßigem Wachstum an den noch nicht verknöcherten Bereichen der Akren (Gesicht, bes. Nase und Kinn, Finger) und Weichteilen. (Immunhistochemie).

4.12.3 Epiphyse

Die Epiphyse (auch Zirbeldrüse oder Corpus pinealis) ist weniger als 1 cm groß und liegt am dorsalen Ende des 3. Ventrikels. Sie besteht aus großen blassen **Pinealozyten** mit hellem Kern und längeren Fortsätzen, die bis in den Bereich von fenestrierten oder geschlossenen Kapillaren reichen. Sie sind umgeben von **Gliazellen** (interstitielle Zellen). Mit zunehmendem Alter können diese ausgedehnt **verkalken** (Hirnsand, Acervulus), was auf Röntgenaufnahmen gut zu sehen ist und die Lage der Epiphyse auf der Mittellinie des Gehirns markiert. Die Epiphyse produziert besonders bei Dunkelheit Melatonin und gilt als Taktgeber für den Biorhythmus. Die Bildung von Melatonin wird durch Licht gehemmt, bei Dunkelheit steigt Produktion und Sekretion von Melatonin an. Ein zu niedriger Melatoninspiegel kann mit Schlafstörungen einhergehen. Auch bei der sogenannten Winterdepression ist der Melatoninspiegel erniedrigt. Melatoninpräparate werden bei Insomnie angewendet. In den USA sind sie beliebte Nahrungsergänzungsstoffe.

4.12.4 Schilddrüse

Die Schilddrüse liegt vor dem Schildknorpel des Larynx. Die beiden Seitenlappen sind durch einen Isthmus verbunden. Nach kaudal schließt sich gelegentlich noch ein Pyramidenlappen an.

▶ 4.12 Endokrine Organe ▶ 4.12.4 Schilddrüse

Die Schilddrüse produziert ihr Hormon unter dem Einfluss von TSH aus der Adenohypophyse. Basolateral besitzen die Epithelien der Schilddrüsenfollikel Rezeptoren für TSH, das die Funktion der Zellen stimuliert. Die Hormonproduktion erfolgt in mehreren Schritten:

Zunächst wird Thyreoglobulin produziert, wie bei glykoproteinexportierenden Zellen üblich im rauen Endoplasmatischen Retikulum. Die anschließende Glykogenisierung findet im Golgi-Apparat statt. Thyreoglobulin selbst hat keine hormonelle Aktivität. Es wird als Speicherform in Vesikeln zur apikalen Zelloberfläche und in das Follikelzentrum abgegeben.

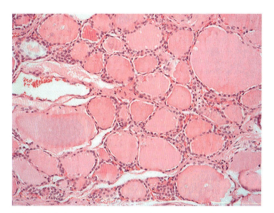

Abb. 4.126 Schilddrüsenfollikel mit Kolloid und Epithelauskleidung. (HE).

Die Jodierung des Thyreoglobulins erfolgt dann durch membranständige Jod-Peroxidasen auf der Außenseite der Follikelepithelien.

Bei Bedarf wird jodiertes Thyreoglobulin durch Endozytose oder Pinozytose wieder in die Follikelepithelien aufgenommen.

In den Lysosomen der Schilddrüsenepithelien wird von dem Thyreoglobulin das Thyroxin abgespaltten (T_4, mit 4 Jodatomen) und Trijodthyronin (T_3, mit – wie der Name schon sagt – drei Jodatomen, die aktivere Wirkform des Hormons).

Das dabei frei werdende T_3 und T_4 gelangt in das Zytoplasma und diffundiert aus der Schilddrüsenzelle in die Blutbahn, wo es meist an Transportproteine gebunden wird. Am Ziel angekommen diffundiert das Hormon in die Zelle und bindet an intrazelluläre Rezeptoren. Thyroxin ist wichtig für den Energiestoffwechsel der Zellen und unterstützt die Wirkung anderer Hormone wie Insulin und Glukagon. Obwohl das Hormon aus einer Aminosäure besteht ist der Wirkmechanismus analog der Steroidhormone.

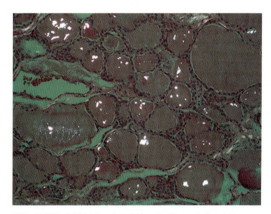

Abb. 4.127 Schilddrüsenkolloid hat die Eigenschaft polarisationsoptisch doppelbrechend zu sein. (HE, gleiches Präparat wie ▶ Abb. 4.126).

Die Schilddrüse umgibt eine dünne bindegewebige Kapsel. Sie ist aus Follikeln aufgebaut, die zentral Thyreoglobulin enthalten und am Rand eine einschichtige Epithelschicht aufweisen. Hier sitzen die Follikelepithelzellen. Sie weisen runde, chromatinreiche Kerne und ein relativ homogen erscheinendes Zytoplasma auf, das basolateral etwas basophiler (blauer in der HE-Färbung) imponiert. Große Follikel mit reichlich gespeichertem Kolloid weisen meist flache Folikelepithelien auf. Wird das Thyreoglobulin produziert oder resorbiert werden die Epithelen höher, kubisch bis hochprismatisch, und bilden bei Resorption häufig apikal Lakunen aus.

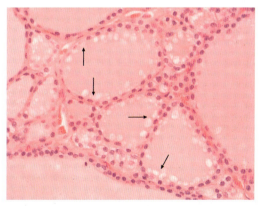

Abb. 4.128 Detail Schilddrüse mit Follikelepithelien, teils flach, teils kubisch mit periapikalen Resorptionslakunen (→). (HE).

Mikroskopische Anatomie

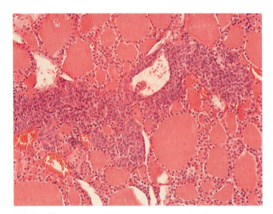

Abb. 4.129 Gelegentlich findet man in der Schilddrüse sogenannte solide Epithelnester aus kleinen ovaloiden bis polygonalen Zellen, die Reste des Ultimobranchialkörpers darstellen. (HE).

Die Follikel (▶ Abb. 4.126) enthalten je nach Funktionszustand des Organs mehr oder weniger Kolloid (▶ Abb. 4.127), darin enthalten ist Thyreoglobulin eine Hormonvorstufe und ein Speicher, der bei Bedarf mobilisiert wird. Je nach Funktionszustand können die Follikelepithelien flach (inaktiv) oder prismatisch (aktiv) imponieren (▶ Abb. 4.128). Gelegentlich kann man Resorptionslakunen apikal der Epithelien erkennen (▶ Abb. 4.129).

Klinik

Perioden der Hyperplasie und der Involution bei Jodmangel resultieren mit der Zeit in einem unregelmäßigen Aufbau der Schilddrüse mit insgesamt Vergrößerung der Follikel und des Organs als Struma und in späteren Stadien mit Vernarbung (▶ Abb. 4.130).

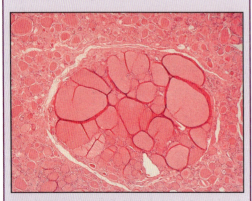

Abb. 4.130 Strumaknoten mit erweiterten Follikeln, noch ohne wesentliche Fibrose. (HE).

Klinik

Die Schilddrüsenszintigraphie ist eine nuklearmedizinische Methode zur funktionsmorphologischen Untersuchung der Schilddrüse. Dazu werden Radionuklide, die in ihren chemischen Eigenschaften Jod ähneln (meist Natrium-99 m-Technetium-Pertechnat) über eine Vene injiziert. Diese reichern sich je nach Funktionszustand des Gewebes in der Schilddrüse an. Areale mit vermehrter Aktivität (z. B. gutartige Tumoren der Schilddrüse, die Adenome, deren autonome Funktion zu einer Hyperthyreose, einer Überproduktion von Schilddrüsenhormon, führen kann) reichern vermehrt Radionuklid an und erscheinen als Bereiche erhöhter Aktivität, als sog. warme oder heiße Knoten im Szintigramm. Umgekehrt erscheinen Areale verminderter Aktivität als sog. kalte Knoten. Diese können durch Narbenbildung, große Follikelzysten aber auch durch maligne Tumoren bedingt sein. (▶ Abb. 4.131).

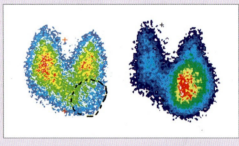

Abb. 4.131 Schilddrüsenszintigramme: rechts mit heißem Knoten, kompensatorisch verminderte Aktivität in der übrigen Schilddrüse, links kalter Knoten mit verminderter Radionukleidanreicherung. (Bilder mit freundlicher Genehmigung von Herrn Dr. Diefenbach, Mainz) [M599].

4.12.4.1 C-Zellen

Basal zwischen den Follikelepithelien liegen meist vereinzelt und unscheinbar die **parafollikulären Zellen,** nach dem von ihnen produzierten Hormon Kalzitonin auch C-Zellen genannt (Calcitonin = alte Schreibweise für Kalzitonin). Kalzitonin ist der physiologische Antagonist zu dem von den Nebenschilddrüsen produzierten Parathormon und fördert den Einbau von Kalzium in die Knochen.

Die C-Zellen erreichen selten das Lumen und verbleiben unter physiologischen Bedingungen in den Follikeln (▶ Abb. 4.132).

▶ 4.12 Endokrine Organe ▶ 4.12.5 Nebenschilddrüsen

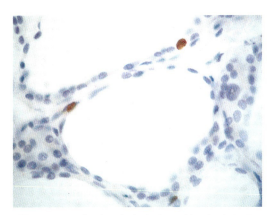

Abb. 4.132 C-Zellen, hier durch eine immunhistochemische Reaktion für Kalzitonin hervorgehoben, liegen einzeln, meist basal, im Verband von Follikelepithelien. Unter physiologischen Bedingungen sind sie in Übersichtsfärbungen wie HE praktisch nicht zu erkennen. (Immunhistochemie Kalzitonin).

> **Merke**
>
> Die Schilddrüse ist aus Schilddrüsenfollikeln aufgebaut, die eine Speicherform des Schilddrüsenhormons enthalten und von Follikelepithelien ausgekleidet werden. Der zweite endokrine Zelltyp der Schilddrüse, die C-Zellen, ist normalerweise kaum zu sehen und produziert Kalzitonin.

> **Cave**
>
> Gelegentlich kann es zu Verwechslungen zwischen der Schilddrüse und Mamma lactans kommen. Der entscheidende Unterschied liegt in der Läppchengliederung und dem Follikelaufbau begründet. Bei der Mamma findet man in der Umgebung das typische Stroma und die Ausführungsgänge, die bei der Schilddrüse fehlen.

4.12.5 Nebenschilddrüsen

In der Regel hat der Mensch 4 Nebenschilddrüsen (Epithelkörperchen) von jeweils Erbsengröße auf der Rückseite der Schilddrüse. Sie produzieren das Parathormon, das den Blutkalziumspiegel anhebt (▶ Abb. 4.133, ▶ Abb. 4.134).
Histologisch zeigt das dünn bekapselte Organ Verbände von **Epithelzellen und dazwischen Fettgewebe** (▶ Abb. 4.135), das besonders nach der Pubertät auftritt. Die meisten epithelilalen Zellen sind Hauptzellen. Man unterscheidet helle, relativ glykogenreiche Hauptzellen mit weniger Aktivität von dunklen, organellenreichen Hauptzellen mit sekre-

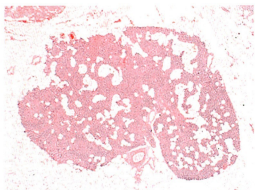

Abb. 4.133 Nebenschilddrüse: Übersicht mit endokrinen Zellverbänden und eingelagertem Fettgewebe. (HE).

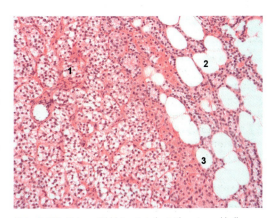

Abb. 4.134 Nebenschilddrüse Detail mit überwiegend hellen (1), teils dunklen (2) Hauptzellen und Verband aus oxyphilen Zellen (3). (HE).

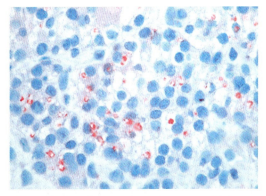

Abb. 4.135 Unter physiologischen Bedingungen sind beim Erwachsenen etwa 80 % der Nebenschilddrüsenzellen inaktiv. In dieser Phase zeigen sie Fetteinlagerungen, die sie bei Aktivierung wieder verlieren. (Öl-Rot Färbung).

Mikroskopische Anatomie

torischer Aktivität. Weniger zahlreich sind oxyphile Zellen, die reich an Mitochondrien sind und sich deshalb in der HE-Färbung rötlich anfärben.

> **Merke**
>
> Die Nebenschilddrüsen haben zwischen den endokrinen Zellen meist Fettzellen eingelagert. Die Drüsen produzieren Parathormon.

4.12.6 Nebennieren und Paraganglien

4.12.6.1 Einleitung

Die paarig angelegten Nebennieren liegen im Retroperitoneum jeweils der rechten und der linken Niere auf, sind flach, bis 6 cm groß und wiegen jeweils um die 8 g. Sie sind durch jeweils drei zuführende Arterien (die Arteria suprarenalis superior, die aus der A. phrenica inferior entspringt, die A. suprarenalis media aus der Aorta und die A. suprarenalis inferior aus der A. renalis) stark durchblutet. Der Blutabfluß erfolgt über eine Zentralvene aus dem Hilus (von der rechten Nebenniere gelangt das Blut dann über die Vena suprarenalis dextra in die Vena cava inferior, von der linken Nebenniere über die V. suprarenalis sinistra in die V. renalis und dann in die V. cava inferior).

Die dünn überkapselte Nebenniere gliedert sich histologisch und funktionell in Rinde und Mark (▶ Abb. 4.136).

4.12.6.2 Nebennierenrinde

Die Nebennierenrinde besteht aus 3 Zonen. Die äußere subkapsulär gelegene **Zona glomerolosa**, so genannt wegen der knäuelartigen, an Glomerula der Niere erinnernden Anordnung der überwiegend azidophilen Zellen. Unmittelbar unter der Rinde sind die azidophilen Zellen relativ klein. Hier liegen auch die Stammzellen der Nebennierenrinde. Die azidophilen Zellen in tieferen Schichten sind größer, aber noch kleiner als die Zellen in der anschließenden Zona fasciculata. In der Zona glomerolosa werden unter dem Einfluss von Angiotensin II, erhöhter Kaliumkonzentration und ACTH Mineralkortikoide produziert. Das wichtigste Mineralokortikoid ist Aldosteron, das auf die Niere wirkt (noch eine Beziehung zur Niere). Es stimuliert die Natrium-Reabsorbtion in den Tubuli.

In der breiten **Zona fasciculata** sind die Zellen etwas größer und durch die Einlagerung von Lipid-

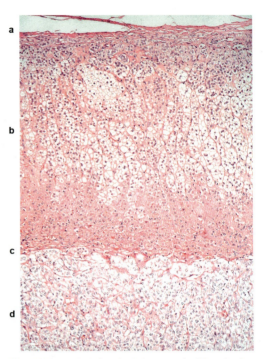

Abb. 4.136 Zonaler Aufbau der Nebenniere: a) subkapsulär die Zona glomerulosa, darunter b) die Zona fasciculata, gefolgt von c) der Zona reticularis als unterster Schicht der Rinde. Darunter d) das Nebennierenmark. (HE).

tropfen optisch heller. Sie sind in Strängen (Faszikeln) senkrecht zur Kapsel angeordnet. Hier wird das Glukokortikoid Kortisol (= Hydrocortison) unter dem Einfluss von ACTH gebildet. Kortisol regelt die Blutzuckerspiegel sowie Protein- und Fettstoffwechsel und ist auch bei der Stressreaktion wichtig.

Unter der Zona fasciculata, an der Grenze zum Mark liegt die **Zona reticularis.** Die netzartig (deswegen reticularis) angeordneten Zellen sind kleiner und azidophiler als die übrigen Zellen in der Nebenniere. Hier werden Androgene gebildet.

4.12.6.3 Nebennierenmark

Das Nebennierenmark liegt zentral unter der Rinde in der Nebenniere. Seine Zellen, die chromaffinen oder phäochromen Zellen, sind relativ groß, von der Form her unregelmäßig und haben ein helles Zytoplasma sowie runde Kerne (▶ Abb. 4.137). Hauptsächlich bilden sie die Katecholamine Adrenalin (= Epinephrin, zu etwa 85 %) und Noradrenalin (zu etwa 15 %). Adrenalin bewirkt als Stresshormon eine Steigerung der Herzfrequenz, eine

▶ 4.12 Endokrine Organe   ▶ 4.12.6 Nebennieren und Paraganglien

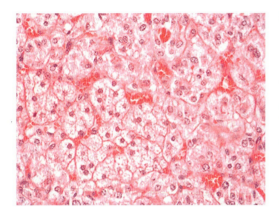

Abb. 4.137 Nebennierenmark mit den relativ großen polygonalen chromaffinen Zellen mit lockerem Zytoplasma, in typischer ballenartiger Anordnung der Zellen (Zellballen) und reichlich Blutgefäßen. (HE).

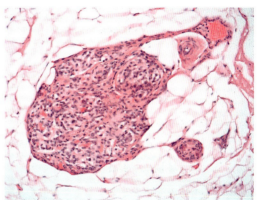

Abb. 4.139 Paragangliom im Bereich eines kleinen Gefäßes (von cervikal). (HE).

4.12.6.4 Paraganglien

Das Nebennierenmark ist das größte Paraganglion (▶ Abb. 4.139) des menschlichen Körpers. Paraganglien sind Formationen von Nervenzellen, die keine Axone ausbilden und endokrine Funktionen ausüben. Man findet außerhalb des Nebenierenmarks in Assoziation mit dem autonomen Nervensystem noch weitere, bis zu 3 mm große, Paraganglien. Diese liegen als branchiometrische und intravagale Paraganglien im Hals-Kopf-Bereich den großen Arterien und Nerven an. Hierzu gehört auch der Glomus caroticus. In der aortosympathischen Kette sind sie entlang der Aorta abdominalis verteilt.

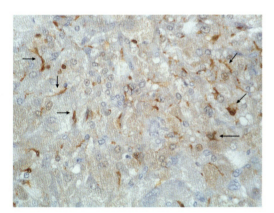

Abb. 4.138 Nebennierenmark mit Darstellung der Sustentakular-Zellen (→), die mit ihren langen Fortsätzen die endokrinen Zellen stützen. (Immunhistochemie S-100 Protein).

> **Merke**
>
> Die Nebenniere umfasst eigentlich zwei Organe: Die Nebennierenrinde, die wiederum in drei Zonen gegliedert ist und Aldosteron, Kortisol und Androgene produziert sowie das Nebennierenmark, das ein Paraganglion ist und Adrenalin sowie Noradrenalin produziert.

Erhöhung des Blutdrucks und eine Erweiterung der Bronchien, ferner fördert es den Fettabbau und die Bereitstellung von Glukose. Noradrenalin wirkt vorwiegend an den Arteriolen und führt über eine Engstellung dieser Gefäße zu einer Blutdruckerhöhung.

Umgeben und gestützt werden die chromaffinen Zellen von den Sustentakular-Zellen (▶ Abb. 4.138). Gelegentlich kommt auch eine neurinale Differenzierung mit Ausbildung von Ganglienzellen vor.

> **Klinik**
>
> Phäochromozytome sind Tumoren des Nebennierenmarks, seltener anderer Paraganglien, die Katecholamine sezernieren. Dies führt vor allem zu einem pathologisch erhöhten Blutdruck (▶ Abb. 4.140).

Mikroskopische Anatomie

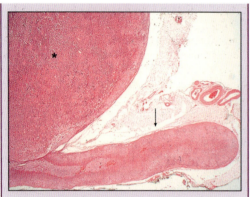

Abb. 4.140 Nebenniere, rechts unten noch erhalten mit erkennbarer zonaler Gliederung (→). Darauf ein aus dem Nebennierenmark entstandenes, knotiges Phäochromozytom (Stern). (HE).

4.13 Peripheres und zentrales Nervensystem
Henrik Holtmann

> **IMPP-Hits**
> Die verschiedenen Schichten und Zelltypen des Kleinhirns werden gern gefragt.

4.13.1 Zentrales Nervensystem (ZNS)

4.13.1.1 Grundbegriffe

Graue und weiße Substanz Allgemein unterscheidet man in der makroskopischen Anatomie im ZNS zwischen **grauer** und **weißer Substanz.** Die graue Farbe ist histologisch begründet durch eine hohe Dichte an Nervenzellperikarya und glialen Zellkernen, während myelinisierte Nervenfasern in den Hintergrund treten. Umgekehrt dominieren in der weißen Substanz myelinisierte Nervenfasern, während Perikarya nur in geringer Zahl vorkommen.

Tab. 4.8 Übersicht Histologie und Funktion endokriner Organe

	Kapsel	Besonderheiten	Sekretionsptrodukte
Hypophyse	+	Epithelialer Anteil (Adenohypophyse) und neurinaler Anteil (Neurohypophyse)	Adenohypophyse: STH, Prolaktin, FSH, LH, TSH, ACTH, alpha MSH Neurohypophyse: ADH und Oxytocin
Epiphyse	(+)	Häufig Verkalkung	Melatonin
Schilddrüse	+	Kolloidfollikel	Follikelepithelien: Thyroxin, Trijodthyronin C-Zellen: Kalzitonin
Nebenschilddrüse	+	Fettgewebe eingelagert. Kleines Organ	Parathormon
Nebenniere	+	Zonale Gliederung in Rinde und Mark sowie Dreigliederung der Rinde	Zona glomerulosa: Aldosteron Zona fasciculata: Kortisol Zona reticularis: Androgene Mark: Adrenalin, Noradrenalin
Inselorgan des Pankreas	-	Umgebend Pankreasgewebe	α-Zellen: Glukagon β-Zellen: Insulin δ- oder DD-Zellen: Somatostatin F- oder PP-Zellen Pankreatisches Polypeptid

Verteilung der grauen Substanz im ZNS Die graue Substanz des Gehirns liegt zum einen als Rinde (**Cortex**) an der Oberfläche und zum anderen umgeben von weißer Substanz als Kerngebiete (**Nuklei**) im Zentrum des Gehirns. Die unterhalb der grauen Substanz liegende weiße Substanz wird auch **Marklager** genannt. Im Rückenmark liegt die graue Substanz hingegen im Zentrum, umgeben von weißer Substanz. Auf horizontalen Schnitten durch das Rückenmark hat die graue Substanz die **Form eines Schmetterlings** (▶ Abb. 4.146).

Verteilung der weißen Substanz im ZNS Der mit Axonen, Dendriten und Gliazellfortsätzen angefüllte Raum zwischen den Nervenzellperikarya der grauen Substanz im gesamten ZNS wird als **Neuropil** bezeichnet. Die weiße Substanz im ZNS wird überwiegend von **Tractus** (Faserbahnen), Bündeln zusammenliegender Nervenfasern mit gleicher Funktion, durchzogen.

Bestandteile des ZNS Man unterscheidet die Bereiche (von kranial nach kaudal):

- **Endhirn (Telencephalon)**, gegliedert in die Bereiche **Endhirnrinde**, **Endhirnmark** und zentral gelegene **Kerngebiete**
- **Zwischenhirn (Diencephalon)**, zu dem u. a. der **Thalamus, Hypo- und Epithalamus** gehören
- **Mittelhirn (Mesencephalon)**
- **Rautenhirn (Rhombencephalon)** mit den Bestandteilen **Brücke (Pons)**, **Kleinhirn (Cerebellum)** und **verlängertes Mark (Medulla oblongata)**
- **Rückenmark** (Medulla spinalis)

> **Praxistipp**
>
> **Histologische Spezialfärbungen zur Darstellung von Strukturen des ZNS**
>
> Die am häufigsten eingesetzten Spezialfärbungen zur histologischen Darstellung der Neurone des ZNS sind:
> - **Golgi-Färbung:** Silberimprägnierung von Nervenzellperikarya und -fortsätzen
> - **Markscheidenfärbung**
> - **Nissl- und Kresylviolett-Färbung:** mit basischen Farbstoffen. Zur Darstellung von Kern und Nissl-Substanz (▶ Abb. 3.35)
> - **Luxol-fast-blue-Färbung:** färbt myelinreiche Regionen blau und myelinarme hellrot
> - **Klüver-Barrera-Färbung:** stellt eine Kombination aus Nissl- und Luxol-fast-blue-Färbung dar.

4.13.1.2 Histomorphologie der Endhirnrinde

Die Endhirnrinde ist makroskopisch zu **Gyri** (Windungen) und **Sulci** (Furchen) aufgeworfen, die die Oberfläche des Endhirns stark vergrößern. Die Rinde ist aus zur Oberfläche parallelen Schichten aufgebaut, welche Ausdruck der unterschiedlichen Migration verschiedenartiger Neuronenpopulationen sind und zur weichen Hirnhaut (s. u.) hin durch die von Astrozytenfortsätzen gebildete **Membrana limitans gliae superficialis** abgegrenzt wird.

Columnae cerebri Alle Cortexbereiche sind aus regelmäßigen dreidimensionalen **Columnae** (Säulen) aufgebaut, die von der Oberfläche bis zum Mark reichen und pro Säule **eine funktionelle Einheit** darstellen. Eine Säule besteht aus bis zu 10.000 Nervenzellen und hat einen Durchmesser von ca. 300–600 µm.

Schichtenbau der Endhirnrinde Phylogenetisch alte Bereiche wie der **Archicortex** (zweitältester Cortexbereich) und der **Paläocortex** (ältester Teil) die gemeinsam als **Allocortex** bezeichnet werden, weisen **drei bis fünf Zellschichten** auf. Als Beispiel für den Allocortex sei der Hippocampus genannt. Dieser ist Teil des limbischen Systems, spielt eine wichtige Rolle bei Lern- und Gedächtnisleistungen und liegt basal medial im Schläfenlappen (Lobus temporalis). Es besteht aus den Anteilen (▶ Abb. 4.141):

- **Ammonshorn (Cornu ammonis):** Es ist ein dreischichtiger Rindenbereich. Das zur äußeren Oberfläche gelegene **Stratum oriens** enthält die basalen Dendriten der Pyramidenzellen. Das mittig gelegene **Stratum pyramidale** enthält die Perikarya der Pyramidenzellen, wohingegen das **Stratum radiatum lacunosum** die basalen Dendriten der Pyramidenzellen enthält.
- **Gyrus dentatus (Fascia dentata):** Auch hier handelt es sich um einen dreischichtigen Rindenbereich. Er besteht aus den Bereichen **Stratum moleculare**, welches zum Ammonshorn gerichtet ist und Dendriten von Körnerzellen enthält, **Stratum granulare** mit den Perikarya genannter Körnerzellen und dem neuropilreichen **Stratum multiforme**
- **Subiculum:** Übergangsbereich des Ammonshorns in die angrenzende entorhinale Rinde

Der jüngste Bereich, der **Isocortex**, zeigt einen regelmäßigen **sechsschichtigen Aufbau.** Der Isocortex ist zwischen 3 und 5 mm breit und

Mikroskopische Anatomie

gliedert sich von der Oberfläche bis zum Mark in folgende Bereiche (▶ Abb. 4.142):

- **Lamina molecularis (Lamina I):** Hier liegen wenige, vereinzelte kleine Perikarya, sog. **Nichtpyramidenzellen** wie z. B. **Cajal-Zellen.** Im Gegensatz zu Pyramidenzellen (s. u.) handelt es sich bei ihnen um Interneurone. In der Markscheidenfärbung erscheinen zudem reichlich **Tangentialfasern;** diese Nervenfasern verlaufen parallel zur Hirnoberfläche und stellen die Verbindung zwischen verschiedenen Hirnarealen her.
- **Lamina granularis externa (Lamina II):** Sie enthält neben vielen Nichtpyramidenzellen auch wenige **kleine Pyramidenzellen** sowie **radiär verlaufende Nervenfasern.** Der Name Pyramidenzelle leitet sich von der dreieckigen Form des Perikaryons im histologischen Schnitt her. Von der Spitze der Pyramidenzelle geht ein **Apikaldendrit** ab, der zur Hirnoberfläche zeigt. Von den seitlichen Ecken ziehen **Basaldendriten** weg, die alle mit Dornen besetzt sind (▶ Abb. 3.34). Pyramidenzellen sind Projektionsneurone, d. h., ihr Axon beginnt bei der Zellbasis, zieht in und durch das Marklager hindurch und steuert ein weit entferntes Ziel an.
- **Lamina pyramidalis externa (Lamina III):** In dieser Schicht dominieren kleine bis mittelgroße Pyramidenzellen.
- **Lamina granularis interna (Lamina IV):** Hier finden sich in hoher Dichte viele kleine Pyramidenzellen. Die zahlreichen Tangentialfasern haben dieser Schicht in der Markscheidenfärbung den Namen **äußerer Baillarger-Streifen** verliehen. Er ist Ausdruck der Verzweigung von Afferenzen aus dem Thalamus.
- **Lamina pyramidalis interna (Lamina V):** Hier finden sich in lockerer Anordnung viele mittelgroße bis große Pyramidenzellen. Die in ihr verlaufenden Tangentialfasern werden als **innerer Baillarger-Streifen** bezeichnet und entsprechen den Axonkollateralen der einzelnen Pyramidenzellen (▶ Abb. 4.143).
- **Lamina multiformis (Lamina VI):** Sie bildet die häufig unscharfe Grenze zum Mark und enthält viele spindelförmige Perikarya.

Isocortextypen Jener Isocortex, in dem alle Schichten in der oben beschriebenen Weise gleich stark ausgeprägt sind, ist ein **homotyper**

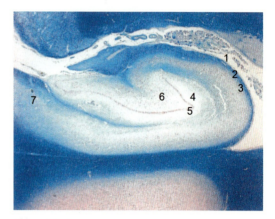

Abb. 4.141 Hippocampus (Kresylviolett, geringe Vergrößerung).
1 Unterhorn Seitenventrikel mit Anteilen des Plexus choroideus
2 Stratum oriens (Cornu ammonis)
3 Stratum pyramidale (Cornu ammonis)
4 Stratum moleculare (Gyrus dentatus)
5 Stratum granulosum (Gyrus dentatus)
6 Stratum multiforme (Gyrus dentatus)
7 Subiculum.

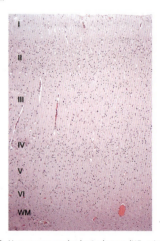

Abb. 4.142 Homotyper zerebraler Isokortex (HE, mittlere Vergrößerung). WM Marklager [E359].

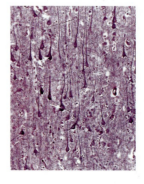

Abb. 4.143 Mittelgroße bis große Riesenpyramidenzellen in der Lamina pyramidalis interna (Versilberungstechnik nach Romeis, hohe Vergrößerung) [T407].

Isocortex. Abweichungen davon zeigen heterotype Isocortexbereiche, in denen gewisse Schichten stärker, andere dagegen schwächer ausgeprägt sind:
- **Granulärer Isocortex:** Hier ist die Lamina granularis interna verglichen mit den anderen Schichten wegen der sensorischen Verarbeitung besonders breit. Sensorische Rindenareale wie der Gyrus postcentralis oder die primäre Sehrinde, in der die **Lamina IV** sogar aus drei Unterschichten besteht, sind auf diese Weise aufgebaut.
- **Agranulärer Isocortex:** Hier ist die Lamina pyramidalis interna (**Lamina V**) besonders stark ausgeprägt, und es kommen viele große Pyramidenzellen vor. Dies ist in motorischen Rindenarealen wie etwa der primär motorischen Rinde der Fall. In der primär motorischen Rinde wird die Motorik des gesamten Körpers eingeleitet. Dementsprechend gibt es hier besonders große Pyramidenzellen: die **Betz-Riesenpyramidenzellen,** die für die willkürliche Motorik zuständig sind.

Der überwiegende Teil der Axone dieser Schicht bildet die **Tractus corticonuclearis et corticospinalis,** die nach Verlassen der Rinde gebündelt in der weißen Substanz verlaufen.

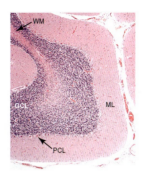

Abb. 4.144 Schnitt durch die Kleinhirnrinde, (HE., geringe Vergrößerung). ML Stratum moleculare PCL Stratum purkinjense WM weiße Substanz GCL Stratumgranulosum [E359].

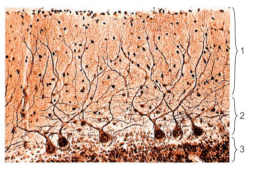

Abb. 4.145 Kleinhirnrinde bei hoher Vergrößerung (Versilberung) [T407].
1 Stratum moleculare
2 Stratum purkinjense
3 Stratum granulosum.

> **Merke**
>
> Nichtpyramidenzellen und kleine Pyramidenzellen im Großhirncortex werden gemeinsam als **Körnerzellen** bezeichnet.

4.13.1.3 Histomorphologie des Kleinhirns

Das Kleinhirn ist durch **Folien** (Windungen, ▶ Abb. 4.143) stark vergrößert. Diese auffällige Fältelung der Kleinhirnwindungen wird auch als **Arbor vitae** (Lebensbaum) bezeichnet. Dem Informationsfluss des Kleinhirns folgend, werden erst das Kleinhirnmark, dann die Kleinhirnrinde und schließlich die im Marklager liegenden Kleinhirnkerne besprochen. Das Kleinhirnmark ist von Tractus durchzogen. Zu nennen sind hier zum einen die **Kletterfasern,** die Informationen aus den Ncll. olivares inferiores führen und sie den Dendriten der Purkinje-Zellen zuleiten, zum anderen die **Moosfasern,** die ihren Ursprung im Pons, im Rückenmark und in den Ncll. vestibulares haben und über erregende Synapsen mit den kleinen Körnerzellen der Kleinhirnrinde in Kontakt treten. Kletterfasern wie Moosfasern führen also Afferenzen zum Kleinhirn. Bei den Körnerzellen der Kleinhirnrinde handelt es sich um erregende Interneurone.

Kleinhirnrinde Die ca. 1 mm dicke Kleinhirnrinde gliedert sich in drei Schichten (▶ Abb. 4.144, ▶ Abb. 4.145):
- **Stratum moleculare:** Hier finden sich die Perikarya von **Korb- und Sternzellen.** Bei diesen Zellen handelt es sich um hemmende Interneurone, die hier mit den Dendriten der Purkinje-Zellen synaptisch in Kontakt stehen (Neurotransmitter: GABA). Die Dendriten der Purkinje-Zellen sind Teil riesiger Dendritenbäume, die sich zweidimensional in der Sagittalebene ausbreiten und wie ein **Spalierbaum** imponieren. Daneben finden sich hier die Axone der kleinen Körnerzellen (s. u.), die über erregende Synapsen mit den Dendriten der Purkinje-Zellen und daneben mit den Korb- und Sternzellen in Verbindung stehen.

Mikroskopische Anatomie

Diese Axone steigen vom Stratum granulosum und Stratum purkinjense zunächst im rechten Winkel zur Kleinhirnoberfläche auf und verzweigen sich dann T-förmig in der Molekularschicht; von dort verlaufen sie anschließend parallel zur Oberfläche des Kleinhirns. Man bezeichnet sie deshalb auch als **Parallelfasern**. Sie stellen die direkte Verlängerung der Moosfasern dar.

- **Stratum purkinjense** (Syn. **Stratum gangliosum**): Hier liegen einerseits die bis zu 50 µm großen Perikarya der inhibitorischen **Purkinje-Zellen** (Neurotransmitter GABA). Purkinje-Zellen sind Projektionsneurone; ihre Axone verlassen als einzige die Kleinhirnrinde und kommunizieren entweder mit den Kleinhirnkernen oder den Ncll. vestibulares des Hirnstamms. Andererseits liegen hier die kleinen Zellkerne der **Bergmann-Gliazellen**. Bei diesen handelt es sich um Stützzellen, deren lange Fortsätze zur Oberfläche des Kleinhirns ziehen und dort die Membrana limitans gliae superficialis bilden. Es sind spezialisierte Astrozyten, die nur im Kleinhirn zu finden sind; was aber nicht heißt, dass die anderen zentralen Gliazelltypen im Kleinhirn nicht auch vorkommen!
- **Stratum granulosum:** In dieser Schicht dominieren die Zellkerne der zuvor erwähnten kleinen Körnerzellen (Neurotransmitter: Glutamat). Darüber hinaus finden sich hier inhibitorische Interneurone, die **Golgi-Zellen**. Über erregende Synapsen erhalten sie Informationen aus den Körnerzellen und wirken wiederum hemmend auf diese zurück. Das Neuropil dieser Schicht erscheint an einigen Stellen lichtmikroskopisch verdichtet. Diese Stellen werden als **Glomeruli cerebellares** bezeichnet und sind Ausdruck der Verknüpfung der Körnerzelldendriten mit den Moosfasern.

Lerntipp

Die verschiedenen Schichten und Zelltypen des **Kleinhirns** eignen sich hervorragend für Examensfragen. Gleich noch mal anschauen und auch die Verschaltung beachten.

Merke

Golgi-, Korb- und Sternzellen sind allesamt inhibitorische Interneurone der Kleinhirnrinde.

Kleinhirnkerne Die Purkinje-Zellen leiten Informationen in die Kleinhirnkerne. Die Neurone der Kleinhirnkerne stellen die wichtigste Efferenz des Kleinhirns dar. Hauptsächlich interagieren sie mit dem Ncl. ruber des Hirnstamms. Über diesen gelangt die Information an andere Bereiche des ZNS.

Klinik

Kleinhirnschädigungen führen zu einer Reihe von Symptomen:
- **Asynergie** (fehlendes Zusammenspiel antagonistischer Muskelgruppen)
- **Ataxie** (unkontrollierter Bewegungsablauf)
- **Dysdiadochokinese** (schnelle gegensinnige Bewegungen können nicht mehr ausgeführt werden)
- **Intentionstremor** (Tremor, der bei Annäherung an das Ziel stärker wird)
- **Muskelhypotonie** (Kraftabnahme)
- **Nystagmus** (unwillkürliche Augenbewegung mit langsamer und schneller Komponente)

4.13.1.4 Histomorphologie des Rückenmarks

Das Rückenmark setzt sich aus der außen liegenden weißen und der innen liegenden grauen Substanz zusammen. In der weißen Substanz ziehen die aufsteigenden sensorischen Tractus zum Gehirn und die absteigenden motorischen Tractus vom Gehirn weg. Die weiße Substanz gliedert sich in drei paarige Stränge (▶ Abb. 4.146):

- **Funiculi ventrales et laterales:** Beide Stränge werden auch als Funiculi ventrolaterales bzw. Vorderseitenstränge bezeichnet.
- **Funiculi dorsales** (Hinterstränge):
Die beiden Funiculi ventrales sind durch die Fissura mediana ventralis, die beiden Funiculi dorsales durch den Sulcus medianus dorsalis getrennt.

Graue Substanz des Rückenmarks Die im Zentrum liegende graue Substanz lässt sich auf Querschnitten grob unterteilen in (▶ Tab. 4.9):

- **Vorderhorn** (▶ Abb. 4.147): Hier finden sich große multipolare **Wurzelzellen**; bei ihnen handelt es sich um efferente somatomotorische Projektionsneurone, die über motorische Vorderhornzellen, sog. α-Motoneurone, die Skelettmuskulatur innervieren. Die Wurzelzellen erhalten Impulse von den Axonen der Binnen- und Spinalganglienzellen.

▶ 4.13 PNS und ZNS ▶ 4.13.1 Zentrales Nervensystem

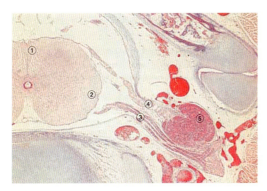

Abb. 4.146 Rückenmark mit angrenzenden Strukturen in der Übersicht (HE, geringe Vergrößerung) [T407].
1 Funiculus dorsalis
2 Funiculus ventrolateralis
3 Vorderwurzel
4 Hinterwurzel
5 Spinalganglion.

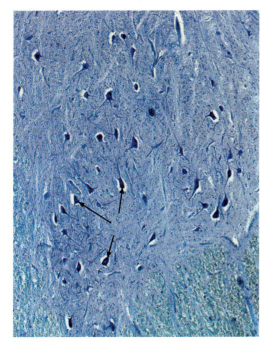

Abb. 4.147 Vorderhorn des Rückemarks (← große multipolare Wurzelzellen; Nissl-Färbung, hohe Vergrößerung) [T407].

- **Seitenhorn:** Im Seitenhorn gibt es ebenfalls multipolare Wurzelzellen, in diesem Fall efferente somatoviszerale Projektionsneurone. Ein Seitenhorn findet sich nur thorakolumbal, wo der Sympathikus beherbergt ist, und sakral, wo Teile des Parasympathikus ihren Ursprung haben.
- **Hinterhorn:** Hier dominieren multipolare **Binnenzellen.** Bei ihnen unterscheidet man Assoziations-, Kommissuren- Schalt- und Strangzellen. Strangzellen sind Projektionsneurone; ihre Dendriten stehen mit den Axonen der Neurone in Kontakt, die die protopathische und epikritische Sensibilität vermitteln (s. u. weiße Substanz des Rückenmarks). Ihre eigenen Axone wiederum steigen als Tractus in den Funiculi ventrales und laterales auf. Die anderen Binnenzelltypen fungieren als Interneurone.

Im Zentrum der grauen Substanz verläuft der von Ependym ausgekleidete **Zentralkanal,** der die Verlängerung des inneren Ventrikelsystems (s. u.) darstellt.

Weiße Substanz des Rückenmarks Die efferenten motorischen und vegetativen Fasern beider Vorder- und ggf. Seitenhörner bündeln sich zu jeweils einer Vorderwurzel (Radix anterior), die auf beiden Körperseiten auf selber Höhe aus dem Wirbelkanal austreten. Auf derselben Höhe treten die dendritischen Axone der sensiblen Spinalganglienzellen beider Seiten gebündelt als afferente Hinterwurzel (Radix posterior) in das Hinterhorn des Rückenmarks ein und verlaufen anschließend im Hinterstrang (Funiculus dorsalis) nach kranial, bis sie synaptisch in der Medulla oblongata umgeschaltet werden (▶ Abb. 4.146, ▶ Tab. 4.9). Die dendritischen Axone sind die Bahnen der epikritischen Sensibilität. Ebenfalls durch die Radix posterior treten Dendriten weiterer Neurone als Bahnen der protopathischen Sensibilität (Tractus spinothalamici) und der propriozeptiven Sensibilität (Tractus spinocerebellares) in das Rückenmark ein und haben synaptischen Kontakt zu Strangzellen im Hinterhorn der grauen Substanz des Rückenmarks. Die links- und rechtsseitigen Vorder- und Hinterwurzeln vereinigen sich jeweils auf Höhe der knöchernen Foramina intervertebralia zu einem **Spinalnerv,** der aufgrund früher Aufzweigung nur jeweils 1 cm lang ist. Die Spinalnerven verleihen dem Rückenmark einen segmentalen Charakter.

Mikroskopische Anatomie

Praxistipp

Tab. 4.9 Histologische Differentialdiagnose verschiedener Rückenmarkbereiche

	Hals-mark	Thorakal-mark	Lumbal-mark
Ausprägung Vorderhorn	+++	+	++
Ausprägung Seitenhorn	+	+++	++
Ausprägung Hinterhorn	+	++	+++
Ausprägung weiße Substanz	+++	++	+

Klinik

Querschnittslähmung

Eine komplette Durchtrennung des Rückenmarks in horizontaler Richtung führt zum Krankheitsbild der **Querschnittslähmung** mit Verlust von Motorik und Sensibilität unterhalb der Läsion, da die langen auf- und absteigenden Bahnen durchtrennt werden. Lediglich die rückenmarkseigenen Reflexbögen unterhalb der Läsion bleiben (meist sogar gesteigert) erhalten.

4.13.1.5 Histomorphologie der ZNS-Häute

Gehirn und Rückenmark werden jeweils von Häuten überzogen. Von außen nach innen sind dies:
Dura mater (Pachymeninx, harte Hirnhaut) Sie setzt sich aus straffem kollagenem Bindegewebe zusammen und ist sensibel innerviert. Zur Arachnoidea ist sie durch eine Schicht flacher Fibroblasten, die **Grenzzellen,** separiert. Im Bereich des Gehirns liegt sie dem Periost des Schädelknochens eng an und ist an den Schädelnähten fest mit ihm verbunden. Die Dura ist außerdem von den **Sinus durae matris** durchzogen. Dabei handelt es sich um venöse Blutgefäße, deren Wand nur aus Endothel und dem Bindegewebe der Dura aufgebaut ist. Ihre Aufgabe ist die Aufnahme von Blut aus den (oberflächlichen) Hirnvenen und von Liquor aus den Arachnoidalzotten (s. u.). Im Wirbelkanal liegen Dura und Periost nicht eng aneinander. Zwischen ihnen befindet sich der mit Fettgewebe und Venenplexus durchzogene **Epiduralraum.**
Leptomeninx (weiche Hirnhaut) Sie besteht aus relativ locker aufgebautem Bindegewebe. Neben gewöhnlichen Fibroblasten setzt sie sich aus modifizierten **(epitheloiden)** Fibroblasten zusammen, die als **Meningealzellen (Meningothelzellen)** bezeichnet werden. Meningealzellen sind über Desmosomen und Gap junctions untereinander verbunden. Die Leptomeninx besteht aus zwei Schichten:

- **Arachnoidea** (Spinngewebshaut): Sie grenzt sich mit einem Verband aus dicht gepackten und durch Tight junctions verbundenen Meningealzellen, der als **Neurothel** bezeichnet wird, von der Dura ab. An manchen Stellen durchbrechen **Arachnoidalzotten (Pacchioni-Granulationen)** die Dura und ragen in deren Sinus hinein. Durch die Zotten fließt Liquor in das venöse Blut der Sinus ab. In Richtung Gehirn gibt die Arachnoidea feine Trabekel ab, die Verbindung mit der Pia mater aufnehmen. Der Raum zwischen den Trabekeln wird von Liquor cerebrospinalis durchspült. Blutgefäße, die durch diesen **Subarachnoidalraum** (äußerer Liquorraum) ziehen, tragen eine zusätzliche Bedeckung aus Meningealzellen.
- **Pia mater:** Sie grenzt direkt an das Hirngewebe. Nur durch eine Basallamina ist sie von der **Membrana limitans gliae superficialis** getrennt. Die Pia mater begleitet Gefäße, die in das Gehirn ziehen, und endet vor dem Kapillargebiet. Der perivaskuläre Raum zwischen der Pia mater und den Blutgefäßen wird **Virchow-Robin-Raum** genannt.

Klinik

Epidurale Hämatome entstehen häufig durch Risse der Aa. meningeae mediae im artifiziellen Epiduralraum zwischen Schädelknochen und Periost. Dura und Arachnoidea liegen verschieblich aufeinander. Bei einem Riss von Brückenvenen kommt es in dem hier künstlich entstehenden **Subduralraum** zu einem subduralen Hämatom. Eine **Subarachnoidalblutung** entsteht häufig durch die Ruptur eines Aneurysmas einer dort verlaufenden basalen Hirnarterie.

4.13.1.6 Histomorphologie der Liquorräume und Schranken des ZNS

Innerer und äußerer Liquorraum sind insgesamt mit knapp 150 ml Liquor gefüllt, wobei sich der größte Teil im äußeren Liquorraum befindet.

▶ 4.13 PNS und ZNS   ▶ 4.13.1 Zentrales Nervensystem

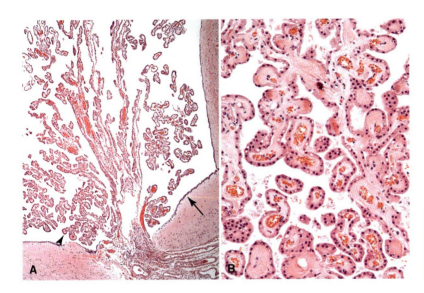

Abb. 4.148 Plexus choroideus bei geringer (A) und hoher (B) Vergrößerung (▶ Zotten des Plexus choroideus, → Ependym; HE) [E359].

Liquor cerebrospinalis Dieser ist klar, sein Glukosegehalt liegt bei 65 mg/dl ($2/3$ der Blutglukose), sein Proteingehalt bei 35 mg/dl ($1/200$ des Blutplasmaproteinspiegels), und er ist nahezu zellfrei. Gebildet wird der Liquor in den **Plexus choroidei** (▶ Abb. 4.148), die büschelförmig an umschriebenen Stellen in die vier Hirnventrikel hineinhängen. Der wesentliche Bestandteil der Plexus ist das **Plexusepithel**, das von fenestrierten Kapillaren unterfüttert ist. Abfließen kann der Liquor nur über den äußeren Liquorraum: zum größten Teil über die Arachnoidalzotten des äußeren Liquorraums, zum geringeren Teil entlang dem Endoneuralraum (s. u.) von Hirn- und Spinalnerven in Lymphbahnen. Täglich werden bis zu 500 ml Liquor gebildet. Bei gegebener Kapazität der Liquorräume wird der Liquor pro Tag bis zu viermal ausgetauscht.

> **Praxistipp**
>
> Der Plexus choroideus hat bei oberflächlicher histologischer Betrachtung Ähnlichkeit mit einem Schnitt durch eine gewaschene reife Plazenta. Fazit: Genau das Epithel anschauen und vergleichen!

Blut-Hirn-Schranke (BHS) Wesentlicher Bestandteil dieser Schranke ist das kontinuierliche Endothel der Hirnkapillaren. Es ist nur gering permeabel, transzytotische Vorgänge sind kaum nachweisbar. Die einzelnen Endothelzellen sind durch Tight junctions fest miteinander verschweißt und besitzen spezielle Pumpen, die den unkontrollierten Übertritt von hydrophoben Molekülen in das ZNS verhindern, und Transporter, die hydrophile Moleküle wie die lebenswichtige Glukose in das ZNS passieren lassen.

Weitere Bestandteile dieser Schranke sind die Gliagrenzmembran und die Basalmembran zwischen ihr und dem Kapillarendothel. An sog. **neurohämalen Regionen,** die alle periventrikulär liegen und deshalb auch als **zirkumventrikuläre Organe** bezeichnet werden, **fehlt** eine BHS. Das Endothel ist hier fenestriert, sodass auch hydrophile Stoffe in das Interstitium des ZNS übertreten können (Beispiele hierfür: Eminentia mediana und HHL, wo Hormone das Endothel passieren, sowie die Area postrema, an der hydrophile emetogene Stoffe in das ZNS übertreten können). Der Übertritt dieser Stoffe in den Liquor wird hier durch **Tanyzyten,** kinozilienarme sowie durch Tight junctions verbundene Ependymzellen möglichst verhindert.

Blut-Liquor-Schranke (BLS) Im äußeren Liquorraum wird sie durch das Neurothel der Arachnoidea und im inneren Liquorraum durch das Plexusepithel der Plexus choroidei gebildet. Sie ist nur permeabel für Wasser, O_2, CO_2 und einige Elektrolyte.

> **Klinik**
>
> Eine Entzündung der Hirnhäute wird als **Meningitis** bezeichnet. Je nachdem, ob die Meningitis von Bakterien, Viren etc. verursacht wurde, sind im Liquor unterschiedliche

Mikroskopische Anatomie

Zellpopulationen (Granulozyten, Lymphozyten und Makrophagen) und das Gesamtprotein mäßig bis stark erhöht.

4.13.2 Peripheres Nervensystem (PNS)

4.13.2.1 Histomorphologie der Nerven

Im PNS werden Nervenfaserbündel, die von einer bindegewebigen Hülle umgeben sind, als Nerven bezeichnet (▶ Abb. 4.149). Diese einzelnen Hüllen dienen als Schutz. Eine Hülle setzt sich aus folgenden Schichten zusammen (▶ Abb. 4.150):

- **Epineurium:** Es ist die äußerste Hülle und wird gebildet aus kollagenem Bindegewebe, Gefäßen und vereinzelten Fettzellen. Das Epineurium ist die Fortsetzung der Dura, das, je feiner der Nerv in der Peripherie wird, zunehmend schwindet.

- **Perineurium:** Dieses ist die mittlere, auch bindegewebige Hülle. Sie besteht aus einer äußeren **Pars fibrosa** und einer inneren **Pars epitheloidea**. Die Pars epitheloidea wird auch **Perineuralscheide** genannt. Sie fungiert als Diffusionsbarriere und setzt sich aus bis zu 20 Lamellen modifizierter Fibroblasten, den **Perineuralepithelzellen,** zusammen, die durch Tight junctions fest miteinander verbunden sind. Eine Pars fibrosa ist bei dünnen Nerven nicht mehr zu finden, lediglich die Pars epitheloidea reicht bis in die Peripherie des Nervs. Das Perineurium umgibt jeweils einen **Faszikel** (Nervenfaserbündel). Je größer der Umfang eines Nervs ist, desto mehr von Perineurium umschlossene Faszikel enthält er.

- **Endoneurium:** Es bezeichnet das Bindegewebe einschließlich der Gefäße, das die einzelnen Nervenfasern eines Faszikels umgibt. Das kontinuierliche Endothel der Kapillaren des Endoneuriums ist von seiner Funktion her eine **Blut-Nerven-Schranke**.

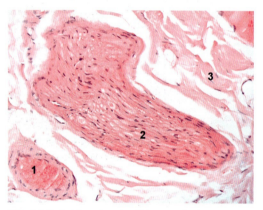

Abb. 4.149 Peripherer Nerv (HE, hohe Vergrößerung).
1 Blutgefäß (kleine Arterie)
2 Peripherer Nerv (überwiegend längs angeschnitten)
3 kollagenes Bindegewebe (postmortale artifizielle Spaltenbildung).

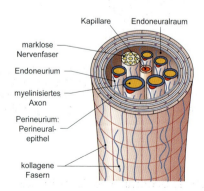

Abb. 4.150 Schematischer Aufbau eines quergeschnittenen Nervs [L141, R279].

> **Klinik**
>
> **Neurom**
>
> Ist die Regeneration nach peripherer Durchtrennung eines Nervs nicht erfolgreich, resultiert nicht selten eine **Neurombildung:** Am proximalen Stumpf des durchtrennten Nervs entsteht eine unkontrollierte Auftreibung der Nervenfasern, die sehr schmerzhafte Missempfindungen hervorrufen kann (▶ Abb. 4.151).

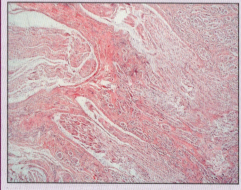

Abb. 4.151 Neurombildung an einem peripheren Nerv (HE, mäßige Vergrößerung).

4.13.2.2 Histomorphologie der Ganglien und Paraganglien

Vegetatives Ganglion Die Perikarya der efferenten Spinalnervenfasern liegen entweder in der grauen Substanz des Rückenmarks (somato- und viszeroefferente Fasern) oder in vegetativen Ganglien (nur viszeroefferente Fasern). Ein vegetatives Ganglion enthält einige 100 bis ca. 1.000 Perikarya. In diesen Ganglien befinden sich zum einen die kleinen Perikarya von multipolaren Nervenzellen, die hier von peripheren Gliazellen, den sog. **Satellitenzellen (Mantelzellen)**, umgeben sind mit einer Basallamina zwischen Nervenzelle und Glia, zum anderen gibt es zahlreiche Nervenzellfortsätze (▶ Abb. 4.152). Im vegetativen Ganglion findet die Umschaltung des 1. Neurons (präganglionäres Neuron), dessen Perikaryon im Seitenhorn des Rückenmarks liegt, auf das 2. Neuron (postganglionäres Neuron) des vegetativen Nervensystems statt, dessen Perikaryon liegt im Ganglion selbst. Neurotransmitter ist hier sowohl im Sympathikus als auch im Parasympathikus Acetylcholin.

Spinalganglion In einem sensorischen Spinalganglion (▶ Abb. 4.146, Abb. 4.153) liegen bis zu 10.000 Perikarya von primär afferenten Spinalnervenfasern. Die primär afferenten Spinalnervenfasern haben größere Perikarya und Letztere werden von **deutlich** mehr Satellitenzellen umgeben als die der vegetativen Ganglienzellen (▶ Abb. 4.153). Die Neurone sind allesamt pseudounipolar. In einem Spinalganglion findet **keine** Umschaltung der peripher aufgenommenen Information statt. Vegetative wie auch Spinalganglien sind von einer bindegewebigen Hülle überzogen, die sich im Fall der Spinalganglien in die Dura fortsetzt.

Paraganglien Es handelt sich um vegetative Ganglien mit z. T. zusätzlicher endokriner Funktion. Sie sind z. T. dem sympathischen, z. T. dem parasympathischen Nervensystem zugeordnet. Je nach Anfärbeverhalten mit Chromsalzen werden chromaffine und nichtchromaffine Paraganglien unterschieden. Sie sind aufgebaut aus Neuronen, **Hauptzellen (Typ-I-Zellen)** und Schwann-Zellen mit zahlreichen Zytoplasmafortsätzen, den **Hüllzellen (Typ-II-Zellen)**. Die Paraganglien sind zumeist von einer Bindegewebskapsel eingeschieden. Bindegewebssepten verleihen den Paraganglien eine **Läppchenstruktur**. Innerhalb der Septen finden sich zahlreiche Kapillaren und angeschnittene Nervenfasern. Ein berühmter Vertreter eines sympathischen Paraganlions ist das **Glomus caroticum**. Es handelt sich um ein chemosensorisches Organ (ohne wirkliche endokrine Funktion), das den pH, pCO_2 und pO_2 im arteriellen Blut misst. Ein weiterer wichtiger Vertreter eines sympathischen Paraganglions ist das **Nebennierenmark** (▶ Kap. 4.12). Beim Neugeborenen ist die Zahl der Paraganglien deutlich höher und sinkt mit dem Alter durch Involution. Sie dienen dem ungeborenen Kind als Chemosensoren um bei Hypoxie Puls und Blutdruck zu steigern.

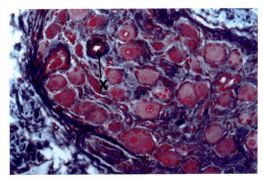

Abb. 4.152 Schnitt durch ein vegetatives Ganglion mit multipolaren Ganglienzellen (X Arteriole; mittlere Vergrößerung, Azan) [T407].

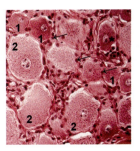

Abb. 4.153 Spinalganglion mit pseudounipolaren Ganglienzellperikarya aus dem Spinalganglion: kleine **(1)** und große **(2)** Perikarya, umgebende Mantelzellen (→), Nervenzellkern mit rot eingefärbtem Nukleolus (*); (Azan, hohe Vergrößerung) [E360].

> **Merke**
>
> **Sympathische Paraganglien**
> - **Glomus caroticum** (in der Karotisbifurkation)
> - **Glomus aorticum** (Syn. Paraganglion suparcardiale, innerhalb des Plexus cardiacus gelegen)

Mikroskopische Anatomie

- **Corpora paraaortica** (Syn. Zuckerkandl-Organ, an der A. mesenterica inf. gelegen)
- **Nebennierenmark**

Parasympathische Paraganglien
- **Glomus/Paraganglion jugulare**
- **Glomus/Paraganglion larnygium**
- **Glomus/Paraganglion tympanicum**

Merke
Das vegetative Nervensystem setzt sich aus Sympathikus, Parasympathikus und intramuralem Nervensystem, zu dem auch das ENS (▶ Kap. 4.5) gehört, zusammen.

4.14 Sinnesorgane
Henrik Holtmann

IMPP-Hits
Der **Aufbau des Innenohrs** wird gern und oft durch Schnittbilder abgeprüft! Nicht vergessen: die **Pigmentepithelzellen der Retina** dienen der Regeneration der Fotorezeptoren.

Merke
Primäre Sinneszellen (nicht nur in den spezialisierten Sinnesorganen) besitzen ein eigenes Axon um die Information (nach zentral) zu leiten. **Sekundäre Sinneszellen** haben kein eigenes Axon und geben ihr Signal durch eine somatodendritische Synapse an ein anderes Neuron weiter.

4.14.1 Hör- und Gleichgewichtssinn

Hör- und Gleichgewichtssinn werden durch unterschiedliche Bestandteile des **Sinnesorgans Ohr** vermittelt.

4.14.1.1 Histomorphologie: Äußeres Ohr
Das äußere Ohr ist der mit der Umwelt in Verbindung stehende Teil des Ohrs. Es setzt sich aus den Untereinheiten **Auricula** (Ohrmuschel) und **Meatus acusticus externus** (äußerer Gehörgang) zusammen. Die Ohrmuschel trägt ein Grundgerüst aus **elastischem Knorpel**. Durch (wenig) Bindegewebe ist der elastische Knorpel relativ fest mit der die Ohrmuschel bedeckenden äußeren Haut verbunden, die Haare, Schweiß- und Talgdrüsen trägt. Der äußere Gehörgang ist ebenfalls mit Haut ausgekleidet. Er trägt vereinzelt Haare, Talgdrüsen und spezielle apokrine Drüsen (**Gll. ceruminosae**). Das Sekret dieser Drüsen bildet gemeinsam mit dem der Talgdrüsen und abgeschilferten Epithelien das **Zerumen** (Ohrenschmalz), das den äußeren Gehörgang vor Austrocknung und Infektionen schützt. Im äußeren Gehörgang werden die äußeren zwei Drittel von elastischem Knorpel und das innere Drittel von formgebendem Knochen unterfüttert.

4.14.1.2 Funktion: äußeres Ohr
Das äußere Ohr dient im Rahmen des Hörvorgangs der Schallfortleitung (Luftleitung).

Praxistipp
Bei der Ohrmuschel besteht durch den zentralen elastischen Knorpel histologisch Verwechslungsmöglichkeit mit der Epiglottis. Differente Epithelbedeckung, das Vorhandensein von Haaren und die Drüsenausstattung helfen bei der Unterscheidung.

4.14.1.3 Histomorphologie: Trommelfell und Mittelohr
Die Grenze zum Mittelohr bildet die **Membrana tympanica** (Trommelfell). Diese setzt sich von außen nach innen zusammen aus:
- einer Hautschicht (**Stratum cutaneum**)
- Bindegewebe mit reichlich kollagenen und elastischen Fasern (**Stratum fibrosum**)
- einer Lage einschichtig flachen Plattenepithels (**Stratum mucosum**)

Das Mittelohr besteht aus einer Höhle (**Cavitas tympanica,** Paukenhöhle), die von einschichtig flachem bis isoprismatischem Epithel ausgekleidet wird. Darunter befindet sich eine dünne Lamina propria mit einem Blutkapillarplexus und Lymphkapillaren. Die Lamina propria verbindet das Epithel fest mit dem darunter liegenden Knochen.

Die Höhle hat über das bindegewebige ovale und runde Fester Anschluss an das Innenohr und an der medialen Wand an die **Tuba auditiva** (**Eustachi-Röhre,** Ohrtrompete). Letztere ist mit respiratorischem Epithel (mehrreihiges Flimmerepithel) ausgekeidet und besitzt einen Mantel aus quergestreifter Muskulatur.

▶ 4.14 Sinnesorgane ▶ 4.14.1 Hör- und Gleichgewichtssinn

In der Paukenhöhle befindet sich die Gehörknöchelchenkette, bestehend aus **Malleus** (Hammer), **Incus** (Amboss) und **Stapes** (Steigbügel).

4.14.1.4 Funktion von Trommelfell und Mittelohr

Die Gehörknöchelchenkette dient der Schallübertragung zwischen äußerem Ohr bzw. Trommelfell und Innenohr bzw. seinem ovalen Fenster. Über den am Hammergriff ansetzenden **M. tensor tympani** und den am Steigbügel inserierenden **M. stapedius** kommt es zu einer Dämpfung des eingehenden Schallsignals. Die Eustachi-Röhre dient dem Druckausgleich zwischen Epipharynx und Paukenhöhle.

4.14.1.5 Histomorphologie des Innenohrs – Hörorgan

Endo- und Perilymphraum In einer Aussparung der Felsenbeinpyramide liegen die Anteile des Hörorgans wie in einem Labyrinth verteilt in mehreren Kammern. Zentral befindet sich jeweils ein schlauchförmiges, mit **Endolymphe** gefülltes Hohlraumsystem **(Endolymphraum, häutiges Labyrinth)**, das zum angrenzenden Knochen von **Perilymphe** umflossen wird **(Perilymphraum, knöchernes Labyrinth)**. Der Endolymphraum wird durch Tight junctions verbundene Epithelzellen abgedichtet, die einer kontinuierlichen, aber für Perilymphe durchlässigen Basallamina aufliegen. Die im Endolymphraum befindliche Endolymphe besitzt ähnlich wie die Intrazellulärflüssigkeit eine hohe K^+- und eine niedrige Na^+-Konzentration. Sie wird überwiegend von der **Stria vascularis** der Schnecke (s.u.) sowie dem **Planum semilunatum in den Bogengängen** (s.u.) gebildet. Anschließend fließt die Endolymphe über den **Ductus endolymphaticus** in den **Saccus endolymphaticus des Epiduralraums** ab, wo sie resorbiert wird. Der Perilymphraum wird durch mesothelartige Fibroblasten ausgekleidet. Die ihn durchströmende Perilymphe ähnelt der extrazellulären Flüssigkeit. Der Perilymphraum hat über den **Ductus perilymphaticus** Verbindung zum liquorgefüllten Subarachnoidalraum. Zentraler Perilymphraum ist das Vestibulum, das über das ovale Fenster Kontakt zur Steigbügelplatte hat und in dem über den endolymphatischen **Ductus reuniens** Gleichgewichts- und Hörorgan in Kontakt stehen.

Cochlea Das Hörorgan besteht aus der spiralig aufgewundenen **Cochlea** (Schnecke) mit ihrem **Canalis spiralis cochleae** (Schneckenkanal, ▶ Abb. 4.154). Dieser setzt sich aus zwei perilymphatischen Räumen, der **Scala vestibuli** (Vorhoftreppe) und der **Scala tympani** (Paukentreppe), zusammen, die über eine an der Spitze der Schnecke liegende Öffnung, das **Helicotrema**, ineinander übergehen. Zwischen beiden Scalae liegt der am Ductus reuniens beginnende und an der Schneckenspitze blind endende, mit Endolymphe gefüllte **Ductus cochlearis**. Zur kranialen Scala vestibuli ist letzterer durch die dünne **Reissner-Membran** abgetrennt. Nach lateral findet sich das wahrscheinlich einzige von Blutkapillaren durchzogene Epithel des menschlichen Körpers, die dreischichtige **Stria vascularis**.

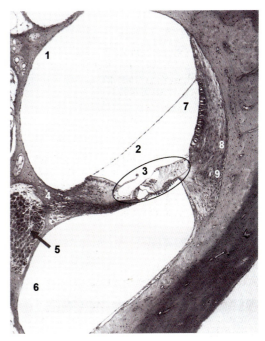

Abb. 4.154 Vertikaler Schnitt durch den Schneckenkanal (geringe Vergrößerung, Schwarz-Weiß-Fotografie einer HE-Färbung).
1 Scala vestibuli
2 Ductus cochlearis
3 Corti-Organ
4 Limbus spiralis
5 Ganglion spirale
6 Scala tympani
7 Reissner-Membran
8 Stria vascularis
9 Lig. spirale [T407].

Mikroskopische Anatomie

Unter ihr liegt das bindegewebige **Lig. spirale**. Zur Scala tympani hin findet sich die für Perilymphe durchlässige, überwiegend bindegewebige **Membrana basilaris (Basilarmembran)**. Sie wird bis zur Schneckspitze immer breiter und enthält das das Corti-Organ ernährende **Vas spirale**. Das auf der Basilarmembran sitzende **Corti-Organ** (▶ Abb. 4.155) setzt sich zusammen aus:

- Stützzellen (**Grenz-, Pfeiler- und Phalangenzellen**)
- sekundären Sinneszellen (**äußere und innere Haarzellen**)
- einer gallertigen, an Glykoproteinen wie **Otogelin** und **Tectorine** reichen **Membrana tectoria**
- mehreren von **Corti-Lymphe** (entspricht Perilymphe) durchflossenen Hohlräumen. Dies sind von innen nach außen:
  - **Innerer Tunnel (Corti-Tunnel)**
  - **Nuël-Raum**
  - **äußerer Tunnel**

Nach medial und lateral laufen die Sinnes- und Stützzellen in die **Sulci spirales internus et externus** aus. Medial, zum zentralen knöchernen **Modiolus** (Achse) der Schnecke gerichtet, findet sich kranial der von **Interdentalzellen** bedeckte bindegewebige **Limbus spiralis**. Interdentalzellen bilden das Material der Membrana tectoria. Kaudal hiervon liegt die **Lamina spiralis ossea**, unter deren Schutz afferente und efferente Nervenfasern in das Corti-Organ ziehen. Über die ganze Länge des Corti-Organs findet man **eine Reihe innerer und drei bis fünf Reihen äußerer Haarzellen**. Sie besitzen Stereozilien, die jeweils über **Tip links** (Spitzenverbindungen), überwiegend bestehend aus **Cadherin 23**, miteinander verbunden sind und im apikalen Zytoplasma der Haarzellen in einer elektronendichten Kutikularplatte aus einem Aktin- und Spektrinnetz verankert sind. Die längsten Stereozilien der äußeren Haarzellen ragen in die Membrana tectoria hinein. Die Stützzellen der äußeren Haarzellen bilden apikal dünne Ausläufer, die die äußeren Haarzellen umfangen und an ihrem Apex in jeweils eine dünne **Kopfplatte** auslaufen. Diese Kopfplatten sind über Tight junctions und Zonulae adhaerentes fest mit den Haarzellen und benachbarten Stützzellen verbunden. In der Aufsicht entsteht so eine Mosaikfläche aus

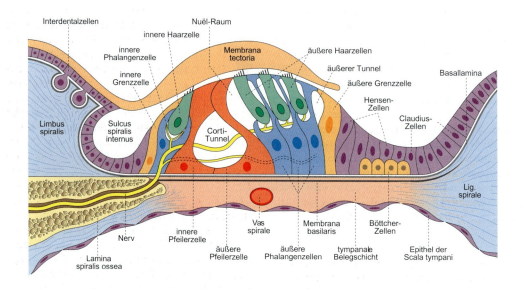

Abb. 4.155 Corti-Organ im Detail [L107].

Kopfplatten und äußeren Haarzellen, die auch als **Membrana reticularis** bezeichnet wird. Sie bietet den äußeren Haarzellen mechanische Stabilität und ist gleichzeitig auch eine Fortsetzung der Diffusionsbarriere zwischen endo- und perilymphatischem Raum.

4.14.1.6 Funktion des Innenohrs – Hörorgan
Für die Haarzellen gilt:
- **Innere Haarzellen** sind überwiegend **afferent** mit bipolaren Neuronen verbunden, deren Perikarya im zentralen Canalis spiralis des Modiolus cochleae liegen (Ganglion spirale) und deren Axone den **kochlearen Anteil des N. vestibulocochlearis** bilden.
- **Äußere Haarzellen** sind v. a. **efferent** mit dem Ncl. olivaris superior des Hirnstamms synaptisch verbunden.

Klinik
Zu einer Schädigung der Haarzellen kann es durch Einnahme bestimmter Medikamente (Aminoglykosidantibiotika, Schleifendiuretika) oder auch durch übermäßige Lärmexposition (Knall- und Schalltraumata) kommen.

Vereinfacht dargestellt, beginnt der Hörvorgang im Innenohr mit der mechanischen Verformung des **ovalen Fensters (Fenestra vestibuli).** Dadurch wird Perilymphe in die Scala vestibuli und über das Helicotrema und die Scala tympani bis hin zum runden Fenster (Fenestra cochleae) verschoben. Durch wiederholte Verformungen entstehen Wanderwellen in der Perilymphe mit unterschiedlicher Frequenz, mit Verformungen des Ductus cochlearis und Auslenkung der Basilarmembran. Hierdurch wiederum kommt es zu Bewegungen der Membrana tectoria, was zur Auslenkung der Stereozilien sowohl der inneren als auch der äußeren Haarzellen führt. Verschiedene Wanderwellen resultieren an unterschiedlichen Orten der Basilarmembran in maximaler Auslenkung **(Amplitude).** Diese ist von der Frequenz der Wanderwellen abhängig.

Merke
Schall niedriger Wellenlängenbereiche bzw. Wanderwellen mit hoher Frequenz haben ihr Amplitudenmaximum an der Schneckenbasis, Schall hoher Wellenlängenbereiche bzw. niedriger Frequenz hat sein Amplitudenmaximum an der Schneckenspitze.

In den Haarzellen kommt es durch die Auslenkung zur Öffnung von Ionenkanälen und zur Depolarisation. Es entstehen Rezeptorpotentiale, die an den inneren Haarzellen zur Freisetzung des Neurotransmitters Glutamat führen, der wiederum die **bipolaren Zellen** als 2. Neuron der Hörbahn erregt. Die Erregung wird dann im **R. cochlearis** des N. vestibulocochlearis zu den **Ncll. cochleares** des Hirnstamms geleitet. In den äußeren Haarzellen kommt es, vermittelt durch das Motorprotein **Prestin,** zur rhythmischen Auf- und Abbewegung, welches die Schallenergie am Ort des Amplitudenmaximums bis zu 1.000fach verstärkt. Dies führt zur Verfeinerung der Frequenzdiskriminationsschwelle und der Ortsselektivität des Schalls unterschiedlicher Frequenz. Die efferente (hemmende) Innervation der äußeren und zu einem geringeren Teil der inneren Haarzellen aus den **Ncll. olivares superiores** dient der Empfindlichkeitseinstellung und ermöglicht das Überhören störender Umgebungsgeräusche.

4.14.1.7 Histomorphologie des Innenohrs – Gleichgewichtsorgan
Die Sinneszellen des Gleichgewichtsorgans (**Vestibularorgan**) finden sich im Endolymphraum zur anderen Seite des Ductus reuniens. Letzterem am nächsten liegen der **Sacculus** und durch einen schmalen Raum getrennt, von dem auch der Ductus endolymphaticus abgeht, der **Utriculus.** Beide tragen sog. **Maculae staticae,** die aus Haarzellen (Sinneszellen), Stützzellen und der sie bedeckenden **Otolithenmembran** bestehen. Bei den Haarzellen unterscheidet man die **bauchigen Haarzellen vom Typ I** und die eher **schmalen Haarzellen vom Typ II** (▶ Abb. 4.156). Bei beiden Zelltypen handelt es sich um sekundäre Sinneszellen. Sie tragen jeweils ein langes Kinozilium und bis zu 80 Stereozilien, die untereinander durch Tip links (s. o.) verbunden sind. Diese Fortsätze ragen in die ähnlich wie die Membrana tectoria gebaute und zusätzlich Kalziumkarbonatkristalle enthaltende **Otolithenmembran (Statolithenmembran)** hinein, die eine deutlich höhere Dichte als die Endolymphe hat. Vom Utriculus gehen die drei **Bogengänge (Ductus semicirculares)** ab. Diese Gänge tragen an umschriebenen Stellen Erweiterungen. Hier finden sich leistenförmige Vorbuchtungen von Epithel **(Haarzellen Typ I, II und Stützzellen)** auf einer bindegewebigen Lamina propria. Diese Vorbuchtungen werden als **Cristae ampullares** be-

Mikroskopische Anatomie

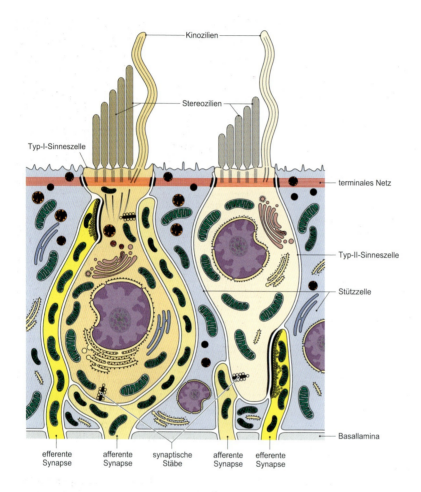

Abb. 4.156 Sinnesepithel des Gleichgewichtsorgans [L141, M562].

zeichnet. Sie sind von einer gallertigen, ebenfalls der Membrana tectoria gleichenden, **Cupula** (Kuppel) überzogen, die im Gegensatz zur Otolithenmembran *frei* von Kalziumkarbonatkristallen ist. Als Besonderheit ist der Perilymphraum im gesamten Vestibularorgan von bindegewebigen Trabekeln durchzogen.

4.14.1.8 Funktion des Innenohrs – Vestibularorgan

Bei **Linearbeschleunigungen** des Körpers (horizontal, vertikal) kommt es zu Bewegungen zwischen den Fortsätzen der Haarzellen und der trägen Otolithenmembran von Sacculus und Utriculus. Eine Abscherbewegung der Fortsätze führt zur Öffnung von Kationenkanälen, wodurch letztendlich auch hier Glutamat in den synaptischen Spalt freigesetzt wird.

Zum synaptischen Spalt hin finden sich in den Haarzellen **synaptische Bänder** (Syn. **synaptische Lamellen**).

Dies wiederum erregt bipolare Neurone, deren Soma am Boden des Meatus acusticus internus (innerer Gehörgang) liegen. Die Axone dieser Neurone bilden den **R. vestibularis** des N. vestibulocochlearis. Der R. vestibularis wiederum nimmt synaptischen Kontakt mit den Ncll. vestibulares des Hirnstamms auf. Zu einem geringen Teil werden die Haarzellen auch efferent innerviert. Dies geschieht jeweils aus den **Ncll. olivares laterales (Deiters-Kerne)** und dient der Empfindlichkeitseinstellung des Gleichgewichtsorgans. Die Bogengänge dienen der Wahrnehmung von **Drehbeschleunigungen**. Ihr Innervationsmuster gleicht dem der Maculae staticae.

> 4.14 Sinnesorgane   > 4.14.3 Geruchssinn

> **Merke**
> **Synaptische Bänder**
> Diese Bänder finden sich an Synapsen mit hohen Transmitterentladungsfrequenzen und starkem Vesikelumsatz. Sie liegen immer an der Präsynapse und bestehen aus:
> - **synaptischen Körperchen** (Corpuscula synaptica), elektronendichten Proteinstrukturen, die einer reiz- und tageszeitlichen Größen- und Gestaltsumwandlung unterliegen
> - An die synaptsichen Körperchen sind über Proteinärmchen **glutamathaltige Vesikel** gebunden.
>
> Die genaue Funktion der synaptischen Körperchen ist bislang nicht abschließend geklärt: Möglicherweise helfen sie dem schnellen Transport der Vesikel an die Membran. Man findet synaptische Bänder:
> - An den Haarzellen des Hörorgans
> - An den Haarzellen des Gleichgewichtsorgans
> - An den Photorezeptorzellen und Bipolarzellen der Retina
> - In den Zellen des paratympanisches Organs
> - In Pituizyten

> **Klinik**
> Das **Akustikusneurinom** ist ein gutartiger Tumor, der von den Schwann-Zellen des R. vestibularis des N. vestibulocochlearis im Meatus acusticus internus ausgeht und sich bis in den Kleinhirnbrückenwinkel der hinteren Schädelgrube ausdehnt. Er macht sich früh durch Hör- und Gleichgewichtsstörungen bemerkbar.

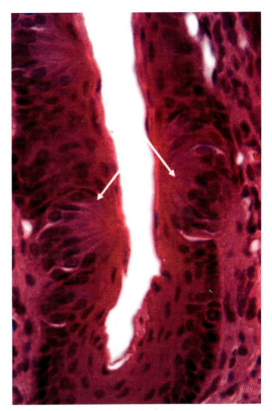

Abb. 4.157 Geschmacksknospen (↓) in der lateralen Wand einer Papilla vallata (HE, hohe Vergrößerung) [T407].

4.14.2 Geschmackssinn

Der Geschmackssinn wird durch **Geschmacksknospen (Caliculi gustatorii)** vermittelt, etwa 60 µm große endoepitheliale Gebilde, die sich jeweils aus bis zu 80 sekundären **Sinneszellen (Typ I und II)** sowie **Basalzellen (Stütz- und Stammzellen)** zusammensetzen und von einer Basalmembran umgeben sind. Die Sinneszellen haben eine Lebensdauer von maximal 10 Tagen. Sie regenerieren sich aus den Basalzellen und stehen über einen Porus gustatorius mit der Zungenoberfläche in Kontakt. Zum Porus tragen die Sinneszellen zahlreiche mit Chemorezeptormolekülen besetzte Mikrovilli. Basolateral sind die Sinneszellen über chemische Synapsen mit afferenten Nervenfasern verknüpft. Geschmacksknospen finden sich in hoher Zahl in der **lateralen Wand der Papillae vallatae,** (▶ Abb. 4.157) weniger häufig in den **Papillae foliatae,** den **Papillae fungiformes** und dem **weichen Gaumen** (▶ Kap. 4.4). An den Papillen sind die Geschmacksknospen mit **serösen Von-Ebner-Spüldrüsen** verbunden, die am Boden der Papillen münden.

4.14.3 Geruchssinn

Der Geruchssinn wird durch in beiden Nasenhöhlen am Nasenhöhlendach liegende, etwa 3–5 cm² großen Bereiche, die als Riechschleimhaut **(Regio olfactoria)** bezeichnet werden, vermittelt. Das hier befindliche mehrreihige Epithel weist einige Besonderheiten auf:
- Becherzellen und Flimmerepithelzellen fehlen
- Es ist mit 60 µm deutlich dicker als das umgebende Flimmerepithel
- Es besteht aus Riechsinneszellen, Mikrovillus-, Basal- und Stützzellen

Mikroskopische Anatomie

- In der Lamina propria finden sich die serösen tubuloalveolären **Bowman-Drüsen (Gll. olfactoriae)**. Deren Sekret dient zum einen als Spülflüssigkeit und fungiert zum anderen als Lösungsmedium für leicht flüchtige Geruchsstoffe. Für letztere Funktion enthält der Schleim **Odorant-Bindungsproteine (OBP)**.

Basalzellen, Stützzellen und Mikrovilluszellen Basalzellen liegen als kleine kubische Gebilde der Basallamina der Riechschleimhaut auf. Es handelt sich um **undifferenzierte Stammzellen**, aus denen sich alle anderen Zelltypen der Riechschleimhaut regenerieren. **Stützzellen** sind schmale hochprismatische Zellen, die reichlich Mitochondrien sowie pigment- und schleimhaltige Granula aufweisen. An ihrer Oberfläche tragen sie einzelne kurze und plumpe Mikrovilli. Durch apikale Haftkomplexe sind sie mit den Riechsinneszellen und den **Mikrovilluszellen** verbunden. Letztere sind **bipolar** gebaut. Zur Nasenhöhle tragen sie wenige aber lange Mikrovilli. Basal bilden sie jeweils einen Fortsatz, der ebenfalls von Gliazellen umschlossen Richtung ZNS zieht. Diesen etwas selteneren Zellen wird ebenso wie den Riechsinneszellen eine Rezeptorfunktion für Geruchsstoffe (Odoranzien) zugeschrieben.

> **Riechsinneszellen und olfaktorische Glia** Es handelt sich um **bipolare primäre Sinneszellen.** Zur Nasenhöhle hin (apikal) bilden sie jeweils einen dendritischen Fortsatz, der in einer kolbigen Auftreibung (**Bulbus dendriticus**, Riechbläschen) auf der Oberfläche der Riechschleimhaut mündet. Dort gehen bis zu acht parallel zur Oberfläche der Schleimhaut im Schleim liegende **olfaktorische Zilien** von ihm ab, deren Membranen die Rezeptormoleküle für die Geruchsstoffe tragen. Proximal weisen sie einen regelmäßigen Aufbau, wie ihn auch Kinozilien haben, auf, der nach distal verloren geht. Ihr Basalkörper sowie einige Mitochondrien liegen im Riechbläschen. Der Zellleib der Sinneszellen ist darüber hinaus mittig aufgetrieben (hier liegen Kern und alle wesentlichen Organellen) und verjüngt sich nach basal zu einem dünnen Axon, das flankiert von **olfaktorischen Gliazellen,** mit Eigenschaften von Astrozyten und Schwann-Zellen, und gebündelt zu **Fila olfactoria** als marklose Nervenfasern durch die knöcherne Lamina cribrosa zum Bulbus olfactorius des ZNS zieht. Die Riechsinneszellen regenerieren sich etwa alle 40 Tage aus den Basalzellen und finden dabei jedes Mal (wahrscheinlich gesteuert durch die olfaktorische Glia) erneut erfolgreich synaptischen Anschluss an den Bulbus olfactorius.

Klinik

Eine **Anosmie**, ein vollständiger Verlust des Geruchssinns, tritt u. a. bei einem ausgeprägten Vitamin-B_{12}-Mangel oder auch im Rahmen eines Morbus Parkinson auf. **Parosmien** (fehlerhafte Geruchswahrnehmungen) können sich bei Schädeltraumata oder auch Hirntumoren entwickeln.

4.14.4 Sehsinn

4.14.4.1 Funktion

Der Sehsinn wird durch den **Bulbus oculi** (Augapfel) in Verbindung mit den ihn umgebenden **Hilfseinrichtungen** wie u. a. Bindehaut, Augenlider, Tränendrüse und Augenmuskulatur vermittelt (▶ Abb. 4.158).

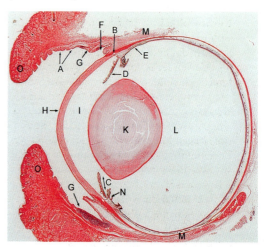

Abb. 4.158 Bulbus oculi mit umliegenden Hilfseinrichtungen, sagittaler Schnitt, (HE) [T407].
A Ausführungsgänge der Meibom-Drüsen
B Schlemm-Kanal
C Zonulafasern (in hinterer Augenkammer)
D Iris
E Pars caeca retinae
F Fornix conjunctivae
G accessorische Tränendrüse (Krause-Drüse)
H Kornea
I vordere Augenkammer
K Linse
L Glaskörper
M äußerer Augenmuskel
N Ziliarkörper
O Ober- und Unterlid.

4.14.4.2 Histomorphologie der äußeren Augenhaut

Zur äußeren Augenhaut werden Lederhaut und Hornhaut gerechnet.

Lederhaut Die lichtundurchlässige Lederhaut (**Sklera**) besteht aus straffem, geflechtartigem kollagenem Bindegewebe, welches Wasser (60–70 % des Gesamtgewichts der Sklera), wenig Bindegewebszellen und amorphe Grundsubstanz enthält. Im hinteren Bereich, an der Durchtrittsstelle des Sehnervs, ist sie wie ein Sieb durchlöchert, weshalb sie hier als **Lamina cribrosa** bezeichnet wird. Hier ist die Lederhaut außerdem fest mit der den Sehnerv bedeckenden Dura mater verbunden. Aufgrund des o. g. speziellen Aufbaus des Bindegewebes ist die Lederhaut lichtundurchlässig und erscheint makroskopisch weiß.

> **Hornhaut** Die im vorderen Bereich des Auges liegende, lichtdurchlässige **Hornhaut** (**Kornea**, ▶ Abb. 4.158) besteht von außen nach innen aus folgenden Strukturen:
> - **Korneaepithel:** Es ist ein mehrschichtig unverhorntes Plattenepithel. Es setzt sich nach lateral in das Epithel der Konjunktiva fort. Zumeist liegen sechs Epithelschichten einer kontinuierlichen Basalmembran auf. Die Zellen sind alle untereinander durch Tight junctions, Zonulae und Maculae adhaerentes und Gap junctions verbunden. Die Zellen der obersten Lage tragen **Mikroplicae,** die der Haftung des Tränenfilms dienen. Das Epithel regeneriert sich lebenslang narbenfrei jeweils komplett in 7 Tagen aus Stammzellen des **Limbus corneae** (Korneaaußenrand). Es ist dicht mit freien Nervenendigungen besetzt, die Teil der **Lidschlussreflexkette** sind. Des Weiteren spielt das Epithel eine wichtige Rolle als:
>   – Diffusionsbarriere für die Tränenflüssigkeit
>   – Schutz gegen eindringende Keime
>   – Stromaernährung aus dem Tränenfilm
>   – Durch Regulation des Wassergehaltes des Stromas Steuerung der Transparenz der Kornea.
> - **Lamina limitans anterior (Bowman-Membran):** Sie entspricht der homogen eosinroten und verdickten Lamina fibroreticularis der Basalmembran zwischen Epithel und Stroma.
> - **Korneastroma:** Es ist der dickste Bereich der Kornea. Das Stroma besteht einerseits aus reichlich Wasser, das 70–80 % des Gesamtgewichts der Kornea ausmacht, andererseits aus **Keratansulfat-Proteoglykanen,** die reichlich Wasser binden, speziellen Fibroblasten und zu Lamellen gepackten Typ-I-Kollagenfibrillen, welche dann zu einem regelmäßigen Gitter angeordnet sind.
> - **Lamina limitans posterior (Descemet-Membran):** Es handelt sich um eine besonders aufgebaute Basalmembran, da sie **Kollagen Typ VIII** enthält. Ihr liegt nach innen zur vorderen Augenkammer hin das Endothel auf.
> - **Korneaendothel:** Es handelt sich um eine einschichtige Diffusionsbarriere, die ebenfalls den Wassergehalt und damit die Transparenz des Stromas aufrechterhält.

> **Merke**
>
> Die **Durchsichtigkeit** der Kornea erklärt sich durch ihren regelmäßigen, gitterartig ausgerichteten Lamellenaufbau mit einem gleichmäßigen Fibrillendurchmesser von etwa 30 nm und gleichmäßigem Fibrillenabstand. Die Sklera hat einen unregelmäßigen Lamellenbau und ist deshalb weiß und undurchsichtig.

4.14.4.3 Histomorphologie der mittleren Augenhaut

Zur mittleren Augenhaut (*lat.* Uvea) gehören **Choroidea** (Aderhaut), **Corpus ciliare** (Ziliarkörper) und **Iris** (Regenbogenhaut).

Choroidea Es ist der Teil der Uvea, der im dorsalen Bereich des Bulbus liegt und vorn bis zur **Pars plana** des Ziliarkörpers bzw. **Ora serrata** der Retina reicht. Die Choroidea besteht aus einem dichten Netz elastischer und kollagener Fasern sowie einzelnen Melanozyten. Sie ist durchzogen von Gefäßplexus, die aus Ästen der **Aa. ciliares posteriores breves** gespeist werden und die äußeren Netzhautschichten versorgen. Der innerste Teil ist die **Choriokapillaris,** die Schicht, die feinste Blutgefäße der Uvea enthält. Ihr Kapillarendothel ist fenestriert.

> Zwischen Choriokapillaris und retinalem Pigmentepithel befindet sich die ca. 2 µm breite **Bruch-Membran,** deren wesentliche Bestandteile die Basallaminae des Pigmentepithels und die Gefäße sowie elastische Fasern sind. Sie ist ein funktioneller Antagonist des M. ciliaris (s. u.) und liefert eine passive Fernakkommodation.

Mikroskopische Anatomie

Corpus ciliare Der Ziliarkörper (▶ Abb. 4.158) beginnt am ventralen Ende der Choroidea und reicht bis zur Iriswurzel. Er besteht aus einer dorsalen Pars plana und einer ventralen Pars plicata. Letztere bildet die **Processus ciliares** (Ziliarfortsätze) und enthält den parasympathisch innervierten glatten **M. ciliaris,** der bei Kontraktion (Dickenzunahme) zu einer Entspannung der Zonulafasern und damit der Nahakkommodation führt. Zum Kammerwasser ist der Ziliarkörper von einem zweischichtigen Epithel bedeckt, das zum lichtunempfindlichen Teil der Retina gehört. Beide Epithelschichten bilden zusammen das Kammerwasser und sind durch mechanische Kontakte miteinander verbunden:
- Die zum Kammerwasser gerichtete Schicht ist **unpigmentiert.** Wahrscheinlich werden hier die aus Fibrillin bestehenden **Zonulafasern** produziert, die den Ziliarkörper mit der Linse verbinden. Die Zellen jener Schicht sind durch Tight junctions verbunden und bilden somit eine dichte Barriere: die **Blut-Kammerwasser-Schranke** (BKS).
- Die darunter liegende Schicht ist durch Einlagerung von Melanosomen **pigmentiert.** Zum Kammerwasser und zum Stroma findet sich jeweils eine Basallamina, auf der die Zellen des Epithels sitzen. Die unter dem Epithel liegenden Kapillaren tragen fenestriertes Endothel.

Iris Die Iris (▶ Abb. 4.158) ist der vorderste Teil der Uvea. Sie liegt stellenweise der Linse auf und umrahmt eine zentrale Öffnung, die **Pupille.** Letztere dient als Blendschutz. Von hinten nach vorn besteht die Iris aus:
- **Hinterem Epithel:** Es ist die Fortsetzung des unpigmentierten Ziliarkörperepithels, das hier allerdings Pigmente trägt. Gleichzeitig ist dieses Epithel Teil der lichtunempfindlichen Retina.
- **Vorderem Epithel:** Dies ist die Fortsetzung des pigmentierten Ziliarkörperepithels, das hier ebenso pigmentiert ist. Es enthält im lateralen Bereich Myofilamente. Dieser Bereich ist sympathisch innerviert und entspricht dem **M. dilatator pupillae,** der für die Pupillenerweiterung (Mydriasis) zuständig ist. Gleichzeitig ist das vordere Epithel Teil der lichtunempfindlichen Retina.
- **Stroma:** Das Stroma ist mit Melanozyten, flachen Fibroblasten und Kapillaren mit kontinuierlichem Endothel durchsetzt. Letzteres entspricht hier der BKS. Das Stroma enthält medial glatte Muskelzellen, die parasympathisch innerviert sind. Stroma und Muskelzellen entsprechen zusammen dem **M. sphincter pupillae** (Pupillenverengung [Miosis]).

> **Merke**
>
> Ist das Irisstroma stark pigmentiert, ist die Augenfarbe eher braun; ist es schwach pigmentiert, ist sie aufgrund der Eigenfarbe des Irisepithels eher blau.

4.14.4.4 Histomorphologie der inneren Augenhaut

Die innere Augenhaut (*lat.* Retina) setzt sich aus der hinteren lichtempfindlichen **Pars optica** (▶ Abb. 4.160) und der Ziliarkörper und Iris überziehenden lichtunempfindlichen **Pars caeca** (▶ Abb. 4.158) zusammen. Die Grenze zwischen beiden ist die **Ora serrata.** Die Pars optica besteht aus zwei Schichten, die sich aus unterschiedlichen Teilen des Augenbechers ableiten, dem **Stratum nervosum** und dem **Stratum pigmentosum.**

Stratum nervosum Diese Schicht geht aus dem **inneren Augenbecherblatt** hervor. Es enthält die ersten drei Neurone der Sehbahn, Interneurone, Gliazellen und Blutgefäße:
- **1. Neuron der Sehbahn:** Die 1. Neurone sind die **Fotorezeptorzellen.** Man unterscheidet **Stäbchen-** und **Zapfenzellen.** Beide zeigen einen ähnlichen Aufbau (▶ Abb. 4.159). Die Zellen bestehen aus einem rezeptorischen Fortsatz mit Außen- und Innensegment. Beide Teile sind über eine modifizierte Kinozilie verbunden („**9-×-2+0-Binnenstruktur**"):
  – Die Biomembranen des **Außensegments** enthalten die Sehpigmente. Die Außensegmente werden durch Abstoßung und Neuaufbau lebenslang innerhalb von je 10 Tagen erneuert.
  – Das **Innensegment** setzt sich nochmals aus zwei Bestandteilen zusammen: dem außen liegenden **Ellipsoid** und dem innen liegenden **Myoid.** Das Ellipsoid ist mit zahlreichen Mitochondrien gefüllt. Das Myoid enthält v. a. gER, rER und Golgi-Apparat und ist über eine dünne Außenfaser mit dem Perikaryon verbunden. Die Außenfaser ist über Zonulae adhaerentes mit benachbarten Gliazellen verbunden.

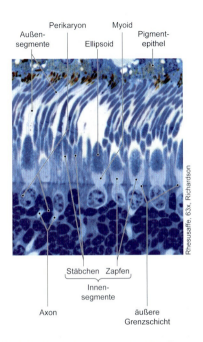

Abb. 4.159 Aufbau der Fotorezeptorzellen [O892].

In Richtung 2. Neuron der Sehbahn besitzen die Fotorezeptorzellen ein kurzes Axon, das in einem Endkolben endet und hier synaptische Bänder trägt (▶ Kap. 4.14.1.8). Über dieses Axon stehen die Rezeptorzellen mit den 2. Neuronen der Sehbahn und Interneuronen in Kontakt.

- **2. und 3. Neuron der Sehbahn:** Die 2. Neurone der Sehbahn sind die **bipolaren Zellen**. Sie nehmen die Informationen der Fotorezeptorzellen auf und geben sie an die ca. 1 Mio. Ganglienzellen, die 3. Neurone der Sehbahn, weiter. Auch sie tragen synaptische Bänder an der Präsynapse zum 3. Neuron. Die Axone der 3. Neurone bilden den N. opticus und stehen synaptisch mit den 4. Neuronen der Sehbahn im **Corpus geniculatum laterale** des Diencephalons in Kontakt.
- **Interneurone:** Die Interneurone dienen der Verschaltung und Bündelung der in den Fotorezeptorzellen aufgenommenen Informationen: **Amakrine Zellen** verbinden einen Teil der bipolaren Zellen mit Ganglienzellen, **Horizontalzellen** verbinden Fotorezeptorzellen oder bipolare Zellen jeweils untereinander.
- **Gliazellen:** Neben regulären Astrogliazellen, die retinale Blutgefäße umscheiden, gibt es retinaspezifische Astrogliazellen, die sog. **Müller-Zellen**. Sie bilden eine **äußere und innere Gliagrenzmembran** (s. u.) an der Retina.
- **Retinale Blutgefäße:** Die Kapillarplexus, die die inneren Netzhautschichten mit Nährstoffen versorgen, entspringen der **A. centralis retinae.** Sie besitzen kontinuierliches Endothel und die einzelnen Endothelzellen sind durch Tight junctions verbunden. So entsteht die **innere Blut-Retina-Schranke.**

> **Lerntipp**
>
> Die Retina jedes Bulbus enthält etwa **120 Mio.** Stäbchenzellen und nur **6 Mio.** Zapfenzellen:
> - Stäbchenzellen sind histologisch schlank. Ihr Außensegment enthält abgeschlossene, gestapelte und von Biomembranen umschlossene Bläschen. Ihre Funktion ist das Hell-Dunkel-Sehen.
> - Zapfenzellen haben eine bauchige Gestalt. Ihr Außensegment enthält eingestülpte Membranen und sie sind für das Farbsehen zuständig.

Stratum pigmentosum Es leitet sich aus dem **äußeren Augenbecherblatt** ab. Dieses Stratum besteht aus dem einschichtig isoprismatischen Pigmentepithel. Im Zytoplasma enthalten diese Zellen reichlich Melaningranula und Phagolysosomen. Basal sitzen die Pigmentepithelzellen der Bruchmembran fest auf und umfassen apikal die Außensegmente der Fotorezeptorzellen. Untereinander sind die Zellen durch Tight junctions fest miteinander verschmolzen. Dadurch entsteht die **äußere Blut-Retina-Schranke.**

Das Pigmentepithel hat mehrere Funktionen:
- Trennschicht zur Uvea
- Absorption von Streulicht
- Verstoffwechselung und damit Regeneration überalterter, abgestoßener Außensegmente der Fotorezeptoren und deren Sehpigmenten
- Stoffaustausch zwischen den Gefäßen der Choriokapillaris und der Fotorezeptoren

Schichtenaufbau der Retina Durch die regelmäßige Lage einzelner Bestandteile hat die Retina folgenden 10-schichtigen Aufbau (von der Choroidea zum Glaskörper, ▶ Abb. 4.160):

1. **Stratum pigmentosum:** Pigmentepithelschicht
2. **Stratum neuroepitheliale:** Außen- und Innensegmente der Fotorezeptorzellen
3. **Stratum limitans externum (äußere Gliagrenzmembran),** die durch die Verschmelzung

Mikroskopische Anatomie

der äußeren Fortsätze der Müller-Zellen über Zonulae adhaerentes mit den Fotorezeptorzellen entsteht

4. **Stratum nucleare externum (äußere Körnerschicht):** Perikarya der Fotorezeptorzellen
5. **Stratum plexiforme externum:** Nervenzellfortsätze und Synapsen zwischen den Fotorezeptorzellen, den bipolaren Zellen und den Horizontalzellen
6. **Stratum nucleare internum (innere Körnerschicht):** Perikarya der bipolaren Zellen sowie der Interneurone und der Müller-Zellen
7. **Stratum plexiforme internum:** Nervenzellfortsätze und Synapsen zwischen bipolaren Zellen, Ganglienzellen und amakrinen Zellen
8. **Stratum ganglionicum (Stratum ganglionare n. optici):** Perikarya der Ganglienzellen
9. **Stratum neurofibrarum:** Nervenfaserschicht mit den Axonen der Ganglienzellen
10. **Stratum limitans internum:** durch Tight junctions sehr eng ineinander verzahnte innere Fortsätze der Müller-Zellen mit darunter liegender Basallamina. Diese Schicht bildet die **innere Gliagrenzmembran**.

Lerntipp

Nicht vergessen: die **Pigmentepithelzellen** dienen der **Regeneration der Fotorezeptoren**.

Merke

Bevor das Licht auf die lichtempfindlichen Fortsätze der Fotorezeptorzellen treffen kann, muss es die acht zuletzt genannten Schichten durchqueren. In der Pars optica retinae gibt es allerdings zwei davon abweichend aufgebaute Bereiche:
- **Macula lutea (gelber Fleck)** mit der in ihr gelegenen **Fovea centralis**: Es ist die Stelle des schärfsten Sehens. Hier finden sich ausschließlich Zapfenzellen und die inneren Retinaschichten sind ab dem Stratum nucleare internum an dieser Stelle zur Seite verdrängt.
- **Blinder Fleck:** Er befindet sich lateral des gelben Flecks. Hier verlassen die Axone der 3. Neurone der Sehbahn das Auge über die **Papilla nervi optici**. Der oben beschriebene Aufbau der Retina ist hier nicht existent.

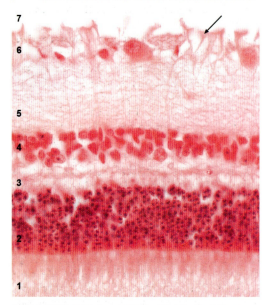

Abb. 4.160 Schichtenbau der Retina, HE, hohe Vergrößerung.
1 Stratum neuroepitheliale
2 Stratum nucleare ext.
3 Stratum plexiforme ext.
4 Stratum nucleare int.
5 Stratum plexiforme int.
6 Stratum ganglionicum
7 Glaskörper
→ Stratum limitans int. [T407].

4.14.4.5 Histomorphologie des Glaskörpers

Der Glaskörper (*lat*. Corpus vitreum, ▶ Abb. 4.158) besteht zu 98 % aus Wasser, wenig Hyaluronsäure, Typ-II-Kollagenfibrillen, die vom Epithel der Pars plana des Ziliarkörpers produziert werden, sowie einzelnen Makrophagen (**Hyalozyten**). Der Glaskörper drückt die Retina gegen die Choroidea.

4.14.4.6 Histomorphologie der Linse

Die Linse (*lat*. Lens) ist eigenelastisch, transparent und bikonvex. Ihre stärker gekrümmte Vorderfläche besteht aus kubischen, organellenarmen **Linsenepithelzellen**, die lebenslang teilungsfähig bleiben. Der Rest der Linse setzt sich aus **Linsenfasern** und **sehr** wenig EZM zusammen, die den Hauptteil der Linse bilden und aus den Linsenepithelzellen hervorgehen. Bei den Fasern handelt es sich um vitale, häufig kern- und organellenlose längliche Zellen, die viel sog. **Kristallin** (Protein) enthalten und zu 60–70 % aus Wasser bestehen. Die lebenslang neu entstehenden Linsenfasern wandern in Richtung **Äquator,** den zum Ziliarkörper gerichteten Teil der Linse, und werden durch neu entstehende Fasern in die Tiefe der Linse verdrängt. Hierdurch entsteht zunehmend ein verdichteter zentraler **Linsenkern** und eine diesen umgebende Schichtung jüngerer Linsenfasern, die **Linsenrinde**. Nach außen wird die Linse von einer besonders dicken Basallamina überzogen, der **Linsenkapsel**. In diese strahlen am Äquator die **Zonulafasern** ein (▶ Abb. 4.158).

4.14.4.7 Histomorphologie der Augenkammern

Man unterscheidet zwei Kammern (▶ Abb. 4.158):

- **Hintere Augenkammer:** Sie wird anterior von der Iris, medial von der Linse, posterior vom Glaskörper und lateral vom Ziliarkörper begrenzt.
- **Vordere Augenkammer:** Sie hingegen wird nach posterior von Iris und Linse und nach anterior von der Hornhaut umschlossen.

In den Augenkammern befindet sich das dem Liquor cerebrospinalis ähnliche **Kammerwasser**, das vom Ziliarepithel gebildet und in die hintere Augenkammer abgegeben wird. Es fließt durch den schmalen Spalt zwischen Iris und Linse in die vordere Augenkammer. Dort wird es entweder zwischen den von Korneaendothel überzogenen Trabekeln (**Fontana-Räume**) zwischen Iris, Sklera und Kornea im **Schlemm-Kanal (Sinus venosus sclerae)** im Kammerwinkel resorbiert und in episklerale Venen abgeleitet. Daneben kann es über den Extrazellularraum von Sklera und Uvea in **Vortexvenen** (episklerale Venen) abfließen. Durch einen etwas höheren **Augeninnendruck** (15 mmHg) im Vergleich zum Druck in den Vortexvenen (< 10 mmHg) wird der Abfluss des Kammerwassers aufrechterhalten.

4.14.4.8 Histomorphologie der Hilfseinrichtungen

Augenlider Das Grundgerüst der Lider (lat. Conjunctivae, ▶ Abb. 4.158, ▶ Abb. 4.161) ist der **Tarsus** (Lidplatte) aus straffem geflechtartigem Bindegewebe, der den Lidern Form und Stabilität verleiht. Am Tarsus setzt glatte sympathisch innervierte Muskulatur an (**Mm. tarsales superior et inferior**). Darüber hinaus findet sich über nahezu der gesamten Länge des Lids willkürlich innervierte Skelettmuskulatur in Form des **M. orbicularis oculi** (Innervation: N. facialis), der den Lidschluss ausführt. Außerdem strahlt am Oberlid zusätzlich die Sehne eines willkürlich innervierten Skelettmuskels in den Tarsus ein (**M. levator palpebrae**, Innervation: N. oculomotorius).

Die äußere Oberfläche der Augenlider ist von mehrschichtig verhorntem Plattenepithel bedeckt, die Innenseite von Bindehaut. An der Lidkante gehen beide Epitheltypen ineinander über. Hier finden sich nach anterior gerichtete Haare, die Wimpern (**Ciliae**). Am Augenlid lassen sich verschiedene Drüsen unterscheiden:

- **Wimperndrüsen** (Gll. ciliares, **Moll-Drüsen**): Diese Drüsen liegen zwischen den Wimpern und sind apokrine Schweißdrüsen
- **Talgdrüsen** (Gll. sebaceae, **Zeis-Drüsen**): Es sind holokrine Drüsen, die der Einfettung der Wimpern dienen
- **Lidplattendrüsen** (Gll. tarsales, **Meibom-Drüsen**): Auch dies sind Talgdrüsen. Es sind die größten Drüsen der Augenlider und in das Bindegewebe des Tarsus eingelagert. Ihre Ausführungsgänge münden in der Nähe der hinteren Lidkante auf die Oberfläche der Lidinnenseite. Ihr Sekret bildet die Lipidschicht des Tränenfilms.

Bindehaut Dieses Häutchen (**Konjunktiva**) überzieht die Innenseite des Augenlids und geht an der Basis des Lids im **Fornix conjunctivae** superior und inferior (Bindehautumschlagsfalten) – der Lidbeweglichkeit dienende Reservefalten – in die Bindehaut des Bulbus über. Die Bindehaut des Bulbus reicht bis zum **Limbus corneae**. Sie trägt ein überwiegend mehrschichtig plattes bis isoprismatisches Epithel, in das einige Becherzellen eingestreut sind. Im Fornix ist es mehrschichtig hochprismatisch und enthält viele Becherzellen, die Muzine für den Tränenfilm bilden. Die dünne Lamina propria der Bindehaut enthält wenige Kapillaren mit einzelnen Lymphozyten und Plasmazellen.

Tränendrüse Die Hauptträndendrüsen, die **Gll. lacrimales**, sind verzweigte Drüsen mit weiten tubuloalveolären, rein serösen Endstücken. Die Endstückzellen sind von Myoepithelzellen unterlagert, und im Stroma um die Endstücke finden sich reichlich IgA-produzierende Plasmazellen. Die Drüsen besitzen ein sehr einfach gebautes Ausführungsgangsystem (**ohne Streifen- und Schaltstücke**) und münden mit jeweils ca. 10 Ausführungsgängen in den oberen Fornix conjunctivae. Mit zunehmendem Alter finden sich im Anschnitt viele Fettzellen innerhalb des Drüsenparenchyms (▶ Abb. 4.162).

Mikroskopische Anatomie

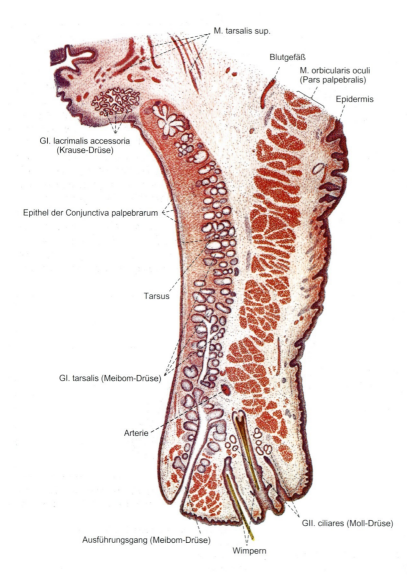

Abb. 4.161 Augenlid (Nachzeichnung, geringe Vergrößerung) [R252].

In Nähe des Oberlidfornix finden sich ähnlich gebaute akzessorische Tränendrüsen, die **Gll. lacrimales accessoriae** (**Krause-Drüsen,** ▶ Abb. 4.158, ▶ Abb. 4.161). Die Tränendrüsen sind parasympathisch innerviert. Sie produzieren die isotone Tränenflüssigkeit, die hauptsächlich Wasser und daneben Muzine, NaCl, **bakterizide Enzyme** wie Defensine, Laktoferrin und Lysozym sowie **transzytotisches IgA** enthält. Die Tränenflüssigkeit ernährt die Kornea und schützt sie vor Austrocknung und Bakterien. Bei Bewegung des Bulbus ermöglicht die Flüssigkeit Gleitvorgänge.

Tränenfilm Der Tränenfilm ist dreischichtig. Von außen nach innen besteht er aus:
- **Wässrige Schicht:** Sie wird von den Haupt- und akzessorischen Tränendrüsen hergestellt
- **Lipidschicht:** Sie wird von den Meibom-Drüsen produziert. Funktion ist die Stabilisierung des Tränenfilms und der Schutz der wässrigen Phase gegen schnelle Verdunstung
- **Muzinschicht:** Diese Schicht wird von den Becherzellen der Konjunktiva synthetisiert.

▶ 4.14 Sinnesorgane   ▶ 4.14.4 Sehsinn

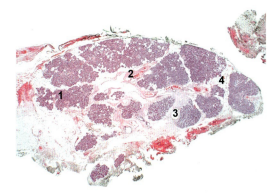

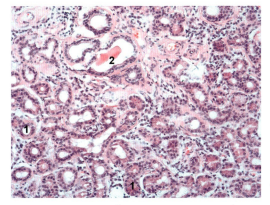

Abb. 4.162 Tränendrüse: Übersicht (a) und Drüsenparenchym im Detail (b; HE).
a) 1 Drüsenparenchym
2 Gefäße
3 Ausführungsgang
4 Fettgewebe
b) 1 tubuloalveoläre Endstücke
2 kleiner Ausführungsgang.

Praxistipp

Histologische Differentialdiagnose zu den Tränendrüsen sind die Mundspeicheldrüsen, insbesondere die rein seröse Gl. parotidea (▶ Abb. 4.46), die in höherem Alter im Anschnitt ebenfalls viele Fettzellen aufweist. Deren Endstücklumen ist allerdings eng, und sie verfügen über ein differenzierteres Ausführungsgangsystem mit Schalt- und Streifenstücken.

Klinik

Endokrine Orbitopathie (endokrine Ophthalmopathie)

Bei der endokrinen Orbitopathie handelt es sich um eine **organspezifische Autoimmunerkrankung,** die häufig im Zusammenhang mit einer Schilddrüsenerkrankung auftritt und bei Frauen insgesamt häufiger zu finden ist. Histologisch kommt es zu einem Weichgewebsödem des retrobulbären Fett- und Bindegewebes, der Augenmuskeln und der Augenlider mit Infiltration von autoreaktiven B- und T-Lymphozyten (▶ Abb. 4.163) sowie vermehrter Sekretion von **Thyreotropin-Rezeptor-Autoantikörpern** (TRAK). Wichtige klinische Symptome sind ein **Exophthalmus,** gegebenenfalls mit Lidschlussstörung **(Lagophthalmus),** Abnahme der Sehschärfe mit Gesichtsfeldausfällen (durch Kompression des N. opticus) und Augenbewegungsstörungen (durch Schwellung der Augenmuskeln oder deren fibrotischen Umbau).

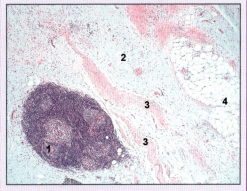

Abb. 4.163 Histologisches Bild der endokrinen Orbitopathie im retrobulbären Binde- und Fettgewebe (HE, mittlere Vergrößerung).
1 Konglomerat aus sekundären Lymphfollikeln
2 Hydropisch verquollenes Bindegewebe
3 Muskulatur
4 Fettgewebe.

Abbildungsnachweis

Der Verweis auf die Abbildungsquelle befindet sich bei den jeweiligen Abbildungen im Buch am Ende des Legendentextes in eckigen Klammern. Alle nicht besonders gekennzeichneten Grafiken und Abbildungen stammen von Herrn PD Dr. Andreas Kreft, Mainz [T484].

E359	A. Perry, P. Brat: Practical surgical neuropathology, Elsevier Churchill Livingstone 2010
E360	J. Avery, D. Chiego: Essentials of oral Histology and Embryology, 3rd ed., Elsevier Mosby, 2008.
E364	Drake et al.: Gray's Anatomy for students. Churchill Livingstone 2004.
E897	Erlandsen/Magney: Color Atlas of Histology (Mosby-Year Book, 1992), ISBN: 9780801615603
F454	The Journal of Heart and Lung Transplantation, Fibrinolytic Treatment Improves the Quality of Lungs Retrieved From Non-Heart-Beating Donors, Autoren: Ilhan Inci, Wei Zhai, Stephan Arni, Demet Inci, Sven Hillinger, Didier Lardinois, Peter Vogt, Walter Weder, Elsevier 2007
F491	Atlas of Clinical Hematology
L106	Henriette Rintelen
L107	Michael Budowick
L141	Stefan Elsberger
M562	Henrik Holtmann
M599	Dr. Diefenbach, Mainz
R249	Moore/Persaud/Torchia The developing human, 9th ed.
R252	Sobotta: Atlas Histologie: Hrsg. Welsch. 7. A., 2005, Urban & Fischer
R279	Wennemuth, Taschenatlas Histologie, 1. Aufl. Elsevier 2012.
T407	Institut für medizinische und pharmazeutische Prüfungsfragen (IMPP), Mainz
O892	E. R. Tamm, Margit Schimmel, Regensburg

Register

Symbole
α-Aktinin   11, 22, 60
α-Catenin   22
α-Tubulin   12
α Zellen   119
β-Catenin   22
β-Tubulin   12
β Zellen   119
γ-Tubulin   12
δ oder DD Zellen   119

A
Acetylcholin   50
Acetylcholinesterase   57
ACTH (adenokortikotropes Hormon)   150
Adenohypophyse   151
– azidophile Zellen   151
– basophile Zellen   151
– chromophile Zellen   151
– chromophobe Zellen   151
Adrenalin   50
Aggrecan   37
Aktin
– filamentär   10
– globulär   10
Aktinfilamente   10
Aktinskelett   13
Akustikusneurinom   173
akzessorische Geschlechtsdrüsen   131
– Funktion   131
– Histomorphologie   131
Albumin   69
Aldosteronsekretion   125
Alkaloide, Vinca   10
Allokortex   159
Alveolarmakrophagen   94
Alzheimer-Erkrankung   51
amakrine Zellen   177
Ameloblasten   100
AMH (Anti-Müller-Hormon)   128
Aminoglykoside   18
Ammenzelle   67
Ammonshorn   159
Amphizyten   52
Amyloid   120
Analkanal   113
Anaphase   25
androgenbindenden Proteine (ABP)   129
ANF (atrialer natriuretischer Faktor)   84

Angiotensinogen   125
Anosmie   174
Antigenpräsentation   79
Antrum   106
Anus   113
Apoptose   27
– Caspase   28
Appendix   111
Aquaporine   9
Arachnoidea   164
Archikortex   159
ARP 2/3   11
Arterien
– elastischer Typ   87
– muskulärer Typ   87
Arteriolen   87
Arteriosklerose   88
Arthrose   45
Asthma bronchiale   94
Astrozyten   51
– Bergmann-Glia   52
– fibrilläre   52
– Müller-Zellen   52
– Pituizyten   52
– protoplastische   52
Astrozytome   52
atriale natriuretische Peptid (ANP)   85
Atrioventrikularknoten (AV-Knoten)   85
Auerbach-Plexus   103
Augenhaut, äußere   175
– Bowman-Membran   175
– Descemet-Membran   175
– Hornhaut   175
– Korneaendothel   175
– Kornealstroma   175
Augenhaut, innere   176
– Stratum nervosum   176
– Stratum pigmentosum   177
Augenhaut, mittlere   175
– Bruch-Membran   175
– Choroidea (Aderhaut)   175
– Corpus ciliare   176
– Iris   176
Augenkammer   179
– Fontana-Räume   179
– hintere   179
– vordere   179
Augenlider   179
Autolysosomen   20
Autophagie   20
Autophagosom   20
Autosomen   16

Axonem   14
Axonhügel   48

B
Barrett-Epithel   104
Bartholin-Drüsen   140
Basalmembran   23
– Lamina basalis   23
– Lamina densa   23
– Lamina fibroreticularis   23
– Lamina rara   23
Basalmembran, glomerulär   122
Befruchtung der Eizelle (Fertilisation, Konzeption)   140
Bergmann-Gliazellen   162
Betz-Riesenpyramidenzellen   161
Bifurcatio tracheae   92
Bilayer   7
Bilirubin   114
Bindegewebe   35
– elastischen Fasern   37
– eosinophile Granulozyten   47
– extrazellulären Matrix   35
– freie Zellen   45
– Grundsubstanz   37
– Kollagene   35
– Lymphozyten   46
– Makrophagen   46
– Mastzellen   46
– Matrix   35
– Mesenchym   35
– Plasmazellen   46
– retikuläre Fasern   36
Bindegewebsmatrix   35
Bindegewebstypen   38
– gallertig   38
– locker   38
– spindelzellulär   38
– straff   38
Bindegewebszellen, ortsständige   35
Binnenzellen   163
Biomembranen, intrazellulär   7
Biopsie   1
Blut   69
Blutbildung   65
Blutgefäße, Histomorphologie   86
Blut-Harn-Schranke   122
Blut-Hirn-Schranke (BHS)   165
Blut-Kammerwasser-Schranke (BKS)   176
Blut-Liquor-Schranke (BLS)   165
Blut-Luft-Schranke   94
Blutplasma   69

Blut-Retina-Schranke 177
Blut-Thymus-Schranke 73
Blutzellen
– Normwertetabellen 71
– rot 69
– weiß 69
Bowman-Drüsen 174
Bowman-Kapsel 122
– äußeres parietales Blatt, *Siehe* Niere
– inneres viszerales Blatt 122
Bowman-Membran 175
Brain natriuretic peptide (BNP) 85
Bronchialbaum 92
Bronchialkarzinome 94
Bronchien, Histomorphologie 92
Bronchi lobulares 92
Bronchioli respiratorii 92
Bronchioli terminales 92
Brustdrüse 148
– laktierend 148
– nichtlaktierend 148
Bulbus oculi 174
bullöses Pemphigoid 23
B-Zell-Differenzierung 78

C
Cadherin 23 170
Cadherine 22
Caldesmon 60
Calmodulin 61
Cardia 104
Caspase 28
Caveolin 9
Cavitas tympanica 168
CCSP, Clara cell secretory protein 93
Cholestase 20
Chondroklasten 40
Chorionkarzinome 130
Chorionsomatomammotropin 142
Chorionzotten 141
Choroidea (Aderhaut) 175
Chromatolyse 47
Clara-Zellen 93
Clathrin 9
Claudin 22
Coated vesicles 10
Cochlea 169
Colchizin 13, 26
Colitis ulcerosa 110
Connexon 9
Corpora cavernosa 132
Corpus cavernosum recti 113
Corpus ciliare (Ziliarkörper) 175
Corpus geniculatum laterale 177
Corpus luteum (Gelbkörper) 133, 135

Corpus luteum graviditatis 136
Corpus spongiosum 132
Corti-Organ 170
– Haarzellen, äußere 170
Costamere 56
CRH(Kortikotropin-releasing-Hormon) 150
Cytochrom C 17
C-Zellen 154

D
Dendritic spines 48
Dentin 100
– Intertubulär 100
– Manteldentin 100
– Owens-Linien 101
– Peritubulär 100
– Prädentin 100
– primär 100
– sekundär 101
– tertiär 101
– Von-Ebner-Linien 101
– Zirkumpulpales 100
Descemet-Membran 175
Desmin 12, 56, 60
Desmocollin 22
Desmodontium 101
Desmoglein 22
Desmoplakin 22
Desmosomen 12, 22
Desquamationsphase 138
Diakinese 26
Dickdarm 110, 111
– Becherzellen 110
– Krypten 110
Diencephalon 159
Dihydropyridinrezeptoren 57
Diktyosom 19
Diplotän 26
Divertikulose 110
Döderlein-Bakterien 139
Dopamin 50
Drehbeschleunigung 172
Drüsen
– endokrine 33
– exokrine 34
– muköse 34
– parakrine 33
– seromuköse 34
– seröse 34
Ductus alveolares 92
Ductus deferens 130
Ductus epididymidis 130
Dünndarm 107, 111
– Becherzellen 107
– Brunner Drüsen 109
– Enterozyten 107

– Krypten 107
– Mikrovili 107
– Paneth-Körnerzellen 108
– Ringfalten 107
– Zotten 107
Duodenum 109
Dura mater 164
Dynamin 9
Dynein 12, 14
Dysplasie 33
Dystrophin 11
Dystrophin-Glykoprotein-Komplex 57

E
E-Cadherin 22
Effektorhormone 150
elastische Fasern 37
Elektronenmikroskopie 5
Encephalomyelitis disseminata 54
enchondralen Ossifikation 40
Endhirnrinde 159
– Columnae cerebri 159
– Schichtenbau 159
Endokard 84
endokrine Drüsen 149
Endolymphe 169
Endomysium 59, 85
Endoneurium 166
Endoplasmatisches Retikulum (ER) 18
– Glatt 18
– Rau 18
Endoreduplikation 26
Endosomen 20
Endost 43
Endothel
– diskontinuierlicher Typ 88
– gefensterter Typ 87
– geschlossener Typ 87
Endozytose 9
Endstücke
– alveoläre 34
– azinöse 34
– tubuläre 34
Enterozyten 107
Enzymhistochemie 5
Ependymzellen 52
Epidermis
– Stratum basale 32
– Stratum corneum 32
– Stratum granulosum (Körnerschicht) 32
– Stratum lucidum 32
– Stratum spinosum (Stachelzellschicht) 32
Epidurale Hämatome 164

Epikard 85
Epimysium 59
Epineurium 166
Epiphyse 152
– Gliazellen 152
– Pinealozyten 152
Epitehlien, einschichtig 31
Epithelgewebe 29
– endokrine Drüsen 29
– exokrine Drüsen 29
– Histogenese 29
epitheliale Drüsen 33
Epithelien
– kubisch 31
– mehrreihig 31
– mehrschichtig 31
– Plattenepithel 31
– Zylinderepithel 31
Epithelzellen 31
– Bürstensaum 31
– Flimmerepithel 31
– Stereozilien 31
Ergastoplasma 18
Erregungsbildungs- und -leitungs-
  system 85
Erregungsleitung, saltatorisch 53
Erythropoese 67
Erythropoetin 125
Erythrozyten 16
Espin 11
Estradiol 134
Euchromatin 16
Exozytose 10
extrauterinen Gravidität (Tubargra-
  vidität) 137
Ezrin 11

F

Felderhaut 143
Fettgewebe 45
– Baufett 45
– braunes 45
– Speicherfett 45
Fettzellen 45
Fibrillin-1-Defekt 37
Fibrinogen 69
Filaggrin 12
Filamin 11
Filopodien 12
Fimbrin 11
Flagellen 14
Flimmerepithel 14
Fluid-mosaic-model 8
Fluoreszenz-In-situ-Hybridisie-
  rung 5
Follikulogenese 134
Fotorezeptorzellen 176

FSH(follikelstimulierendem
  Hormon) 150
Fundus 105

G

G_1-Phase 24
G_2-Phase 24
GABA 50
Gallenblase 117
Gallengänge 117
Gallenkanälchen 114
Gallensteine 118
gallertiges Bindegewebe 38
Gallestoffwechsel 114
Ganglien 167
Ganglion, vegetativ 167
Gastrin 106
Gastritis 107
Gaumen
– Hart 96
– weich 96
Gefäße 84
Geflechtknochen 41
Gehörknöchelchenkette 169
Gelenke 44
Genom 16
Geruchssinn 173
– Basalzellen 174
– Bowman-Drüsen 174
– Mikrovilluszellen 174
– Odorant-Bindungsproteine
  (OBP) 174
– olfaktorische Gliazellen 174
– Riechsinneszellen 174
– Stützzellen 174
Geschlechtszellen (Gameten) 26
Geschmacksknospen 173
– Basalzellen 173
– Sinneszellen 173
Geschmackssinn 173
GFAP 12
GH-ICH(Somatotropin-release-
  inhibiting-Hormon) 150
GHRH(Somatotropin-rcleasing-
  Hormon) 150
Gichtanfall 13
Gingiva 101
Glandulae oesophageales 103
Glaskörper, Hyalozyten 178
Gleichgewichtsorgan 171
Gleitfilamenttheorie 58
Glia 51
– Bergmann 52
– Funktion 51
– Histomorphologie 51
– Makrogliazellen 51
– Mikrogliazellen 51

Gliagrenzmembran, *Siehe* Auge
Gliazellen, Auge 177
– Müller-Zellen 177
Gliome 52
Glisson-Kapsel 113
Glisson-Trias 115
Gll. ceruminosae 168
Gll. lacrimales 179
Gll. parotideae 97
Gll. sublinguales 98
Gll. submandibulares 98
Gll. tracheales 91
Glomerulonephritiden 123
Glottisödem 91
Glukagon 119
Glutamat 50
Glycin 50
Glykogen 15
Glykogenolyse 14
Glykogenosen 15, 20
Glykogensynthese 14
Glykokalix 8, 13
Glykolyse 14
Glykosaminoglykane 37
GnRH(Gonadotropin-realeasing-
  Hormon) 150
Golgi-Apparat 19
– Galaktosyltransferase 20
Golgi-Sehnenorgane 59
Gonosomen 16
Goormaghtigh-Zellen 125
Graaf-Follikel 135
Graft versus Host Reaktion
  28
Granulozyten 69
– basophile 70
– eosinophile 70
– neutrophile 69
Granulozytopoese 66
Graue Substanz, Rückenmark
  162
– Hinterhorn 163
– Seitenhorn 163
– Vorderhorn 162
Gray-II-Synapsen 50
Gray-I-Synapsen 50
Gyrus dentatus 159

H

Haare 147
Haarzellen 171
– synaptische Bänder 172
– Typ I 171
– Typ II 171
Hanken-Büngner-Bänder 54
haploid 17
Harnblase 127

Harnröhre 127
– männlich 127
– weiblich 127
Hassal-Körperchen 73
Hauptbronchus 92
Hautdrüsen, Haare und Nägel 146
Haut (Epidermis) 32
Haut und Hautrezeptoren 143
– Funktion 143
– Histogenese 143
– Histomorphologie 143
Haverscher Kanal 42
HCG (humanes Choriongonadotropin 136, 142
Helicotrema 169
Helikobakter pylori-Gastritis 107
Hemidesmosomen 12
Henle-Schleife 124
Hensen-Streifen 56
Hering-Kanälchen 115
Herz 84
– Entwicklung 84
– Histomorphologie 84
Herzklappen 85
– Aortenklappe, *Siehe*
– Mitralklappe 85
– Pulmonalklappe 85
– Segelklappen 85
– Taschenklappen 85
– Trikuspidalklappe 85
Herzmuskulatur 61
– Disci intercalares (Glanzstreifen) 61
– Dyaden 61
– Erregungsbildungs- und –leitungssystem 62
– Gap junctions 62
Herzskelett 85
Heterochromatin 16
Heterolysosomen 20
Heterophagie 20
His-Bündel (AV-Bündel) 85
Histamin 106
Histone 24
Histonproteine 16
Hoden 128
– Funktion 128
– Histomorphologie 128
Hofbauer-Zellen 142
Horizontalzellen 177
Hormone 149
– atriale natriuretische Peptid (ANP) 85
– Brain natriuretic peptide (BNP) 85
– Effektorhormone 150

– FSH(follikelstimulierendes Hormon) 134
– Inhibiting 150
– LH(luteinisierendes Hormon) 134
– releasing 150
– Steroidhormone 149
– Steuerhormone 150
– Testosteron 128
Hornhaut 175
Hörorgan 171
– Cochlea 169
Hortega-Zellen 51
Hörvorgang 171
Hypertrophie
– dilatative 86
– konzentrische 85
Hypophyse 149
Hypophysenadenom 152
Hypothalamus 150
Hypothalamus / Hypophysenhinterlappen-System 150

I
Ileum 109
Immunhistochemie 5
Imprägnation 140
Incus 169
Inhibin 134
Innenohr 169, 171
– Endolymphe 169
– Gleichgewichtsorgan 171
– Haarzellen, äußere 171
– Haarzellen, innere 171
– Hörorgan 171
– ovale Fenster 171
– Perilymphe 169
– Stria vascularis 169
– Vestibularorgan 172
In-situ-Hybridisierung 5
Insuffizienzen 85
Insulin 119
Intermediäfilamente
– GFAP 12
– Neurofilamente 12
Intermediärfilamente 10, 12
– Desmin 12
– Lamine 12
– Vimentin 12
– Zytokeratine 12
Interneurone, Auge 177
– Amakrine Zellen 177
– Horizontalzellen 177
Intrinsic-Factor 105
Iris 175, 176
Isokortex 159
– Lamina granularis externa 160
– Lamina granularis interna 160

– Lamina molecularis 160
– Lamina multiformis 160
– Lamina pyramidalis externa 160
– Lamina pyramidalis interna 160
Isokortextypen
– agranulär 161
– granulär 161
– heterotype 161
– homotyper 160

J
juxtaglomeruläre Zellen 125
juxtakrine Zellen 149

K
Kalzitonin 41, 154
Kapazitation 140
Kapillaren 87
Karies 102
Kartagener-Syndrom 14
Karyoplasma 16
Kernkettenfasern 58
Kernporen 16
Kernsackfasern 58
Kinesin 12
Kinetosomen 12, 14
Kinozilien 14
– Axonem 14
– Flagellen 14
– Kinetosom 14
Kleinhirnkerne 162
Kleinhirnrinde 161
– Stratum granulosum 162
– Stratum moleculare 161
– Stratum purkinjense 162
Kletterfasern 161
Knochenbildung 40
– chondrale 40
– desmale 40
– metaplastisch 41
Knochengewebe 40
– kompakte Knochen 40
– spongiöse Knochen 40
Knochenmark 65
– Erythropoese 67
– Granulozytopoese 66
– Lymphopoese 68
– Megakaryozytopoese 68
– Monozytopoese 68
– Thrombozytopoese 68
Knochenstoffwechsel 41
Knochenstruktur 41
Knorpel 39
– elastisch 39
– Faser 39
– fetal 39
– hyalin 39

Knorpelgewebe 39
– Chondroblasten 39
– Chondrozyten 39
Kohn-Poren 93
Kollagen 23, 35
Kolpitis 139
Konjunktiva 179
Korbzellen 161
Korneaepithel 175
Körnerzellen 161
Krause-Drüsen 180
Kreislauf
– großer 84
– kleiner 84
Kultschitzky-Zellen 92

L
Laktation 148
Lamellipodien 12
Lamine 12
Lammellenknochen 41
Langerhans Inseln 119
Langerhans-Zellen 145
Lappenbronchien 92
Larynx 90
– Funktion 90
– Histomorphologie 90
Leber 113
– funktioneller Aufbau 116
– Glisson-Kapsel 113
– Ito- Zellen 114
– Leberläppchen 113
– Pfortader 113
– Sinusoiden 113
– von Kupffer-Zellen 114
– Zellen 113
Leberazinus 116
Leberläppchen 113
– klassisch 116
Leberzirrhose 117
Lederhaut 175
Leistenhaut 143
Lemnozyten 52
Leptomeninx 164
Leptotän 26
Leukoplakie 96
Leydig-Zellen 128, 129
LH (luteinisierendem Hormon) 150
Lichtmikroskop 2
– Aufbau 2
– Präparatherstellung 3
Lichtmikroskopie 1
Lidschlussreflexkette 175
Linse 179
Lipidosen 20
Lipofuszingranula 20

Lippen 95
Liquorräume, Histomorphologie 164
Littoralzellen 80
lockeres Bindegewebe 38
Longitudinalsystem 57
Lunge 92
– Aufbau 92
– Funktion 92
Lutealphase 135
Luteinzellen
– granulosa 135
– Theka 135
Lymphgefäße, Histomorphologie 89
Lymphknoten, Histomorphologie 75
Lymphödem 89
Lymphopoese 68
Lymphozyten 70
Lysosomen 20
– Autolysosomen 20
– Heterolysosomen 20
– primär 20
– sekundär 20
– Telolysosomen 20
Lysozym 106

M
Magen 104
– Antrum 106
– Cardia 104
– Corpus 105
– Foveolarzellen 104
– Fundus 105
Magendrüsen 104
– Belegzellen 105
– Hauptzellen 106
– Nebenzellen 105
– neuroendokrine Zellen 106
– Stammzellen 106
Major Histocompatibility Complex 79
Makrophagen 46
Malleus 169
Malpighi-Körperchen 80, 122
Mammakarzinom 148
männliche Geschlechtsorgane, Histogenese 127
Mantelzellen 52
MAP 12
Marfan-Syndrom 38
Marginalzone 76
M. Crohn 110
MDR-1-Protein 10
Megakaryozyten 68
Megakaryozytopoese 68

mehrschichtig prismatisches Epithel 32
Meibom-Drüsen 147, 179
Meiose 26
– Diakinese 26
– Diplotän 26
– Geschlechtszellen (Gameten 26
– Leptotän 26
– Pachytän 26
– Zytotän 26
Meissner-Plexus 103
Melanom 146
Melanosomen 20
Melanozyten 145
Melatonin 152
Membrana tympanica 168
Meningealzellen 164
Menstruationszyklus
– Desquamationsphase 138
– Proliferationsphase 138
– Sekretionsphase 138
Merkel-Zellen 145
Mesangiumzellen 122
Mesencephalon 159
Mesoderm 84
Metachromasie 3
Metaphase 25
Metaplasie 33
Mikrofilamente, Aktinfilamente 10
Mikroplicae 14
Mikrovilli 13, 33
Milz 80
– Histomorphologie 80
– Milzarterie 80
– Milzsinus 81
– Pinselarterien 81
– Pulpastränge 80
– Zentralarterien 81
Milzpulpa, weiß 80
Mitochondrien 17
– Cristatyp 17
– Cytochrom C 17
– Prismentyp 17
– Sacculustyp 17
– Tubulustyp 17
Mitochondriopathien 18
Mitose 24, 25
– Anaphase 25
– Metaphase 25
– Prometaphase 25
– Prophase 25
– Telophase 25
– Zytokinese 25
Mittelohr 168
Moesin 11
Moll-Drüsen 179
Monozyten 70

Monozytopoese 68
Morphologie 1
MTOZ 12
Mukopolysaccharidosen 20
Mukosaassoziiertes lymphatisches Gewebe 82
Mukoviszidose 35
Müller-Zellen 177
Mundhöhle 95
– Gaumen, hart 96
– Gaumen, weich 96
– Histomorphologie 95
– Leukoplakie 96
Murein 108
Muskel
– Endomysium 59
– Epimysium 59
– Perimysium externum 59
– Perimysium internum 59
Muskeldystrophie, Typ Duchenne 57
Muskelgewebe 55
Muskelspindeln 58
– Kernkettenfasern 58
– Kernsackfasern 58
– γ-Motoneurone 58
Muskulatur
– Dihydropyridinrezeptoren 57
– Gleitfilamenttheorie 58
– Golgi-Sehnenorgane 59
– Longitudinalsystem 57
– Muskelfasertypen 58
– Ryanodinrezeptoren 57
– Transversaltubulus 57
– α-Motoneuron 57
Muskulatur, glatt 59
– Kontraktion 61
– Multi-unit-Typ 61
– Single-unit-Typ 61
Muskulatur, Herz 61
Muskulatur quergestreift 55
Myasthenia gravis 58
Myoepithelzellen (Korbzellen) 35
Myokard 84
Myometrium 139
Myosine 11
M-Zellen 83

N
Nabelschnur 142
Nägel 147
Nasenhöhle und Nasennebenhöhlen, Histomorphologie 89
N-Cadherin 22
Nebennieren 156

Nebennierenmark 156
– chromaffine oder phäochrome Zellen 156
– Katecholamine 156
Nebennierenrinde 156
– Zona fasciculata 156
– Zona glomerolosa 156
– Zona reticularis 156
Nebenschilddrüsen 155
Nephrin 122
Nephron 122
– juxtamedullär 123
– kortikale 123
– Malpighi-Körperche 122
– mediokortikale 123
Nervenfasern 52
– Funktion 53
– Histomorphologie 52
– markhaltig 52
– Marklos 53
Neurofilamente 12
Neurohypophyse 150
Neurom 166
Neuromelanin 47
Neurone 47
– bipolare 49
– Funktion 47
– Histomorphologie 47
– Interneurone 49
– multipolare 49
– Projektionsneurone 49
– Pseudounipolare 49
– Purkinje-Zellen 49
– Pyramidenzellen 49
– unipolare 49
Neurosomen 47
Niere 120
– äußeres Mark 121
– Distaler Tubulus 124
– inneres Mark 121
– Intermediärtubulus 124
– juxtaglomerulärer Apparat 125
– Macula densa 124
– Markpyramiden 121
– Markstrahlen 121
– Proximaler Tubulus 123
– Sammelrohr 124
– Verbindungstubulus 124
Nierenbecken 126
Niereninsuffizienz 126
Niereninterstitium 125
Nierenkörperchen 122
– Bowman-Kapsel 122
– Mesangiumzellen 122
Nissl-Schollen 47
NO 50
Noradrenalin 50

Nukleolus-Organisator-Regionen (NOR) 16
Nukleus 16

O
Oberflächendifferenzierungen 13
Oberflächenepithel, Funktion 32
Oberflächenepithelien 29
Oberflächenstrukturen 32
Occludin 22
Odontoblasten 100
Odorant-Bindungsproteine (OBP) 174
Ohr, äußeres 168
Ohrmuschel 168
Oligodendrozyten 52
Oogenese 133
Oogonien 133
Oozyte 135
Orbitopathie 181
Osteoblasten 40, 41
Osteoklasten 41
Osteonen 42
Östrogene 142
ovalen Fenster 171
Ovar 133
– Funktion 133
– Histomorphologie 133
Ovulation 135
Oxytocin 139

P
Pacchioni-Granulationen 164
Pachytän 26
Paneth-Körnerzellen 108
Pankreas 118
– endokrin 119
– exokrin 118
– Langerhans Inseln 119
– zentroazinären Zellen 118
– Zymogengranula 118
pankreatisches Polypeptid 119
Pankreatitis 119
Papillae
– filiformes 96
– foliatae 96, 173
– fungiformes 96, 173
– vallatae 96, 173
Papillomaviren 139
parafollikuläre Zellen, (C-Zellen) 154
Paraganglien 157, 167
– parasympathisch 168
– sympathisch 167
parakrine Zellen 149
Paraplasma 14
parasinusoidaler Raum (Disse-Raum 114

Parathormon 41, 155
Parodontitis 102
Parodontium 100
Parosmien 174
PAS 15
PAS-Reaktion 5
Pathologie 1
Penis 132
– Funktion 132
– Histomorphologie 132
Pepsin 106
Pepsinogen 106
periarterielle Lymphscheiden (PALS) 80
perichondrale Ossifikation 40
Perilipin 15
Perilymphe 169
Perimetrium 139
Perimysium 59
Perimysium internum 59
Perineurium 166
Periost 43
Periost und Endost 43
Peripheres Nervensystem (PNS) Histomorphologie 166
Perisinusoidalzellen 114
Peroxisomen 20
Peyer Plaques 83
Pfortader 113
Phagozytose 10
Phäochomozytome 157
Pharynx, Histomorphologie 90
Phosphatidylcholin 7
Phosphatidylethanolamin 7
Phosphatidylinositol 7
Phosphatidylserin 7
Pia mater 164
Pigmentepithelzellen 178
PIH (Prolaktin-relealse-inhibiting Hormon) 150
Pinozytose 10
Pituizyten 52, 151
Plakoglobin 22
Plakophilin 22
Plasmamembran 7
– Bilayer 7
– Glykokalix 8
– Lipidankerproteine 8
– periphere Membranproteine 8
– Transmembranproteine 8
Plasmodien 17
Plattenepithel 32
– unverhornt 32
– verhornt 32
Plattenepithelkarzinom 91

Plazenta 141
– Funktion 142
– Histomorphologie 141
Plazentaschranke 142
Plektin 22, 56
Pleura 94
– Funktion 94
– Histomorphologie 94
– parietalis 94
– visceralis 94
Pleuritis 95
Plexus choroidei 165
Pneumozyten
– Typ I 94
– Typ II 94
Podozyten 122
Podozytenfüße 122
polyploid 17
Polysom 18
Portalfelder 115
Portalvenenläppchen 116
Prestin 171
Primordialfollikel 133
Progesteron 142
Proliferationsphase 138
Prometaphase 25
Prophase 25
Prostata 131
– Hyperplasie 132
– Karzinom 132
Proteasomen 20
Proteinbiosynthese 14
Pseudopodien 12
Purkinje-Fasern 85
Purkinje-Zellen 49, 162
Pyelonephritis 126
Pyramidenzellen 49

Q
Querschnittslähmung 164

R
Raschkow-Plexus 101
Rasterelektronenmikroskop 5
Regio olfactoria 90
Regio respiratoria 90
Reifeteilung
– erste 26
– zweite 27
Reinke-Ödem 91
Reizleitungssystem 84
Renin 125
Respirationstrakt, Histogenese 89
Rete testis 130
Retikuläre Fasern 36
Retikulozyten 68

Retina
– Str. ganglionicum 178
– Str. limitans externum 177
– Str. limitans internum 178
– Str. neuroepitheliale 177
– Str. neurofibrarum 178
– Str. nucleare externum 178
– Str. nucleare internum 178
– Str. pigmentosum 177
– Str. plexiforme externum 178
– Str. plexiforme internum 178
Retzius-Streifen 100
Rhadixin 11
Rhinitis 90
Rhombenzephalon 159
Ribosomen 18
rRNA 16
Rückenmark 159, 162
– graue Substanz 162
– weiße Substanz 163
Ruffini-Körperchen 145
Ryanodinrezeptoren 57

S
Sacculi alveolares 92
Salpingitis 137
Samenstrang (Funiculus spermaticus) 130
Samenwege 130
– Funktion 130
– Histomorphologie 130
Sarkomer 56
– A-Bande 56
– H-Streifen 56
– I-Bande 56
– M-Streifen 56
– Z-Scheiben 56
Satellitenzellen 52, 59
Scala tympani 169
Scala vestibuli 169
Schilddrüse 152
– Follikel 154
– Hormonproduktion 153
– Szintigraphic 154
Schmidt-Lanterman-Einkerbungen 53
Schwann-Zellen 52
Schweißdrüsen 143
– apokrine 147
– ekkrine 146
Segmentbronchien 92
Sehsinn, Funktion 174
Sekretion
– apokrine 34
– autokrine 33
– holokrine 34
– merokrine (ekkrine) 34

Sekretionsphase 138
Serotonin 50, 106
Sertoli-Zellen 128, 129
Sharpey-Fasern 101
Siegelring-Zell-Karzinom 107
Sinneszellen 171
– primäre 168
– sekundäre 168
Sinusknoten 85
Sinusoide 113
Sklera 175
SNARE-Proteine 50
Somatostatin 119
SP-A und SP-D 93
Speicheldrüsen 96
– Funktion 96
– Gll. parotideae 97
– Gll. sublinguales 98
– Gll. submandibulares 98
– Histomorphologie 96
– Sialadenitiden 98
Speicheldrüsentumore 98
Speiseröhre 103
Spektrin 11, 57
Sperma 130
Spermatiden 129
Spermatogenese 129
Spermatozoen 129
Spermatozyten
– Typ I 129
– Typ II 129
Spezialfärbung
– Klüver-Barrera 159
– Kresylviolett 159
– Luxol-fast-blue 159
– Markscheide 159
– Nissl 159
Spezialfärbungen, Golgi 159
S-Phase 24
Sphingomyelin 7
Spinalganglion 167
Spinaliom 146
spindelzelluläre Bindegewebe 38
Stäbchenzellen 176
Standardfärbungen 3
– Giemsa 3
– Hämatoxylin-Eosin (HE) 3
– May-Grünwald 3
– Papanicolaou 3
– Pappenheim 3
Stapes 169
Stenosen 85
Stereozilien 13
Sternzellen 161
Steroidhormone 149
Steuerhormone 150

straffes Bindegewebe 38
Stratum
– basale 144
– corneum 144
– granulosum 144
– lucidum 144
– spinosum 144
Stria vascularis 169
Struma 154
Subarachnoidalblutung 164
Subiculum 159
Substrathistochemie 5
Surfactant 94
Synapse
– axoaxonale 50
– axodendritische 50
– axosomatische 50
– chemisch 50
– elektrisch 51
– exzitatorisch, erregend 50
– inhibitorisch, hemmend 50
synaptische Bänder 173
Syndecan 23
Synzytien 16
Synzytiotrophoblasten 140
Synzytium, funktionell 51

T
Talgdrüsen 147
Talin 11, 60
Tanyzyten 52
Tawara-Schenkel 85
Taxane 13
Tela subserosa 137
Telencephalon 159
Telodendron 48
Telolysosomen 20
Telophase 25
Tertiärfollikel 134
Testosteron 128
Tetrazykline 18
Theca folliculi 134
Thrombozyten 68, 70
Thrombozytopoese 68
Thymus 73
– Histomorphologie 73
– Kortex 76
– Mantelzone 76
– primäre Follikel 76
– Sekundäre Follikel 76
Thyreoglobulin 153
Thyreotropin-Rezeptor-Autoantikörper 181
Thyroxin 153
Tight-junctions 33
Tigroidsubstanz 47
Tip links 170

Titinfilamente 56
Tomes-Faser 100
Tonofilamente 12
Tonsillen 82
– Rachenmandel 83
– Zungenmandel 83
Trachea 91, 92
– Funktion 91
– Histomorphologie 91
Trans-Golgi-Netzwerk (TGN) 19
Transkription 16
Translation 18
Transmissionselektronenmikroskop 5
Transport
– passiv 9
– primär aktiv 9
– sekundär aktiv 9
Transporter
– Antiporter 9
– Carrier 9
– Kotransporter 9
– Symporter 9
Transversaltubulus 57
Transzytose 10
TRH(Thyreotropin-releasing-Hormon) 150
Trijodthyronin 153
Trommelfell 168
Tropomyosin 11, 56, 60
Troponin
– C 56
– I 56
– T 56
Tuba auditiva 168
Tuba uterina 137
– Funktion 137
– Histomorphologie 137
Tuboovarialabszess 137
Tubulinfilament 10, 12
– α-Tubin 12
– β-Tubulin 12
– γ-Tubulin 12
Tubuli recti 130
Tubuli seminiferi contorti 128
Tunica
– adventiti 86, 91
– albuginea 128, 132
– fibromusculocartilaginea 91
– intima (Intima) 86
– media (Media) 86
– mucosa 91, 137
– muscularis 137
– serosa 137
T-Zell-Differenzierung 74

U

Ubiquitin 21
Ureter 126
Uroplakine 126
Urothel 32, 126
– Deckzellen 126
Urothelkarzinome 126
Uterus 137
– Funktion 137
– Histomorphologie 137
Übergangsepithel 32

V

Vagina 139
– Funktion 139
– Histomorphologie 139
Vasa vasorum 86
Vasektomie 131
Vater-Pacini-Lamellenkörperchen 145
Venen 88
Venolen 88
Verdauungstrakt 102
– Tela submucosa 103
– Tela subserosa 103
– Tunica adventitia 103
– Tunica mucosa 102
– Tunica muscularis propria 103
– Tunica serosa 103
Vestibularorgan 172
Villin 11
Vimentin 12, 60
Vinblastin 13
Vincristin 13
Vinculin 22, 60
VIP 50
Volkmannsche Kanäle 42
Von-Ebner-Halbmonde 34
Von-Ebner-Spüldrüsen 173
Von-Kupffer-Zellen 114
Von-Willebrand-Faktor 86
Vulva, Histomorphologie und Funktion 140
Vulvakarzinom 140

W

Waller-Degeneration 54
Wandaufbau, Arterie 86
weibliche Geschlechtsorgane 132
– Histogenese 133
weiße Substanz, Rückenmark 163
Wharton-Sulze 142
Windkesselfunktion 87

Z

Zähne 98
– Collum dentis 100
– Corona dentis 100
– Dentes canini 100
– Dentes incisivi 100
– Dentes molares 100
– Dentes premolares 100
– Dentin (Zahnbein) 99
– Entwicklung 100
– Funktion 98
– Hertwig-Wurzelscheide 99
– Histomorphologie 100
– Parodontium 100
– Radix dentis 100
– Schmelz 98
Zahnentwicklung 99
Zahnhalteapparat 99
Zahnpulpa 101
Zahnschmelz 100
– Ameloblasten 100
– Hunter-Schreger-Streifung 100
– Retzius-Streifen 100
– Tomes-Fortsatz 100
Zapfenzellen 176
Zeis-Drüsen 179
Zellkern 16
Zell-Kontakte 21
– Macula adhaerens 22
– Zonula adhaerens 22
Zellkortex 11
Zellorganellen 15
Zellweger-Syndrom 20
Zellzyklus 24
– G_1-Phase 24
– G_2-Phase 24
– Mitose 24
– S-Phase 24
Zement 101
Zementoblasten 101
zentrales Nervensystem (ZNS) 158
– Bestandteile 159
– graue Substanz 159
– weiße Substanz 159
Zentralvene 115
zentroazinären Zellen 118
Zentroblasten 78
Zentrosomen 12
Zentrozyten 78
Zerumen 168
Zervixkarzinom 139
Zilien 14
ZNS, Schranken 164
ZNS-Häute, Histomorphologie 164
Zollinger-Ellison-Syndrom 106
Zona pellucida 134
Zotten 13
Zottenpumpe 109
Zunge 96
– Apex linguae 96
– Aponeurosis linguae, *Siehe* Mundhöhle
– Corpus linguae 96
– Papillae filiformes 96
– Papillae foliatae 96
– Papillae fungiformes 96
– Papillae vallatae 96
– Radix linguae 96
Zymogengranula 118
Zytokeratine 12
Zytokinese 25
Zytoplasma 14
Zytoskelett 10
– Intermediärfilamente 10
– Mikrofilamente 10
– Tububilfilamente 10
Zytosol 14
Zytotän 26
Zytotrophoblasten 140